谨以此书庆祝

湘西土家族苗族自治州人民医院

建院 70 周年

Linchuang Shijian yu Yanjiuji

王福军临床实践与研究集

——王福军教授耳顺之年暨从医 40 周年纪念

编　著　王福军

副主编　向芝青　罗亚雄　石　翔

编　委（按姓氏笔画排序）

邓　潇　牛艳萍　王春婷　王福军　尹春娥　卢喜烈
石宏勋　石　翔　田君华　向　雪　向芝青　安俊华
刘启明　刘红霞　刘　芳　陈　芳　陈　佩　李新立
李广平　李志政　吴晓琴　罗　丹　罗亚雄　周　芳
钟杭美　赵恩朋　张　舟　徐新献　崔　炜　彭　莎
彭金波　詹洪吉　谭梦琴　慈书平　龚小鹏　焦　芳

汕頭大學出版社

图书在版编目（CIP）数据

王福军临床实践与研究集 / 王福军编著 . -- 汕头 ：
汕头大学出版社，2022.8
ISBN 978-7-5658-4789-9

Ⅰ．①王… Ⅱ．①王… Ⅲ．①心脏血管疾病－文集
Ⅳ．① R54-53

中国版本图书馆 CIP 数据核字（2022）第 159662 号

王福军临床实践与研究集
WANGFUJUN LINCHUANG SHIJIAN YU YANJIUJI

编　　著：王福军
责任编辑：郭　炜
责任技编：黄东生
封面设计：龙　岩
出版发行：汕头大学出版社
　　　　　广东省汕头市大学路 243 号汕头大学校园内　邮政编码：515063
电　　话：0754-82904613
印　　刷：廊坊市海涛印刷有限公司
开　　本：787mm×1092mm　1/16
印　　张：15.25
字　　数：230 千字
版　　次：2022 年 8 月第 1 版
印　　次：2023 年 2 月第 1 次印刷
定　　价：128.00 元
ISBN 978-7-5658-4789-9

前　言

2020 年的某一天，我们几人聚在一起聊天，无意中聊起了共同的兄长和挚友王福军主任。可以说，他在湘西医学界、湘西州人民医院是有一点传奇色彩的人物，他从一名吉首卫校的医学中专生，一路晋升至二级主任医师并受邀到全国各地讲学，特别是受邀到国内心血管顶级学术会议——北京长城国际心脏病学术会议讲学；发表各类学术论文共计 30 多篇；主编和参与编写医学专著、科普著作 50 多部；完成科研项目 14 项，有 12 项获得科技进步奖或医疗成果奖；获得包括国务院政府特殊津贴在内的各类荣誉、奖励 60 多项；担任多个国家级及省级学会的委员、常务委员、副主任委员及《中华高血压杂志》《中国心血管病研究杂志》《中国心脏起搏与心电生理杂志》等多家杂志的编委、常务编委或审稿专家。这在一个单位、一个地区都是凤毛麟角。2022 年是福军主任的耳顺之年，我们几个人突发奇想，能否把福军主任这 40 年来的奋斗历程记录下来汇编成书，作为我们及后辈们的奋斗目标，也可让我们及福军主任的朋友、学生们留作纪念，还可作为科室甚至医院发展的史料。

2021 年初，我们把这一想法和福军主任商量，希望得到他的支持。一开始，他总是以自己人生平平当借口而没有允诺，后经我们反复解释，只是分享他行医路上的酸甜苦辣，才得到他的同意，并与我们一起敲定了基本内容。

本书分为两个部分，上编记述了一些往事，包括福军主任本人、专家、同事、朋友、学生的回忆，取名"峥嵘岁月"；下编为学术论文汇编，也是本书学术性的体现，收录福军主任及团队 40 年来发表的各类文章，取名"长河回望"。

我们特邀福军主任出任主编，他不仅提供了大量资料，还自己撰写部分文稿并审阅全书。国内知名心血管病和心电学专家李新立、刘启明、李广平、崔炜、卢喜烈及钟杭美等教授也不惜笔墨撰文撷献；张忠丽女士在本书策划、编辑、出版方面给予了许多的帮助。在此，一并致以衷心的感谢！

在我们心中，福军主任顽强进取的精神令我们敬仰，他本人也是鞭策、激励我们上进的偶像和楷模。我们渴望在悠悠琴声中，各位读者、朋友们能细品全书，举杯开怀，煮酒论英雄。

最后，我们想将平素喜爱的励志之言献给各位同道："山不辞土，故能成其高；海不辞水，故能成其深"。

向芝青、罗亚雄、石　翔

2022 年 3 月于吉首

自　序

抓紧时间干正确的事

小时候，总觉得人生的路很长很长，总觉得来日方长，真希望自己快快长大。

可这一眨眼间，便进入老年了。于是又常叹息人生苦短，日子为什么过得这么快？

今年，我已到耳顺之年，人生已进入尾声。是时候对自己的人生进行一番梳理和总结了。我这一生是与医学、医院结缘。总结自己的人生，也就是在总结自己的从医经历与感悟。在学生们和几位挚友以及张忠丽女士的鼎力相助下，便有了这本文集。我和我的团队40年来发表的各类文章和取得的一点成绩，都汇集在这里了。

曾经有人问我，从医40年最大的感悟是什么？我的回答是：坚持。回顾我这40年的从医历程，起步于寒微，一直在咬牙坚持。和所有人一样，有时坚持对我而言也是一种痛苦，是一种从身体到精神的、旷日持久的折磨，但同时也是一种历练、一种成长，唯有经历了涅槃重生，才明白坚持的可贵和价值。

我曾经说过，医学是科学的一部分，医学促进了科学技术的发展，科学了不起，医学更加了不起。医学是人类健康和繁衍生息之基石。在漫长的医学长河中，一代代人受惠于医学，一代代医者又不断为这条河注入新的水流。也许，我努力终生，也不能为这条奔腾的大河添上一朵小小的浪花。然而，我奋斗过。

人生恨短，抓紧时间干正确的事！

王福军

2022 年 5 月

编写说明

一、2022 年是我院（湘西土家族苗族自治州人民医院）建院 70 周年，恰逢我们尊敬的王福军教授耳顺之年及从医 40 周年。我们编撰《王福军临床实践与研究集》一书，作为献给湘西土家族苗族自治州人民医院、王福军教授以及各位读者的珍贵礼物。

二、书的内容主要分为上、下两编，上编为"峥嵘岁月"，由专家、同事、朋友及学生们忆及一些往事，此编的文章排列顺序，按收稿时间先后排序。下编为学术论文的汇编，为王福军教授从医 40 年来在各类学术期刊正式发表的学术论文。由于年度跨度较大，年代较久的文章在结构、版式及参考文献引用等方面，可能已不符合现代编辑出版要求。但为尊重原刊，我们仍将它们的原貌展现给广大读者，甚至个别错误的地方也给予了保留，不妥之处，请各位读者朋友们谅解。

目　录

上编 **峥嵘岁月**

Zhengrong Suiyue

王福军教授其人

王福军教授简历

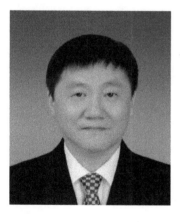

　　二级主任医师，硕士研究生导师，湘西土家族苗族自治州人民医院（吉首大学第一附属医院）心血管内科二科主任，享受国务院政府特殊津贴和湘西州武陵人才津贴。

　　王福军，男，黑龙江省巴彦县人，中国民主同盟盟员。1963年9月生于湖南绥宁。1973年随父母来到湘西，先后在湘西的花垣县和凤凰县学习。1978年10月至1981年6月在湖南省湘西土家族苗族自治州吉首卫生学校医士专业学习，1981年7月毕业并参加工作；1988年9月至1991年8月在北京燕京函授医学院医疗专业函授学习；1989年9月至1991年7月在浙江医科大学心电图专业证书提高班学习；2001年2月至2004年3月在北京中医药大学网络教育学院中医学专业学习；2002年9月至2006年2月在浙江大学远程教育学院临床医学专业学习，毕业时获得学士学位。

　　参加工作以来，先后在凤凰县民族中医院、湘西土家族苗族自治州康复（肿瘤）医院及湘西土家族苗族自治州人民医院（吉首大学第一附属医院）从事内科、心血管内科和心电学工作，历任医士、医师、主治医师、副主任医师及主任医师。目前为湘西土家族苗族自治州人民医院（吉首大学第一附属医院）心血管内科二科主任，二级主任医师，硕士研究生导师。入选湘西土家族苗族自治州第三批州管有突出贡献专业技术人员及湘西土家族苗族自治州第二批新世纪"132人才工程"第一层次人选；获得国务院政府特殊津贴和湘西州武陵人才津贴。

　　曾担任政协湘西土家族苗族自治州第十届、第十一届和第十二届委员会常务委员并兼任第十一届和第十二届州政协提案委员会副主任委员及民盟湘西土家族苗族自治州第六届和第七届委员会副主任委员。

　　兼任《中华高血压杂志》编委会编委，《心血管康复医学杂志》编委会编委，《实用心电学杂志》编委会常务编委，《中国医药科学杂志》编委会编委，《中国心血管病研究杂志》编委会编委，《中华卫生应急电子杂志》编委会编委，《中国心脏起搏与心电生理杂志》编委会特邀编委，《心电与循环杂志》审稿专家。湖南省医学会心电生理与起搏专业委员会副主任委员，中国医师协会心力衰竭专业委员会委员，湖南省医师协会心血管内科医师分会委员，中国心衰中心联盟委员，湖南省心衰中心联盟常务委员，中国医药生物技术协会心电学技术分会委员，中国医药教育协会高血压专业委员会委员，中国医疗保健国际交流促进会心律与心电分会常务委员，中国心脏联盟晕厥学会委员，中国水利电力医学科学技术学会心脏病学分会常务委员，中国水利电力医学科学技术学会心电学分会委员，中国老年保健医学研究会晕厥分会委员，湖南省医院协会心血管病综合治疗管理专业委员会委员，湖南省康复医学会心电学专业委员会副主任委员，湖南省康复医学会心脏介入治疗与康复专业委员会委员，湖南省健康管理学会肺血管病健康管理专业委员会常务委员，湖南省心理协会双心专业委员会常务委员，湘西土家族苗族自治州医学会脑心同治专业委员会主任委员。

主编或参编《心律失常的治疗》《实用心律失常学》《心律失常与相关疾病》《心律失常用药策略》《心肌病用药策略》《心力衰竭用药策略》《心血管内科查房思维》《老年心血管病用药手册》《临床心肌病学》《临床心力衰竭学》《临床心血管综合征》《临床高血压用药策略》等50多部专著。获得地、厅级科技成果14项，发表论文30多篇。经常在国内和省内中、大型心血管病学、心电学学术会议上作学术报告和担任学术主持。

擅长心血管临床疾病诊治，尤其是恶性心律失常、危重急性心力衰竭、顽固性变异型心绞痛、危重急性心肌梗死等危重患者和一些复杂疑难病例、少见病例。

留得青忆共长天

——王福军教授自述

时光飞转，日月如梭，转眼间已近花甲。作为一名普通的医生，实在没有惊天动地的事迹可书写，回想自1978年考入吉首卫校，至今已有40余年的从医经历。我像稚真的孩子在海滩玩耍，偶尔拾到一两枚美丽而让人欣喜的贝壳，在记忆的大海中泛起阵阵幸福的涟漪；同样，也留下诸多遗憾。

卫校学医

1978年，"文革"结束不久，各行各业人才青黄不接，我初中毕业，也懵懵懂懂地响应国家"早出人才，快出人才"的号召，参加了国家的中专升学考试。那个年代，父母忙于工作，整天下乡；姐姐和哥哥是下乡知青，也不在我的身边。当时父母并不希望我读中专，但父母与子女之间缺乏交流，并未告诉我他们的想法。母亲当时在县卫生局工作，提前跟体检的主检医生打了个招呼，说不想让我去读中专，让他在体检时将我淘汰。但体检时医生发现我很认真，便问我是否想去读书，我说"想啊！"结果体检合格，我被湘西土家族苗族自治州吉首卫生学校（吉首卫校）医士专业录取，从此走上了从医之路。

当时，吉首卫校条件较差，只有一栋教学楼和一栋学生宿舍，宿舍20多人一间，比较简陋。教师水平虽参差不齐，但也不乏吴明东、周娴君这样的名师。这一年，吉首卫校招了两个医士班（医37班和38班），我被分配在医38班。由于适逢恢复高考、中考的第二年，本科和专科、中专的教材都还没有出版。因此，我们学生没有教材，学习主要靠记笔记，也有老师刻钢板、印教材供我们学习。

入学的第一学期，学习的主要内容是医用化学、医用物理等知识，由于没有统一的教材，基本上讲的都是高中物理、化学内容，而课时又比高中少许多，对于初中毕业的同学来说有一定难度。因此，第二学期开学时，学校根据两个班的成绩，把原医37班和医38班分成快班和慢班，组成了新的医37班（快班）和医38班（慢班），这样一来，凡是初中毕业的学生，基本都分到了慢班，我也被分到慢班。分快、慢班是那个年代最流行的事情，主要是想在教学进度等方面拉开差距。但当时吉首卫校这个分班，什么区别也没有，没有任何意义，只是盲目跟风。

在校学习期间，我经常去图书馆阅读医学杂志，学习医学文献。有次在杂志上读到左房黏液瘤患者心尖区可闻及舒张期隆隆样杂音，不久内科学期末考试出了一道判断题，称心尖区可闻及舒张期隆隆样杂音即可诊断为风湿性心脏病二尖瓣狭窄。因为我读到过左房黏液瘤的文献，所以我判断为"错"，但老师的标准答案是"对"。试卷发下来后，我拿着试卷找到老师说："左房黏液瘤也可听到舒张期隆隆样杂音，这个题应该是判断为'错'的。"老师看了一下试卷对我说："我们只学了风湿性心脏病的二尖瓣狭窄可闻及舒张期隆隆样杂音，所以不能给你打'对'。"我心想，这不是害学生吗？

还有两次小考，也是记忆犹新的。一次是外科学腹部疾病部分的小考，吴老师出了4道问答题，我答了 8 张考试纸（吉首卫校当时有专用的考试纸），结果得了 98 分，吴老师在两个医士班反复讲，王福军同学的答案是我心里怎么想的，他就是怎么答的。另外一次是内科学小考，有一道题是"高血压脑病的治疗原则"，我的答案是"降低血压，应用脱水剂、镇静"，正确答案应该是"降低颅内压"而不是"应用脱水剂"，刘老师扣了我 2 分。但是，当刘老师改完考卷后，发现我的答案几乎全对（因为应用脱水剂的目的就是降低颅内压），刘老师删除了前面扣的 2 分，给我打了 100 分，并且多次在两个医士班讲王福军同学学习刻苦，答题准确。两位老师的鼓励，使我在往后的学习中更加刻苦认真。

初入临床

1981 年 6 月，3 年的卫校学习结束，7 月我被分配到凤凰县中医院工作。当时医院的规模很小，仅有门诊，没有病房。因此，我在医院短期工作后即于 1982 年前往邵阳市立医院学习，这家医院内科不分心血管、消化、呼吸等专业，是大内科，患者多，危重疑难患者也多，使自己得到了很好的历练。当时这家医院已有心电图及心脏 M 超声，而凤凰县人民医院仅有 A 超和心电图，但心电图没有专人操作，只有个别医生使用，而且阅读心电图的水平也很低。那个年代，国内心电图书籍稀少，但邵阳就出了两部心电图书，一部是《心律失常的心电图诊断与治疗》，另一部是《心电图学基础》，其中《心电图学基础》的作者就是邵阳市立医院心电图科的朱玉龙主任。因此，我拜朱玉龙主任为师，利用晚上的时间阅读了他们存档的 1 万多份心电图，终于掌握了阅读心电图这门知识和技术。

从邵阳市立医院学习归来，凤凰县沱江镇卫生院并入凤凰县中医院，组成了新的凤凰县中医院（后更名为凤凰县民族中医院），并修建了病房，分为内科、外科和妇产科。有了病房后，就有了住院患者，就需要管床医生，当时中医院的中医师多而且原来仅有门诊，所以病房医生短缺，而我刚好从邵阳市立医院学习归来，终于有了用武之地。

在凤凰中医院，我们诊治了大量的危重患者，不过那个年代主要还是感染性疾病，心血管病以肺心病和风湿性心脏病为主，还有一些心肌炎患者。但我们在那个年代也诊治过一些少见和疑难病例，如 1985 年，一名 25 岁的年轻女性，因反复晕厥入院，心电图发现 QT 间期延长、三度房室传导阻滞合并尖端扭转室速，被诊断为长 QT 间期综合征，可以说那时候大部分医生对这种疾病的认识还十分肤浅，而我们已经认识并使用硫酸镁抢救成功。后来我撰写成个案报告在 1987 年的《中国循环杂志》发表，这在当时也是非常不易的。1986 年 6 月的一天，外科病房住进了一位 16 岁的男性患者，该患者右足背外伤后出现发热、皮肤脱屑、腹泻墨绿色水样便及血压下降和抽搐，病情危重，但诊断不明，给正确治疗带来了极大的困难。我被请去会诊，通过详细询问病史和细心体格检查并结合平时阅读的文献，我做出了"中毒性休克综合征"的诊断，及时抢救使患者转危为安。这种病例当时在国内仅有少数报告，我将本病例总结发表在 1990 年的《东方医药杂志》上。在凤凰县中医院 10 年，我不仅诊治了大量的患者，积累了比较多的临床实践经验，还创建了心电图室，比凤凰县人民医院还早（虽然凤凰县人民医院的心电图工作开展得比凤凰县中医院早，但没有专门的心电图室）；后来又创建了超声波室，开展 B 超检查工作。

然而，最让人难忘的还是 1985 年冬季凤凰烟厂失火事情件。由于不完全燃烧，产生大量一氧化碳等有毒气体，导致消防救援人员和工人、群众 100 多人中毒，其中有一半的中毒患者被送到县中医院。我接到通知后，立即赶到病房布置抢救工作。作为主要抢救医生，我根据患者病情的轻重进行分类管理，制定统一抢救方案，治疗轻度和轻至中度中毒患者，再对中度和重度中毒患者进行重点诊治。三天三夜没有合眼，患者全部抢救成功，受到县委、县政府表彰。

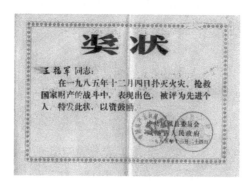

1985 年被授予"先进个人"奖状

系统学习理论

吉首卫校毕业工作 5 ~ 6 年后，自己虽然一直坚持自学，坚持阅读文献；但总觉得知识仍然不够系统化，原来中专学习的理论不深，范围不广。因此，很想找机会系统学习。1988年 7 月，看到《健康报》上刊登的北京燕京函授医学院招生信息，我立马报名。这所学校挂靠在原卫生部中华医学会，由前卫生部长钱信忠和陈敏章担任名誉院长，中华医学会会长许文博教授担任院长，面向医学中专生招生，致力于把他们培养成大专层次的医学生。燕京函授医学院根据学生已经是医学中专毕业生而且大多数有多年临床工作经验的实际情况，自主编写了内容新颖、丰富、图文结合、联系实际、深入浅出、通俗易懂的函授教材。通过 3 年的学习，我的医学知识更加系统化，理论知识进一步提升，并于 1991 年 8 月获得毕业证书。在燕京函授医学院读书期间及之后，我多次在燕京函授医学院刊及燕京函授医学院《燕京医学通讯》发表文章，引起了学校老师的重视，在燕京函授医学院建院十周年时，学院还发来邀请并赠送我建院十周年文集——《秋实集》。

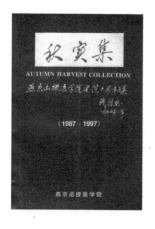

《秋实集》书影

1989 年初，我获知浙江医科大学（现浙江大学医学院）将举办心电图专业证书班，那个年代"专业证书"是一个新名词，获得"专业证书"等同于大专毕业，但这个专业证书的发放仅限于本地学员（后来已被否定）。我虽然在邵阳市立医院学习过心电图，但却没有系统学习过心电图理论。因此，我作为外省学员（不发专业证书，只发结业证）参加了这个心电图专业证书班。经过两年的函授学习，我系统地掌握了心电图专业知识，心电图理论水平得到了提高，并获得浙江医科大学心电图专业证书函授提高班的结业证书。

此后，我又于 2001 年 2 月至 2004 年 3 月和 2002 年 9 月至 2006 年 2 月，分别在北京中医药大学网络教育学院中医学专业（专升本）和浙江大学远程教育学院临床医学专业（专升本），再次系统学习了中医学及临床医学本科知识与理论，获得北京中医药大学中医学本科毕业证书和浙江大学临床医学本科毕业证书及学士学位证书，在浙江大学远程教育学院临床医学专业学习期间还多次被评为"优秀学生"。在这漫长的求学路上，老师给了我知识，同学给了我智慧，学校文化给了我启迪，是他们给我插上了腾飞的翅膀，令我受益终身。由于我坚持自学，先后获得"湖南省青年自学成才奖"和"湖南省职工自学成才先进个人"荣誉称号。

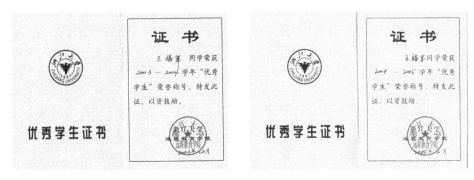

浙江大学远程教育学院颁发的优秀学生证书

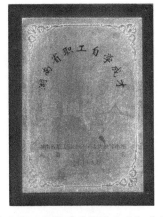

"湖南省职工自学成才先进个人"荣誉证书

进入州直医院

1991 年 1 月，因父亲被安置在湘西州军干所安度晚年，我亦受组织安排从凤凰中医院调入湘西州康复医院工作，该院后来又加挂湘西州肿瘤医院的牌子，并重点开展肿瘤诊断与治疗工作。我在这家医院近 10 年时间，因其属初建时期，基本没有多少临床工作可做，然而却为我提供了大量时间，使我能静下心来总结前 10 年工作中的经验和教训；能够有更多的时间与我的挚友交流经验、心得；能够有更多的时间来读书、学习和写作；能够有更多的时间去沉淀自己、思考人生。一个人智慧多了，生命的厚度就增加了。在这里，我为医院建立了超声波室、心电图室和普通内科，还担任过医务科科长。

2002 年 3 月，我有幸从州康复（肿瘤）医院调入州人民医院，这是一家地区级综合医院，来此工作可谓如鱼得水。在心内科和老年病科工作 1 年多之后，因功能科赵菊霞主任退休，我于 2003 年 9 月接任州人民医院功能科主任。功能科包括心电图室、脑电图室、肌电图室、高压氧室、碎石室，虽然管得较宽，但真正需要负责管理的只有心电图室，其他各室仅是进行宏观管理，起到上传下达的作用而已。

当时心电图室包括我在内只有 3 名医生，仅开展常规心电图、动态心电图（三通道）、经食管心房调搏业务。接手心电图室后我主要抓了几件工作：一是引进人员，人是事业发展的根本，为了使心电图室快速发展，共引进了 7 名医生（后有 2 名医生因各种原因离开心电图室）。二是加强培训学习，先后派出医生到中国医学科学院北京阜外医院、中南大学湘雅二医院、浙江医科大学（现浙江大学医学院）和中国人民解放军总医院进修或短期学习，科室医生的心电图水平有了明显提高。三是拓展业务范围，利用我获"心电学中青年特殊贡献奖"时得到的奖品——12 导联动态心电图设备，在全省率先开展了 12 导联动态心电图检查；此后又开展了动态血压监测、平板运动心电图、无创心功能检查等新业务。四是带头并督促科室医生积极撰写心电图论文，发表了许多心电图个案报告，其中有些是当时国内少见的心电图现象，如《"P 波消失"的完全性 B 型预激综合征 1 例》《Wellens 综合征 1 例》《致心律失常性右室发育不良 Epsilon 波 1 例》；有些是国内首次报道，如《同源性心室分离 1 例》；还就一些心电图现象或观点发表了我们自己的看法，如《对"巨 Epsilon 波：一种右心室心肌病罕见心电图现象"一文的几点看法》《关于体位变化所致 P 波改变诊断问题的再商榷》《对〈心脏电生理学中的现象与规律解读〉一书的一些看法》《对同源性心室分离诊断的思考》等。我们的工作得到了国内心电学界的广泛认同，2010 年我院心功能室被国内相关学术组织授予"全国优秀心电集体"称号。

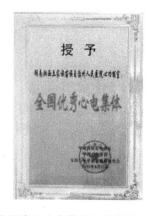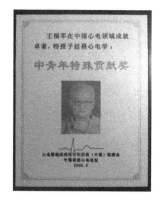

"全国优秀心电集体"报道和证书

2012 年 8 月，医院决定成立心血管内科二科，由我担任科主任。离开心功能检查科（此时心电图室已独立成科，更名为心功能检查科），我再次步入临床一线工作。由于特定的历史原因，科室成立时人员结构不合理，以初级职称为主体，我吃住在科室，狠抓学科建设，科室从弱到强，编制床位从 35 张增至 48 张；年住院人次从 1 500 多人次增长至 2 100 多人次；年门诊人次从 6 000 多人次增长至 12 000 多人次；业务收入从年 750 多万元逐渐增长至 3 900 多万元。病危患者诊疗人次从年诊疗 50 多人次增长至年诊疗 700 多人次；介入诊疗手术台次从年 260 多台次增长至年 1 300 多台次；从早期的单纯冠状动脉造影术到经皮冠状动脉腔内成形术及支架置入术，再到生物可吸收支架置入，再拓展为药物球囊应用；从简单技术到复合技术应用；从简单病变处理到复杂病变应对；从择期治疗到急诊处理，把冠脉介入从一般做到了极致；从早期的单、双腔心脏起搏器植入到埋藏式心脏复律除颤器（ICD）植入和心脏再同步化治疗，再到左束支起搏新技术的开展，使我院心脏起搏技术达到了国内先进水平。从二维标测指导下的室上性心动过速射频消融术到三维标测指导下的心房颤动、室性心动过速、室性早搏射频消融术，再到 HD Grid 网状高密度标测导管指导下的持续心房颤动消融新技术；从三维标测指导下的心房颤动射频消融术到冷冻球囊心房颤动消融术，这些新技术的开展，让我院心律失常消融技术与省内先进水平持平。从先心病的房缺、室缺、动脉导管未闭的封堵，到主动脉瓣狭窄的经皮导管主动脉瓣置换术，为医院结构性心脏病的诊疗开辟了新天地。在心力衰竭领域，从单纯的药物治疗拓展到药物治疗与非药物治疗的有机结合，再到高难度的双室起搏＋房室结消融术应用，使心力衰竭这一顽疾的综合救治能力得到极大的提升，接近国内先进水平。科室诊疗工作创造了多项第一：2013 年 5 月 19 日成功实施我州首台心脏复律除颤器（ICD）植入术；2014 年 5 月 17 日成功实施我州首台三腔心室同步起搏器（CRT）植入术；2015 年 5 月 15 日成功实施我州首台室性早搏、心房颤动射频消融术；2017 年 7 月 7 日在州内首次开展药物涂层球囊技术处理支架内狭窄；2017 年 7 月 10 日在州内首次开展冠状动脉血管内超声诊断冠心病和指导冠状动脉介入术；2017 年 10 月 27 日在州内首次开展床旁血液超滤治疗心力衰竭；2018 年 4 月 25 日在州内首次开展双心室起搏＋房室结消融术；2018 年 8 月 30 日在院内首次应用可持续记录 30 天的长程心电监测系统诊断一例晕厥患者的真相；2020 年 7 月成功完成州内首例生物可吸收支架植入；2020 年 11 月 8 日成功完成州内首例 HD GIRD 网状密度标测导管指导下持续性房颤射频消融术；2020 年 12 月 27 日成功植入湖南首台兼容核磁共振双腔 ICD；2021 年 1 月 21 日完成湘西州首例心房颤动冷冻球囊消融术；2021 年 2 月 21 日成功完成湘西州首例左束支起搏新技术；2021 年 3 月 15 日成功完成州内首例经导管心脏主动脉瓣置换术；2014 年 5 月诊断国内首例左束支传导阻滞心肌病并获得良好的疗效；2014 年在国内首次发现并报告 de-Winter ST-T 改变和 Wellens 综合征心电改变交替出现的新现象；2018 年 3 月诊断州内首例应激性心肌病并获得良好疗效；2019 年 12 月国内首次发现并报告心电图下壁导联 de Winter 征的新征象；2020 年 8 月在省内首先报告心电图 Aslanger 征。这些工作得到业内同行的广泛认同，我荣幸当选为湖南省医学会心电生理与起搏专业委员会副主任委员、湖南省医师协会心血管内科医师分会委员、中国医师协会心力衰竭专业委员会委员等学术职务；受聘担任《中华高血压杂志》编委、《中国心血管病研究杂志》编委、《心血管康复医学杂志》编委、《实用心电学杂志》常务编委等杂志编委会编委和审稿专家。2016 年获得国务院政府特殊津贴；2021 年被评为"湘西自治州第一届武陵人才"，并经常受邀出席省内、外学术会议作学术演讲；2019 年 9 月作为人才专家代表受邀出席湖南省庆祝中华人民共和国成立70周年大会。

州人民医院成功实施我州首例心脏复律除颤起搏器植入术

本报讯 (高翔)5月11日,州人民医院心内二科为一男性患者成功实施我州首例心脏复律除颤起搏器植入术,患者术后恢复情况良好。

据州人民医院负责该患者的主刀医生介绍,患者现年54岁,慢性心力衰竭,心脏扩大,心功能差,心脏射血分数低下,同时合并窦性心动过缓及频发多源性室性早搏,动态心电图24小时心搏数仅5万多次,属高危患者。为避免患者猝死发生,需植入心脏除颤起搏器进行一级预防。经过心内二科有效治疗,该患者达到了手术植入心脏复律除颤起搏器的条件,于5月11日成功实施心脏复律除颤起搏器植入术。

心力衰竭的死亡原因一是心力衰竭的不断恶化,二是发生心源性猝死。心源性猝死往往难以预先发现,患者常突然意外死亡。这也是目前医学上的难题,而植入心脏复律除颤起搏器是目前唯一有效的预防办法。州人民医院成功为该患者植入心脏复律除颤起搏器,标志着该院在心力衰竭防治方面达到省内先进水平。

科室成功实施我州首台心脏复律除颤器(ICD)植入术的报道

州人民医院采用射频消融术成功治疗心律失常

本报讯 (王福军 高翔)近日,州人民医院心内二科首次采用三维标测技术,为两名女性患者成功实施湘西州首例阵发性房颤射频消融术和室性早搏射频消融术。

据了解,一患者为63岁女性,反复发作阵发性心悸10年,经检查诊断为阵发性房颤。该患者症状渐进性加重,药物治疗效果不佳,严重影响生活质量。阵发性房颤临床比较常见,反复发作时可引起房颤相关心肌病而发生心力衰竭及并发动脉栓塞(脑栓塞)的风险。目前房颤治疗仍是医学难题之一。另一名患者为30岁女性,近2月来反复出现心悸、头晕,偶有黑蒙,在多家医院检查诊断为频发室性早搏且药物治疗无效。经动态心电图检查,24小时室性早搏数达45800多次,室性早搏负荷达40%,有发生心动过速心肌病的危险。

经过反复讨论和充分的术前准备,州人民医院心内二科决定采用先进的三维标测技术为两名患者进行射频消融治疗。5月15日,由心内二科专家为两名患者分别实施了阵发性房颤射频消融术和室性早搏射频消融术,两名患者术后恢复良好,达到了预期效果,这也是该项技术在我州首次应用,标志着州人民医院在心律失常防治方面达到省内先进水平。

科室成功实施我州首台房颤和室早射频消融术的报道

王福军获2016年国务院政府特殊津贴

本报讯 (高翔)近日,根据湖南省人力资源和社会保障厅《关于公布我省2016年享受国务院政府特殊津贴人员名单的通知》,经层层推荐专家评审,州人民医院心内二科主任王福军被国务院批准为2016年享受国务院政府特殊津贴专家。目前,州人民医院先后有3位专家、教授被批准享受国务院政府特殊津贴。

王福军现为州人民医院心内二科主任,主任医师,硕士研究生导师,在35年从医生涯中,王福军刻苦钻研业务,对待工作一丝不苟,敬业爱业,服务态度端正,医德医风好,结然将患者放在首位,他把时间全部奉献给医院和病人,长年诊疗病人近四千人次,曾成功抢救急性心律失常、危重急性心力衰竭、顽固性变异型心绞痛、危急性心肌梗死、重症心肌炎等危重病人,王福军勇于开拓创新,首先在湘西州应用头胸导联心电图技术诊断"古心室病变";首先在湘西州开展了"除颤起搏器植入技术"防治心力衰竭的猝死死亡、"室性早搏消融技术"、"室性心动过速消融技术"、"心房颤动消融技术"等治疗复杂心律失常,填补了湘西州相关医疗技术的空白。

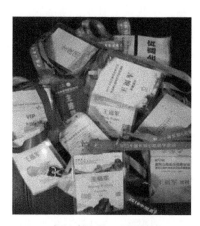

获得国务院政府特殊津贴的报道

参加会议的入场证件

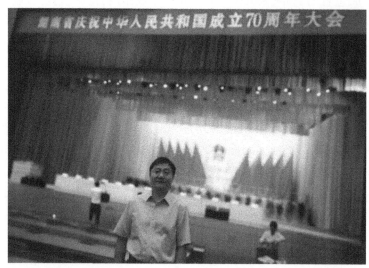

作为人才专家代表受邀出席湖南省庆祝中华人民共和国成立70周年大会

撰写医学著述

我在医学方面的著述可分为医学论文、医学著作与医学科普3个方面。

我的医学论文主要涉及医学综述、个案报告与分析、经验交流与论著。我从吉首卫校读书开始，就喜欢阅读医学文献，参加工作后又自费订阅10多种医学杂志，购买大量医学书籍。可以说我是一个书痴，一生爱书、购书、藏书、看书。受医学前辈的影响和阅读医学文献的启迪，我也萌生出写作医学论文的想法，于1985年发表了第一篇医学论文《消炎痛的新用途》[《中级医刊》1985，（1）：55—57]。该篇论文虽然仅是一小作而已，却点燃了我后来的写作热情，写作的脚步从此没有停止：临床工作中遇到特殊的病例，临床工作经验有了积累，读书有了心得体会都会及时撰写成文，投给相关杂志。后来，自己做了一些临床科研，自然也会总结成文。受聘吉首大学硕士研究生导师后，更是指导学生共同完成学术论文。1985年至2022年，我共发表医学论文30多篇，主要涉及心血管病和心电学的内容。

1988年至1989年间，由于看到很多临床医生，特别是基层医生，拿到心电图报告后不知如何处理心律失常的情况，我萌生了写一本心律失常治疗方法书籍的想法。在我好朋友——上海市科委医学专业委员会《世界医学信息》副主编陆正康先生的鼓励和支持下，我用近两年时间完成了《心律失常的治疗》约10万字的初稿，蒙上海第二医科大学（现上海交通大学医学院）瑞金医院龚兰生教授详细审改并亲自作序，我的第一本医学著作《心律失常的治疗》于1991年7月由三联书店上海分店出版社发行。该书出版后，上海第二医科大学（现上海交通大学医学院）附属第九人民医院杨菊贤教授撰写了书评"浅评《心律失常的治疗》一书"，书评既肯定了这本书的实用价值，也指出了不足。为了弥补《心律失常的治疗》一书的不足，我和杨菊贤教授合作，编著了《实用心律失常学》并由成都科技大学出版社出版发行。此后，我又与有关专家合作陆续出版了心律失常方面的专著，如《心律失常与相关疾病》《临床心律失常学》《临床心律失常》《心律失常用药策略》，距上次出版心律失常专著10年后，今年我再次编撰了《心律失常诊治策略》。从这些心律失常专著出版可以看到，这40年我们一直在为基层医务人员心律失常诊治辛勤耕耘。不仅在心律失常领域，在心血管病及其他领域，我也坚持学习，笔耕不辍，先后出版《临床心力衰竭学》《临床心肌病学》《临床心血管综合征》《冠心病用药策略》《临床高血压用药策略》《心脏急诊用药策略》《心力衰竭用药策略》《心肌病用药策略》《心脏病的误诊与防范》《心血管内科查房思维》等50多部专著。这些著作质量好，实用性强，获得了众多专家和读者的一致好评。国内著名心血管病专家陈灏珠、龚兰生、陈新、王振华、孙明、胡大一、黄峻、马长生、李广平、崔炜等教授曾为拙著作序推荐；黄元铸、杨菊贤、陈干仁、王钟林、吴祥、刘彤等教授撰写过书评，高度评价这些著作出版的价值；陆再英、陆正伟、胡大一、戚文航、吴祥、张亚斋、祁述善等著名专家还不惜笔墨提供手稿，进一步提升了这些著作的质量和价值。

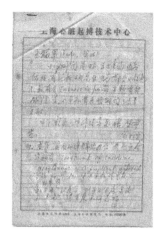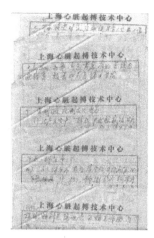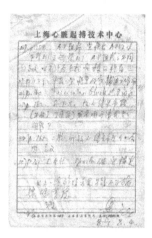

龚兰生教授详细审改《心律失常的治疗》并亲自作序的手稿

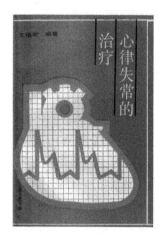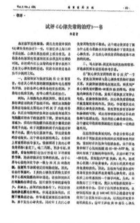

我的第一本医学著作《心律失常的治疗》及杨菊贤教授的书评

担任杂志编委

20世纪90年代初，我参与《湘西卫生科教通讯》的编辑工作，开始接触编辑业务。2003年左右，十分荣幸地担任《实用心电学杂志》编委，协助审稿事宜；2009年起又担任《心电学杂志》（后更名为《心电与循环杂志》）的审稿任务。此后，又分别担任《中华高血压杂志》《心血管康复医学杂志》《中国医药科学杂志》《中国心血管病研究杂志》《中华卫生应急电子杂志》《中国心脏起搏与心电生理杂志》《中华临床医师杂志》编委或审稿人，每年审阅几十篇稿件。编辑及审稿工作，让我深深体会到编辑出版家叶至善先生讲的话是何等深刻："编辑工作让你不断地学习。自己不懂的事作者可以不写，可是编辑若是不明白的地方，不能躲过去。"为此，编辑部每送来一篇稿件，我都会认真学习，复习相关知识和文献。可以说作者的来稿，我先睹为快，学到不少新知识；我有疑惑的地方又促使我有针对性地查找文献，常让我觉得柳暗花明，豁然开朗。这不仅使我的专业理论水平得以提高，也使我的临床实践能力得到提升，因为每个疑难案例都启迪了我的临床思维。

有人认为，编辑和审稿工作是"为他人作嫁衣"。确实，文稿刊出后，只有作者的署名，编辑和审稿人是默默无闻的幕后英雄。一篇文稿的面世，凝结了审稿人、编辑及编辑部其他工作人员的辛勤劳动，他们把自己的心血和智慧"灌注到别人的果实上"。即便如此，但当自己审阅修改的稿件正式发表时，仍然会感到由衷的高兴。

开展科学研究

我的科研意识是在凤凰县中医院时培养的。1981年7月毕业分配到凤凰县中医院工作后，我发现虽然这家医院不大，条件也很简陋，但有几项自己的研究成果，投入临床应用后得到患者的肯定，一是"凤凰蛇药"，产品有口服、注射、外用几个品种，很受老百姓欢迎，在"凤凰蛇药"的帮助下，我们诊治了很多蛇伤患者，虽然那时我们使用抗蛇毒血清更多，但患者都是冲着"凤凰蛇药"来的；二是"九木香胶囊"，这是一种治疗慢性支气管炎的自制中成药，治疗慢性支气管炎确实有效；三是"复方牵牛子胶囊"，这项工作我也参与其中，治疗癫痫确有一定疗效。此外，还有医院自制的"三蛇酒"，治疗风湿也有疗效。这些科研成果不仅获得了科技进步奖，还给医院带来了患者和经济收益，让我亲身感受到"科学技术是第一生产力"这一著名论断的重要意义。但是，什么是科研？如何做科研？在我意识里仍然是模糊的。有一次，我在查找湖南省科技进步奖目录时，偶然发现《胸腔穿刺技术改进》获得省科技进步三等奖，当时的省科技进步奖是分为一等、二等、三等、四等，所以三等奖也算是了不起的。我认真查阅了这个科技成果的详细内容，发现这个技术其实我在临床中早已应用。这才知道"科学研究如此简单"，并不是高不可攀。只要关注临床工作中的新发现并进行总结就是一个好的科研成果。后来，在和湘西州科技部门专家交流时，我又认识到把别人的新理论、新方法、新技术推广出去，并把所做的工作总结好，也属于科学研究（推广成果）。有了这样的认识后，我把过去做的一些工作进行了一些归纳、总结，申报了科技成果，获得了科技进步奖；在学习和工作中注重观察、发现，比如在学习文献时发现有报道谷维素可治疗心律失常，我就想是否真有效？这样就产生了科研课题《谷维素治疗心律失常的临床研究》，然后邀请一些同道进行科研观察，发现谷维素仅对早搏有效，尤其对功能性早搏效果更好，但对其他心律失常无效。因此，我们正式开始"谷维素治疗早搏"的临床研究，取得了较好的效果，获得科技进步奖。然而，我们并未因此停止研究的脚步，而是思考为什么会有效？我们又设计了"谷维素抗心律失常的机理研究"，通过动物实验，探讨了谷维素治疗早搏的机制，再次获得科技进步奖。又如在临床实践中，我逐渐接触到过去不曾意识的问题——焦虑、惊恐、抑郁，作为一个心血管专科医生，我开始摸索如何实现对患者身心全面服务。正在此时，我国著名心血管病专家胡大一教授提出"双心治疗""双心查房""双心会诊"的理念。我立即将这一新理念在全州推广，取得显著效果，获得科技成果证书。

我一直认为临床和科研是相辅相成、不可分割的，要提高临床诊疗水平，必须进行科学研究。当然，医生要进行的是与临床相关的科研，而不是整天做动物实验。

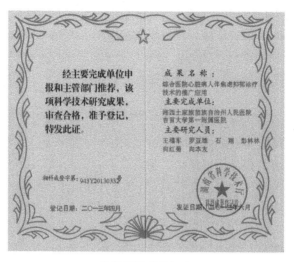

获得科技成果证书

收授硕士研究生

2014年，吉首大学获得临床医学专业硕士学位授予权，2015年开始正式招生。经吉首大学遴选，我于2015年6月被聘为吉首大学第一批临床医学硕士研究生指导教师。2015年至2020年，我每年招收1名硕士研究生，2021年因临近退休，未再招生。因此，共招收6名硕士研究生，这些弟子中既有"欲穷千里目，更上一层楼"的本科毕业新秀；也有工作多年，晋升为主治医师，学然后知不足，渴望"百尺竿头更进一步"的本院、本科室同仁。于我而言，招收硕士研究生是一个全新的课题，虽然我临床经验比较丰富，也做过科研课题，发表过论文，但毕竟没有读过研究生，对于如何把经验、知识传授给他们，我不知从何说起，有如盲人摸象。招收学生后，我就坚持与学生们一起学习，复习相关医学知识，讨论病例，解决学生遇到的难题。对于研究生的课题，从设计过程、资料统计到论文写作，我全程关注，针对课题中遇到的某些难题及时给予指导，目前已有5名硕士研究生按时顺利毕业。每名硕士研究生都有论文发表，有些硕士研究生的论文还获得湘西州自然科学优秀论文二等奖、三等奖，还有的被评为"吉首大学优秀硕士学位论文"。

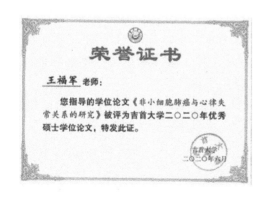

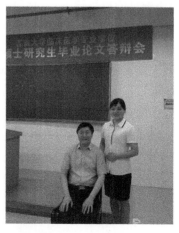

学生顺利毕业，毕业论文被评为"吉首大学优秀硕士学位论文"

加入中国民盟

早在学生时代,我就从课本和课外书籍中接触到了张澜、黄炎培、梁漱溟、陶行知、潘光旦、李公朴、闻一多、费孝通等名师大家。1998年初,无意之中了解到湘西有一个民主党派组织——中国民主同盟(民盟),民盟先辈们忧国忧民、追求真理、淡泊名利、无私奉献的精神激励着我,令我对民盟心生向往。经吉首大学医学院钟飞院长介绍,我于同年6月加入民盟。入盟后,我热心盟务工作,先后任民盟医卫支部主委、民盟州委委员,民盟州委副主委(兼),多次获得民盟湘西州委授予的"优秀盟员"荣誉称号,2009年被民盟湖南省委、湖南省人事厅记三等功一次,2011年5月在中国民主同盟成立七十周年之际,被民盟中央授予"先进个人"称号。2016年6月,第十届及第十一届全国政协副主席、民盟中央原第一副主席张梅颖来湘西州,接见了我,并赠送了我她的著作——《张梅颖文集》。

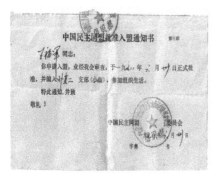

加入中国民盟的通知书

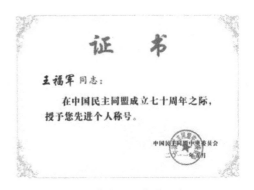

"先进个人"荣誉证书

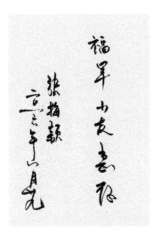

第十届及第十一届全国政协副主席、民盟中央原第一副主席张梅颖的赠书寄语

在中共湘西州委统战部和民盟湘西州委的大力推荐下,我连续当选政协湘西自治州委员会第十届、第十一届和第十二届委员会常务委员,并兼任第十一届和第十二届委员会提案委员会副主任委员。我继承发扬民盟"奔走国是,关注民生"的优良传统,认真履职尽责,积

极建言献策,多次被政协湘西自治州委员会评为"优秀委员"。其间累计撰写政协提案 30 余篇,其中《公共卫生服务体系建设亟待加强》《关于进一步加强全州零售药店及民营医院(诊所)抗生素管理的建议》《加强餐饮业污染环境问题的治理的建议》《关于补齐我州公共卫生建设体系"短板"的建议》等提案被评为"优秀提案"。《关于补齐我州公共卫生建设体系"短板"的建议》和《关于修订〈湘西自治州州直单位老红军离休人员和二等乙级以上残疾军人医疗经费管理暂行办法〉的建议》《关于停止使用 209 国道、建新路和州医院儿童专科楼三角区域停车场,消除消防安全隐患和优化儿童就医环境的再建议》等提案,获得时任州委书记签批;《关于完善医疗紧急救援中心(120 急救中心)的建议》等提案,获时任州长签批。

回顾成长历程,我感激组织,是组织促我提升个人素质,是组织教我关注社会民生,是组织助我实现个人价值。在这个可敬可爱的大家庭里,我学到更多知识、得到更多锻炼、获得更大进步,这让我在内心深处充满幸福和自豪。

忆及走过的岁月,领导、老师、同事、朋友、同学、学生的温情暖意,我心知身拥,是你们给予我智慧与友谊、鼓励与支持、信心与力量、理解与包容。在此,我深深地感恩,衷心地感谢!

(本文完稿于 2022 年 3 月)

专家心目中的王福军教授

我心目中的王福军

河北医科大学第二医院　崔　炜

　　第一次见王福军教授的日期已经记不太清楚了，应该是在北京的某次心血管病学术会议上。当时给我的印象是这位教授话不多，很沉稳，是我喜欢的那类人。因惺惺相惜，就互相留下了联系方式。再次见到王福军教授，应该是 2018 年 7 月底到 8 月初在吉首举办的心血管病学术会议上，当时我应邀进行学术演讲。因为时间充裕，这次接触对福军教授有了更深入的了解，知道其成长的不易和业绩的不俗，甚为钦佩，从此引为好朋友。让我再次觉得交对朋友，是 2020 年王福军教授邀我为其著作《心血管内科查房思维》作序时。在我的印象里，少有科室主任一级的医生主动关注教学、喜欢教学。对我自己来说，我一直喜欢做教师、教学生，并乐此不疲。发现志同道合的朋友，确实是一大乐事。

　　人生易老，时光飞逝，大家都有退下来颐养天年的一天。但是，退下来之前，给后辈留下些什么，为自己创建的科室留下些什么，福军教授为我们提供了一种方法和思路——把我们的经验留给后辈学习揣摩，把我们的酸甜苦辣留给后辈以示激励；我们的荣耀让后辈继承，我们的失误让后辈避免。我想这应该是我们作为老师最后能做的事情。

　　《王福军临床实践与研究集》恰恰是这样一本书，它不是一本单纯的学术著作，而是王福军教授个人的奋斗历程和人生感悟，也是所在医院及科室成长与发展的重要史料。

　　最后，引用王福军教授在书中"自序"里的一句话与读者共勉：人生恨短，抓紧时间干正确的事！

（本文完稿于 2022 年 1 月 15 日）

专家简介：

崔炜，医学博士。河北医科大学第二医院副院长，河北省心脑血管病研究所副所长，河北医科大学内科学系主任，博士生导师、教授、主任医师。中国医师协会心力衰竭专业委员会常委，河北省老年医学会心力衰竭专业委员会主任委员，河北省医学会心血管病分会常委，《临床荟萃杂志》总编辑。省管优秀专家，国务院政府特殊津贴专家。发表论文 600 余篇，SCI 论文 80 余篇，主编、参编专著 20 部，获河北省科技进步二等奖 4 项、三等奖 2 项，河北省教学成果二等奖 1 项，实用新型专利 3 项。

扎根湘西，一生为医

南京医科大学第一附属医院　李新立

本人有幸先睹《王福军临床实践与研究集》，感触良多。

15 年前，通过《中华高血压杂志》上的一期病例讨论，我认识了王福军教授。我作为该杂志的编委，每期都会收到编辑部寄来的杂志，每期杂志都有病例讨论版块。有一期病例讨论版块根据提供的病史、生化检查和心电图及其诊疗情况，许多专家给出了急性前壁心肌梗死溶栓治疗是合理正确的结论，只有王福军教授做出了早期复极综合征的诊断，不建议溶栓治疗。结果下一期杂志给出的正确答案与王福军教授给出的诊断完全一致。从此，我开始关注每期杂志上的病例讨论版块内容，发现福军教授的诊疗意见都与正确答案基本一致。

不久，又有一期的病例讨论版块上出现"特殊"的病例，这是一位 54 岁女性患者，在家被发现意识不清，由家人送急诊室，既往有转移性乳腺癌和长期高血压病史，同时展示心电图一份。许多专家对此病例做出了多种推测，又只有王福军教授做出了高钙血症的诊断，建议降钙治疗。结果下一期杂志给出的正确答案又与王福军教授给出的诊断完全一致。这件事情对我触动很大，我在想他作为湘西州医院的一位专家为什么有这么高的诊疗水平？有机会一定要拜会这位工作在第一线的临床和心电专家。

我们第一次见面是在 10 年前湖南省心血管病年会上，当时我当着湖南许多专家的面朝王福军教授竖起大拇指，赞扬他有高超的临床功底及心电学水平！他说："李老师，我平时就非常喜欢在科室为患者看病，总结分析各种心电图表现来提高诊断水平。"我当时建议他，如有机会还是到长沙工作发展，平台会更高。他说："李老师，我爱湘西，愿为当地百姓的健康做点贡献！"朴实无华的语言反映出王福军教授崇高的境界！从此我们建立了深厚的友谊。2021 年 12 月底，王福军教授举办心血管病年会，特邀请我去湘西讲学，但由于疫情影响未能面对面交流，为此我深感遗憾！

人生易老，王福军教授到了耳顺之年，他热爱湘西，扎根湘西，一生为医的崇高精神一定会激励当地的年青医务工作者努力工作，为湘西百姓的健康服务一生！

（本文完稿于 2022 年 2 月 8 日）

专家简介：

李新立，南京医科大学第一附属医院心内科二级教授，主任医师，博士生导师，南京医科大学名医，江苏省突出贡献中青年专家，国务院特殊津贴专家。担任中国老年学会心血管病分会副会长，中国医师协会心血管病分会心衰学组副组长，中华心血管病分会高血压学组副组长，中国胸心血管麻醉学会精准医疗分会副主任委员，江苏省心血管病分会常委，江苏省医师协会心血管病分会总干事，《中华心血管病杂志》等多家杂志的编委。主持国家自然基金面上基金及重点项目 6 项、科技部重点项目 2 项，获得国家科技进步一等奖（主要完成人）1 项，省部级一等奖 2 项、二等奖 2 项，在 JACC、Circulation 等杂志发表 SCI 论文 100 余篇。

精诚治业，名家风范

中国人民解放军总医院第一医学中心　卢喜烈

"春雨贵如油"，在提笔为《王福军临床实践与研究集》一书撰写这篇短文的清晨，窗外淅淅沥沥下着小雨，让人感到神清气爽。这几天在灯下静静品读此书初稿，虽觉疲倦，但尤感欣慰。我仿佛看到了福军教授从医 40 年间，在每天繁忙的医、教、研、学科建设及讲学之余，晚上挑灯夜战、辛勤撰文并仔细斟酌的场景，瞬间感到温暖、敬佩和自豪。40 年来，他独著、主编及参与编写了 51 部医学著作和科普作品，发表各类学术论文 30 多篇，完成科研课题 14 项。这在国内学者中，特别是基层学者中是十分少见的。

福军教授虽然出身寒微，但他追求卓越，学术造诣深厚。做人"严于律己，宽以待人"；做事严谨低调，在培养人才上甘当人梯，乐于奉献；做学问他博览群书，才华横溢，精益求精，一丝不苟。当看到国内诊断"同源性心室分离"比较混乱时，他及时撰写《对同源性心室分离诊断的思考》，阐明了同源性心室分离的实质；当看到国内外质疑 de Winter ST-T 改变对罪犯血管定位价值时，他及时撰写《de Winter ST-T 改变心电图的认识现况》和《对心电图 de Winter ST-T 改变的思考》，指出典型心电图 de Winter ST-T 改变仍然是左前降支近端闭塞指示性较高的心电图模式。在学术上，他是伯乐。福军教授作为湖南省医学会心电生理与起搏专业委员会副主任委员，完全应该由他来领衔成立湘西州医学会心电生理与起搏专业委员会，而他却积极推荐和扶持医院心功能科的向芝青主任医师领衔成立；更让我觉得他低调的是，湘西州心电生理与起搏专业委员会召开学术年会，我受邀来做学术演讲。从大会的学术工作安排到组织工作的实施，都是在他的领导下进行，而在隆重的大会开幕式上，作为大会的领导者，福军教授并没有坐上主席台，也没有在前排专家席就坐，而是坐在会场最后一排的代表席上，当时我不禁心生感慨，对福军教授的为人处世心生敬意。这样的事情不是第一次发生，我和福军教授经常出席国内一些重要学术活动，在做完学术报告之后，他总是回到席位上认真听课。

我酷爱《论语》一书中传诵了几千年的一句话："君子以文会友，以友辅仁。"其道出了历代学者处世结友的哲理与风范。我与福军教授早已是情深谊长。2004 年起，由我领衔编著的心电图系列丛书，包括《心电图基础理论》《冠心病心电图》《临床疾病心电图》《心律失常心电图》（上、下册）、《运动平板试验》《动态心电图》共 6 本专著，福军教授都担任了编委会的主要委员；2014 年，我申报成立"中国医师协会心电学技术培训专家委员会"，开展心电技术规范化培训工作，在编写教材《心电学技术规范化培训纲要》的过程中，福军教授又担任重要编委；2012 年，江苏大学决定由我来挂帅掌印《江苏实用心电学杂志》（后更名为《实用心电学杂志》），福军教授再次担任杂志编委（后改任常务编委）。这些成功合作，让我与福军教授的友谊不断增进。

有句先哲名言颇具教益："成功者与普通人的区别不是面对的问题不同，而是面对同样的问题时，做出不同的选择。"在本文结束之际，愿以此言与福军教授、本书编者及读者们分享与共勉。

（本文完稿于 2022 年 2 月 8 日）

专家简介：

卢喜烈，中国人民解放军总医院第一医学中心心电专家，国家心血管病中心心电技术培训中心客座教授，汕头大学医学院第一附属医院客座教授、联合博士后导师，汕头大学医学院第一附属医院临床心电学研究所所长。兼任全国心电医联体联盟副主席，全国医药技术市场协会、中国医药信息学理事会远程心脏监护专家委员会主任委员，中国医药生物技术协会心电学技术分会副主任委员，中国老年学和老年医学学会老年病学分会心电专家委员会主任委员，《实用心电学杂志》主编。

医者、师者和智者

天津医科大学第二医院、天津心脏病学研究所　李广平

王福军教授是我国著名的心血管病专家，我与他相识多年。他在学术上的成就令人钦佩，作为他的挚友，我也十分敬重这位学术同道。

医者，以为病患解除病痛为己任，刻苦钻研临床；师者，以传道授业解惑为职责，培养后生成才为欣慰；智者，以鸿鹄之志而积跬步为根本，勤奋砥砺而达矢志至巅。福军教授乃医者、师者和智者。

诚与朴，朋友之道。与福军交往，最能感受到他的胸怀和诚朴，这是成为挚友的主要原因。我与福军教授联系不是甚多，我与他也不是推杯换盏之朋，而是同志共矢之友。

得知《王福军临床实践与研究集》一书由王福军教授的团队和学生们编撰出版，并邀我为该书写篇短文，作为福军教授的挚友，我欣然应允。福军教授在当地的医疗实践和临床研究中诠释了他奋斗、努力和执着的敬业精神，他在所在地区和条件下做出的成就令我们尊敬。这本书记录了王福军教授及其团队所做的工作，他的临床经验和研究值得我们分享，但我认为这本书更大的意义和价值在于启迪后来者。

敬业和职业尊严是每一个职场人最崇高的追求。尤其是职业尊严，它是每个人敬业精神的体现和回馈。

在王福军教授从医40周年之际，我谨向他致以最真挚的祝贺，同时祝愿他继续带领他的学生们做出更加出色的业绩！也顺祝他身体健康、万事如意、心想事成！

（本文完稿于 2022 年 2 月 15 日）

专家简介：

李广平，医学博士。天津医科大学第二医院心血管病中心主任、天津市心血管病临床重点学（专）科负责人，教授/主任医师、博士生导师。主持/完成国家自然科学基金5项、天津市科委课题4项，以及教育部、科技部等科研项目7项。发表学术论文570余篇，SCI论著100余篇，获授权专利6项，获天津市科技进步奖一等奖等科技奖励8项，出版专著95部，主编、主译15部。担任中华医学会心电生理与起搏分会常委、中华医学会心血管病学分会委员、中国医师协会心血管内科医师分会常委、天津市医学会心电生理与起搏分会主委、天津市医师协会心血管内科医师分会会长及《中国心血管病杂志》副主编等130余种学术职务。

医路人生

中南大学湘雅二医院心内科　刘启明

2022年，挚友湘西土家族苗族自治州人民医院王福军主任迈入耳顺之年，也恰逢其从医40周年。《王福军临床实践与研究集》这本全面介绍福军主任毕生临床医疗实践与研究的专著面世，真是顺应了那句"好雨知时节，当春乃发生"！

福军主任马不扬鞭自奋蹄：从一名卫生学校的中专生，自学到大专生，再到双学历本科生；从县城小医院，走进了湘西土家族苗族自治州地区三级甲等医院；从医士职称，步步为营晋升为二级主任医师、享受国务院政府特殊津贴，同时兼任湖南省医学会心电生理与起搏专业委员会副主任委员。无论是学历、工作环境，还是职称与学术兼职的变迁，无不是其自疆不息与坚忍不拔、长期夜以继日挑灯夜战的结果，终于取得不菲战绩；不仅给众多患者带来了福音，自己也成为基层年轻一代医路人的楷模——英雄不问出处！

本书不仅编入了福军主任的重要论著及业绩简介，而且还有一批专家和福军主任的学生、同事及好友从不同侧面回顾其坎坷的医路人生，彰显了福军主任崇高的医德、渊博的学识以及医学的建树，具有珍贵的文献价值，对医学后辈们具有启迪和教育意义。

我一气呵成读毕本书，福军主任的心脏病学和心电学学家的形象在我心中高高矗立，更因为结交到福军主任这样的医者而高兴，也为拥有这位挚友而自豪；读此专著，不仅是一种享受与愉悦，还有深深的感悟与思考。

（本文完稿于 2022 年 2 月 21 日）

专家简介：

刘启明，医学博士。中南大学湘雅二医院心血管内科副主任/心律失常专科主任、教授、一级主任医师、博士生导师。美国心脏病学会资深会员，美国心律学会资深会员，中华医学会心血管病学分会委员，中华医学会心电生理和起搏分会常委，湖南省医学会心电生理与起搏专业委员会主任委员。省医学科学骨干人才，国家卫健委授予"健康卫士"荣誉称号。《起搏与临床电生理学》（PACE）《中华心律失常学杂志》等国内外医学期刊编委。主持国家自然科学基金面上项目4项，省自然科学基金3项，科技部重点专项子课题1项，省科技创新重大项目子项目1项。在 NEJM、LANCET 和 JACC 等全球顶尖医学杂志上发表学术观点/论文近 100 篇。

因一篇论文的"学术争鸣"而与王福军教授相识相知

重庆北部宽仁医院　钟杭美

今年年初，接到王福军教授的电话，电话中他谈到今年是他耳顺之年，他的同事和学生计划编一本从医40周年纪念册，他把初稿发给了我，请我谈点与他交往的点滴。他还说，编写这本纪念册是学生们想把他们共同研究的论文以及他这40年来的求学经历、事业发展及生活点点滴滴记录下来，给现在的年轻人留下一点宝贵经验。王教授的话让我深为感动，也给了我很大的鼓励和信心，我欣然答应。

我与王福军教授相识已有十几年的时间，虽然不能确定初识是在某年某月，但我确定我们相知是在《心电学杂志》的"学术争鸣"栏目上。当时，我和学生在《心电学杂志》2009年第6期上发表了一篇题为《巨Epsilon波：一种右心室心肌病罕见的心电图现象》的论文，王福军教授和他的学生们对我们文中一些论点提出了几点意见，编辑部将他们的论述转发给我们，此后我们对他们的意见又提出了我们的见解，在这样的交流碰撞中，我看到了一个学者对学术论点严谨的态度和执着的探索精神。后来的十几年中，我们经常在全国心脏病学及心电学大会上相遇，经常交流心电学技术新进展的学习体会。2018年，我也特别邀请王教授到重庆参加"重庆医学会心功能无创技术专委会成立大会暨中国第二届国际心律培训班"，他在大会上阐述的有关"应激性心肌病心电图"的精彩发言给我们重庆心电人留下了深刻的印象。

翻开王福军教授编的《王福军临床实践与研究集》这本纪念册的初稿，点点滴滴记载了王福军教授40年的人生旅程。我感叹40年在历史的长河中仅是短暂一瞬；而在人的一生中，40年又是何等漫长！慢慢地回忆，细细地品味，自己也有一些相同的经历，更让我感慨万千。

在这本纪念册中，最让我感动的是王福军教授在自序中的一句话："从医40年最大的感悟是什么？我的回答是：'坚持'。"而让我印象最深刻的是，从上编"峥嵘岁月"的篇幅中看到了一个普通的医士是如何成长为一个地区心血管专业领域的带头人。而在"留得青忆共长天"这篇文章中，我看到了一位勤奋进取、不畏艰难的青年医生（就读于医士中专，不断地参加多种专业培训，花费大量的时间自学专业知识，多次获得"优秀学生"和"自学成才先进个人"称号）成长为刻苦钻研、开拓创新的学者（无论是在学习中遇到疑问或是在临床工作中遇到难题，不刨根问底决不罢休，正是这种追根溯源、孜孜不倦的精神，才有了许多心电图个案报告和学术论文的发表，以及几十本专著的问世），终成医德仁心的心血管病专家。四十年如一日，王福军教授始终视患者如亲人；从事心电学工作以来，他率先引进了许多新技术。特别是他一手组建的湘西州人民医院心血管内科二科尚不到10年时间，科室的诊疗工作就创造了多项第一，取得了辉煌的业绩，为当地的许多患者解除了病痛，才有了记者写下的"王福军，就是这样一位把'医者仁心，德艺双馨'写进毕生医疗事业的前行者，湘西人民心血管健康的守护者"这样的赞誉。此外，他还严谨育人，是学生们的良师益友。在学生们回忆的字里行间，流露出学生对王福军教授的感恩之情，有的学生说"谆谆如父语，殷股似友亲"，有的学生说"救死扶伤，不负一身白衣；传道授业，不负三尺讲台"。总之，王福军教授就像燃烧的蜡烛，照亮别人，燃烧自己。

再细看下编"长河回望（学术文集）"，一篇篇学术论文是他流下多少汗水而挥笔写成，一部部专著又是他付出了多少心血写出，我仿佛看到王教授挑灯夜下、埋头苦干的身影。记得在2017年7月底，我受到王教授（大会主席）的邀请参加了由湘西州医学会主办、湘西州人民医院承办的"心电学新进展培训班"。当我站在讲台上授课时，看到的是一双双渴求知识的眼睛；而当我走到台下，与湘西心电同道的交流中谈到王福军教授，他们都不约而同地伸出大拇指点赞！

王教授，您用精湛的医术挽救了多少患者的生命；您用传道授业的情怀培养了多少青年才俊；您一心钻研学术，让学科建设硕果累累；您用无私奉献的精神铸就了精彩人生。写到这里，我激动的心情久久难以平静，对王教授的崇敬之情更是油然而生。这本纪念册中的一字字、一行行、一幕幕验证了王福军教授自己说的话："在漫长的医学长河中，一代代人受惠于医学，一代代医者又不断为这条河注入新的水流。也许，我努力终生，也不能为这条奔腾的大河添上一朵小小的浪花。然而，我奋斗过。"

值此，我想引用世界著名博物学家达尔文的一句名言送给王福军教授，"坚实的行动和不懈的努力是实现你心中目标的唯一路径，迈出的第一步和长久的坚持本身就是一种成功与成就。"

峥嵘岁月四十载，人们无法让时光倒流，但那却是人生中最珍贵、最美好的记忆，它将随着岁月流逝而愈加光彩夺目、绚烂无比，永远值得珍藏和回忆。

（2022年3月25日凌晨于重庆）

专家简介：

钟杭美，主任技师，重庆北部宽仁医院心功能室主任，原陆军军医大学新桥医院全军心血管病研究所心功能室主任。曾获"教辅明星""心电特殊贡献奖""心电工作杰出贡献奖""心电教学园丁"等荣誉称号。获第三军医大学教学成果三等奖1项、获军队科技进步三等奖2项，军队医疗成果三等奖1项、陆军军医大学临床新技术三等奖3项。先后在国内期刊发表论文数十篇；主编专著10余部。现任重庆市医学会第二届心脏功能无创技术分会主任委员、中国心电学会副主任委员、中国医药教育协会心电学专委会副主任委员及《中华心血管病杂志》等杂志编委。

同事、朋友及学生心目中的王福军教授

浅染流年阑珊，微醺岁月沉香
——小记王福军教授

徐新献

"这世界上有很多东西，细小而琐碎，却在你不经意的地方，支撑你度过很多道坎。"

——引自《从你的全世界路过》，作者张嘉佳

2021年11月22日晚，王福军教授打来电话告诉我，他将把医生生涯中的医学著述汇编成册子，请顺便写一点我们之间的学术往来。高兴不如遵约，缘于拙笔，随意记之。

我与王福军教授相识于20多年前，时光如水流逝，往事幻化成回忆，一些过往的、湮远的、或近或远的、或深或浅的回忆，有些已经模糊，有些依旧清晰。我试图拾起那些片断，在记忆里穿成一串。王福军教授算得上是我的笔友，他在我主编的多本医学著作中担任副主编及编委，撰写了大量书稿。1998年，他参与编写我主编的《现代内科危重症治疗学》一书。2005年我在主编《内科常见病症现代治疗》一书时，请他撰写心血管疾病章节。完成初稿后，他便将其一字一句抄在方格纸上，几万字的书稿，工作量之大，不知耗费了多少心血和精力。为了将书稿写好，他常常工作到深夜，我深深感受到他做学问的严谨和认真。好在他10多年前的书稿我还保存完好，今天见到的书稿原件（下图），就是当年编写过程中的一个缩影。

王福军教授书稿手迹

在我与王福军教授交往的20多年中，他一边忙于临床、科研和教学，一边培养指导研究生，还能在繁忙的工作中笔耕不辍，难能可贵。他著述宏富，早先他编著有《心律失常的治疗》（1991年）、《实用心律失常学》（1995年）、《心律失常与相关疾病》（2000年）等著作。后来，又陆续主编出版了《心律失常用药策略》（2012年）、《心力衰竭用药策略》（2013年）、《心肌病用药策略》（2014年）等著作，并送上我一册，拜读后受益良多。2021年初，他又出版了新著《心血管内科查房思维》一书。他还对心律失常的研究情有独钟，发表不少罕见的心律失常心电图表现的报道，在心律失常方面的研究较为深入，富有专长。

王福军教授的主业是一名临床医生，除了临床、科研和教学工作，他还在学术上一路奔跑。如果有人问：登山者为什么要去登山？有一个好答案是：因为山峰在那里。做学问可能与登山一样，有相同的道理。登山者所做的事，是往山峰上爬，会带来躯体上的疼痛。做学问又何尝不是这样，作品的表达要达到一定的高度和境界，在创作过程中冥思苦想，会放弃诸多休息，甚或累及肉体。真的是人在路上，字在梦里。我们怀着对医学的赤诚，在医路上前行，不谈收获却说耕耘。一路走来，时光如从经筒转过，那些过往的日子历历在目，我们共赏绚烂的晨光与温馨的晚霞，在草黄草绿的翻折中寻觅花开的芬芳，吟唱没有完结的生命之曲，始终朝着梦想的方向，努力前行终有峰回路转，学问好似在灯火阑珊处凝住眼眸。

转眼20多年过去了，我已不再是当年稚嫩的小伙子，这些许感慨，素笺浅墨，无法充分表达这份难得、难忘的友情。光阴荏苒，踏过时光的河流，开启记忆的门，把往昔的夕烟暮雨轻轻拾起，放在心中，慢慢地让它如花般绽放。或许是太久不曾从心头走过，看着曾被我珍藏的如歌般的往事，发现那些褪色的花瓣上已铺了一层薄薄的灰尘，心头闪过些许愧疚，匆匆找来一块色彩艳丽的布，轻轻拂拭，让它露出原有的光泽，空气中似乎还残存当初的余香，悠长而回味无穷。

随心漫话，落笔呈惭。不悲过往，不伤未来。行走于时光隧道，途经流年，蘸墨落字，一字一句将这段时光淡淡忆、浅浅忘，任凭酸甜苦辣，日月轮转。动若春潮，静若秋水，而日子就在岁月的年轮中渐次厚重，被刻上深深浅浅的印痕。我借指尖轻轻敲打文字，只为提取如水穿石而过的一段记忆，藉以共同回忆我们的岁月，一起畅叙我们的情谊。这段友谊，浅染流年阑珊；这份感情，微醺岁月沉香。

一路走来，历经跋涉。光阴易逝，学无止境。余赘言于此，借此机会，对王福军教授给予我的支持和帮助，心怀感恩，道声："多谢！"

医者仁心

——我们心目中的王福军主任

湘西州人民医院心内二科护理团队（向雪执笔）

古今欲行医于天下者，先治其身；欲治其身者，先正其心；欲正其心者，先诚其意，精其术。此可谓医者仁心，王福军主任就是这样一个兼具仁心仁术的医者、长者。

今年是王福军主任医师的耳顺之年，也是他的从业40周年。40年来，他始终秉承医者的本分，博览群书，严谨治学，孜孜不倦地钻研医术，是我们心目中的医术"大神"；40年来，他始终恪守为人的良善，淡泊名利，待人接物宽厚大度，平易近人，是我们钦佩的温良长者。

常言道，一滴水能折射出太阳的光辉。且看我随手撷取的科室年轻护士质朴的感言，虽然她们与主任共事时间并不长，但话语间流露出的折服、尊重，反映出了王福军主任做人做事的人生哲理。

小陈护士：王主任不仅践行了活到老学到老、与时俱进的思想，还积极引进各类先进学识，组织举办各类学术活动，邀请全国各地的心血管专家、教授来院为我们授课，在专业上扩展了我们的眼界，如邀请河北医科大学第二医院的知名专家来院指导授课，指导我们如何进行床旁教学，如何制作精美的PPT，如何根据听众来确定讲解的内容，这都是我们平时工作中经常忽略和欠缺的东西，我们受益匪浅。

小吴护士：作为科主任，虽然他平时工作繁忙，却时刻关注科室动态，从不懈怠，只要科室有抢救，有需要上级医生查看的危重患者等，只要他在吉首，不管是周末或是半夜，他都会及时出现在第一现场，为我们指点迷津。由于周末没有集体大交班，主任为了能及时了解科内动态，要求夜班的医护人员在科内公事群发电子档交班，每次我们发的内容主任都会仔仔细细地阅读，如有疑问主任会立马在群里 @ 主管医生询问，如某某床患者为什么还在发烧？CT 做了吗？结果是什么？……记得有一次，夜班繁忙，交班报告没能及时发群里；还有一次，病危的患者没统计 24 小时尿量，主任就在群里询问具体情况，这让我很安心。主任时刻都关注着科室患者情况，关心患者，在主任的支持下，我只需勇往直前，无所畏惧。

小刘护士：做医生有三重境界，第一重叫治病救人，能看好患者的疾病，只能说明你是一个医务工作者，这是你应该做到的；第二重叫人文关怀，你不仅能看好患者的病，还怀有悲天悯人之心，对待患者就像对待亲人一样；第三重，那就是进入患者的灵魂，成为他们强大的精神支柱。在我眼里，主任是做到了这三重境界。心内科常常都是些老病友来住院，无论是新病友还是老病友，每个出院的患者我们都会把他们拉进"心血管二科健康教育群"，群里常有患者或家属询问关于药物、自觉症状、检查报告等相关问题，王主任几乎是有问必答，积极为患者及家属排忧解难。记得有一次已是深夜，群里一位病友着急找医生询问情况，主任都一一解答并给予相关指导，病友的疑惑解开后，表示万分感谢，此刻我万分敬佩。

小邓护士：医者仁心，简而言之，就是怀着宽容、宽恕、关心他人（不仅仅是患者）的一颗正义仁爱的心对待每一位患者。医生是一个平凡而伟大的职业，平凡是因为它与我们每个人都息息相关；伟大是因为它为人解除病痛，救人于危难之中，是挽救人生命的杏林高手。从医 40 余载，王主任治愈的患者数不胜数，收到的锦旗、感谢信也是不胜枚举，感谢他的不仅有他的患者、学生及同行同仁，还有他平时帮助过的贫困人员。2021 年初的一天早上，天空飘着小雨，外面的天气寒冷至极，但主任的内心却是温暖的，因为今天王主任的扶贫户老牛带着儿子和儿媳一同来到了主任办公室，从凤凰县禾库镇早齐村拿着自养的鸭子、鱼和自制的腊肉、豆豉来给他拜年，说专门来感谢州委、州医院及主任这几年对他家的扶贫，让他全家脱贫致富了。真可谓仁心仁术，慈心为民。

半师、半友、半知己

——记王福军教授与我的二三事

湖南省胸科医院　王春婷

2021 年 12 月 6 日是张吉怀高铁开通的日子，自此结束了湘西无高铁的历史，湘西的那山那水离我们更近，同时那人也离我更近！湘西有个我最崇拜的主任——王福军教授，他不是我真正的导师，却给我人生路上无数的指引。

至 2021 年，王福军教授已从医 40 周年，而 2022 年对他而言也是极有纪念意义的一年。因受到王福军教授的信任，我被邀请为他 2022 年出版的一本新书写一篇文字。这让我诚惶诚恐、倍感珍惜。而今天张吉怀高铁的开通，让我的思绪沿着这条高速轨道回到往昔……

相识

其实我对王福军教授的相识应从 1999 年说起。当年 24 岁的我，在中南大学湘雅二医院心电图室进修，在为期半年的进修期间，有一天我的老师刘云教授对我说："这两天，在医院对面的通程大酒店有学术年会，你可以抽空过去学习一下。"顺着刘云老师的指引，在工作之余我去认真学习了。回来之后我向刘云老师汇报学习情况，并说："湘西土家族苗族自治州人民医院的王福军老师的讲课很精彩！……"刘云老师回应道："他是很不错！有很强临床的功底，当然会比一般单纯的心电医生强很多。"这是王福军教授给我的第一印象，虽然当时他还未与我相识，但在我心里我已经认识他了。

时光荏苒，一晃到了 2015 年。经历许多年的逆境顺境，我已成长为一名科室主任，也有机会和时间参加院外的学习和交流。在夏秋之交的某一天，我一个好友对我说："今天王福军主任来长沙，我带你一起去见面？"我欣然答应并迫不及待前往。这次相见，是我们初次近距离的了解和谈话，我话虽不多，但让王福军主任认识了我。由此，拉开了我们友谊的序幕。

相知

作为著名的心血管病和心电专业的专家，只要是国内和省内的相关学术会议，王福军教授都会前往参会，也会带上他团队的成员。因为我们彼此认识了，所以每次会议期间我必定会和王福军教授见面交谈，也会认真聆听他的讲课和各种比赛中他的精彩点评。从他的讲课中，我深深感受到了他对无创电生理知识掌握的深度和对新知识的不断更新；从他的点评中，我也真切知道王福军教授是一个很有见地、敢于对传统知识进行挑战的心电战士。他的点评，也令所有与会者频频点赞！而会议期间一点一滴的花絮也让我对王福军教授有了更深入的了解，产生了更多的敬重。因为彼此投缘，也都姓王，渐渐地，我们以兄妹相称，倾心交往，成为无话不谈的好朋友！他也总时不时地提点我，一步一步地帮助我成长。

扶助

2016 年下半年湘西自治州医学会心电生理与起搏专业的年会如期筹备，王福军教授邀请我前去讲课，这给了我一个意外的惊喜！直到现在我还清晰地记得，当时王福军教授给我的讲课题目是《异常 Q 波的诊断与鉴别诊断》，接到这个光荣的任务后，我既欣喜又紧张——欣喜的是王福军教授对我的认可，担心的是讲不好这堂课。虽然我之前也经常参加演讲比赛，但专业知识的讲解还是很少。为了完成这个任务，我首先给我的恩师刘云老师打了个电话，告诉他这个事情和自己的紧张，他大为鼓励，也为王福军教授对年轻医生的扶助和培养点赞！并指导我如何讲好这堂课，还复印一些资料给我参考。就这样，王福军教授把我推上了人生更高的舞台。

还记得 2018 年去北京参加会议，我们几个湖南同行下午先后到达了会议所在的酒店，离晚上的委员会议还有一段时间，我们提议去离酒店很近的天坛公园走走。北京的冬天很冷，不过有午后的阳光洒在身上让人感到很温暖。我们边走边聊，王福军教授说："春婷，你要加油，争取早日有机会晋升啊！因为职称是一个人学问高度的证明之一。"我回答："谢谢主任关心！妹妹不才，我可能没有机会晋升，所以我也没有这个想法，没有做相关准备呢。"王福军教授说："不管有没有机会，你一定要尽早做好一切准备，你还年轻，以后一定会有机会的！我相信你一定能做到。"我说："谢谢主任鼓励！那我以后多向您请教和学习！"王福军教授成了第一个点醒我必须一直勇往向前的人。因为王福军教授的信任，也让我有了些许的自信。在多方认可和帮助下，今年我也争取到了机会参加"正高"的考试。虽然最终结果还未出来，但不管结果如何，因为王福军教授的鼓励，我在多方面得到了提升。

2021 年 3 月 25 日，王福军教授及团队编著的《心血管内科查房思维》一书由中南大学出版社出版，这是王福军教授的第 51 本著作，我倍感欣喜、骄傲，第一时间向他表示祝贺，同时向他索要一本新书研习。4 月 23 日，我们一起参加邵阳的学术会议。他把新书带给我，并在新书扉页写上"请春婷批评指正"的签名纪念。而我也在自己的随记中写下了："今天是世界读书日，正逢参加邵阳学术会议之际，隆重地收到福军主任相赠的又一新书，兄妹之情笃深，学海之崖难觅，治学之风永慎！"的点滴文字留作纪念。不久前王福军教授还告诉我，他将在 2022 年出版 3 本新书，以纪念湘西土家族苗族自治州人民医院建院 70 周年和自己的耳顺之年。听到此，我祝贺王福军教授！我对他的崇拜和敬仰是一年比一年甚；而同时让我感到惭愧的是，自己跟不上王福军教授前进的步伐！

2020 年因新冠疫情的影响，很多学术会议都取消了。到下半年疫情平稳，我突然萌生了今年继续在线下举办我们学组第二届年会的想法，并想到地级市办会。我和王福军教授商量这个不成熟的想法，他毫不犹豫地回应："到我们吉首办年会吧，我们一起办！"王福军教授没有丝毫犹豫的回答让我铭感五内。接下来我们进行了无数个会议细节的沟通，他也对我悉心指导。他们团队给予我各方面的帮助，使我们的会议在吉首得以顺利举办。而这也在我的学术会议史上留下了浓墨重彩的回忆。

2021 年 9 月 27 日，王福军教授荣获"武陵人才"的称号，这是湘西州对王福军教授一直钻研学问，乐于帮助他人、成就他人的肯定。至此，他已主编或参编专著 50 多部，发表论文 30 余篇，同时兼任多个杂志的编委，在全国及省内的很多专业学术组织都任有要职。他从偏远、交通不便的湘西走出来，并成就了一生的事业，何其不易！

相惜

人的一生会遇到很多事、很多人，而真正认可和用心帮助自己的人寥寥可数。在我有限的生命里遇见了我的导师、挚友、知己——王福军教授，这是我的幸运，在我与王福军教授数年的交往中得到他无私的帮助是我的福气！我会用余生珍惜并维护好这份难得的亦师亦友亦知己的真情！2022年新书出版之时我会去湘西为他庆祝！

仁医苦行，德亦镜行亦碑

湘西州人民医院原心内二科主管护师　牛艳萍

居善地，心善渊，与善仁，言善信，正善治，事善能，动善时。

——题记

与王福军主任（我的老主任）共事20余载，不管学术专业还是工作，生活、为人还是处世，他亦师亦友亦丰碑，太多的金句名言让我们受益匪浅，在此，随意分享一二。

老主任语录一：面对浮躁的社会，要有抵抗诱惑的能力，甘于寂寞，坚持不放弃，勇于突破自己，终会迎来凤凰涅槃般的不朽。

老主任语录二：行我所行，无问东西。

老主任语录三：一个心里只装得下自己的人是改变不了这个社会的，做事之前首先认真做人。

老主任语录四：一件事你要努力去做，实在做不好的时候就想一想这件事情还能改变吗？实在改变不了的时候就绕道吧，但是别忘了微笑。

老主任语录五：专著和文献浩如烟海，就仅限于本专业领域的知识而言，即便是苦读终生，也难以洞窥全貌。除了勤学，还要善于学习，关注多学科的交叉领域，在创新和求索之中，兴趣自然而来。

……

只言片语，便传递给同行者方方面面的正能量。

上善若水：柔顺谦卑，有着冲破世间万千险阻的坚韧

很多时候没有一句对白，但却让人悟出了千言万语。例如无数次远涉万水千山的患者慕名前来求医，无数次生死之间瞬息万变的抢救，无数次面对失去理性的沟通，无数次在尊重生命与职业价值发生冲突时……在老主任行医的岁月里，他让患者和家属感受到了医院和医学的温度。科室在同事们的一起奋斗与拼搏下，一次一次刷新了众人的认知，给偏远落后的湘西地区的心血管病患者带来了别样的春天，我们白衣战士的铠甲也叠加了五彩斑斓的辉光。

上善若水：从善如流，厚德载物

医者的仁德和价值，不仅仅体现在"高大上"的学术论文和先进的医疗设备与技术引进上，更在那些与患者及家属沟通的语气和眼神中，隐藏在疾病背后真切的人的需求里和不起眼的种种细节上。

冬天，老主任去病房查房，有一个可能连他自己都没有注意到的小细节——在走进病房时，他都会把听诊器接触患者部分放在手心里紧紧地握着，然后放在患者身体上听诊时会轻轻说一声："对不起哦，有点凉哦！"貌似无心之举，其实仁心之举。很多年过去了，医疗硬件设备越来越高级，医疗技术也稳步提高，老主任在住院大楼的灯火明灭间，把医学最温情的部分传承给了无数医学"后浪"们，让医学人文关怀走向了新的春天：帮助患者全身心地康复，回归社会；帮助患者和家属有勇气面对现实；帮助疲惫的医务人员在这如履薄冰的职业中找到从医者的职业价值和永不放弃的决心。

上善若水：不计得失，兼济天下

想到老主任，就会自然而然地想到家国情怀、心系天下，他在新时代书写了新的担当和作为。他率先利用网络空间优势，搭乘基教项目的春风，为偏远湘西基层医院的医务人员搭建了实时学习解惑平台。医疗战线无日夜，老主任真正做到了，他办公室不眠的明灯是希望之光，明亮、温暖、充满力量。他无私宽容，指明方向，陪伴科室年轻一辈一步步走向成熟，给予他们自信与勇气。无论白天或者凌晨，无论工作日或是节假日，只要基层医生平台有需要，他必定会第一时间出现，这一坚持就是 10 年有余，让基层的医务人员得到及时、有价值的诊断治疗指导和病历讨论分析意见，让更偏远地方的患者得到准确、及时的诊断和救治方案，一步一个脚印地把我们湘西心血管专业的整体救治水平提高了，学科建设也迈上了新台阶。

一纸素绢，停笔之间，思绪慢慢落下，对良师益友一路以来的支持和帮助，我心存感恩，道声："感谢！"

心怀仁德，救死扶伤，誉满杏林。

湘有良医，善医济世，天下福祉。

得遇良师，三生有幸

湘西州人民医院心内二科　尹春娥

2015 年 6 月 8 日，那时我还是个初出茅庐的住院医师。结束一天忙碌又紧张的工作，我迈着欢快的步伐惬意地走在铺满夕阳余晖的道路上，内心充满喜悦，还夹杂着一点难以言说的激动。因为接近下班时我接到吉首大学研究生院的预录取通知，这意味着我可以重温学生时代的美好生活，同时我的身份也会上升到一个新的档次。这对已经工作三年的我来说，无疑是付出努力后最好的回报。

兴奋之余，我也在纠结研究的方向，以及选择哪一位科主任做我的临床导师，因为这将决定着我今后的执业范围和职业生涯。困扰我的主要有两个方面：第一，专业选择上，是选择相对轻松、风险小的专业，如肾病、血液，还是选择我大学时期就神往的心血管内科。因为心血管内科患者的病情常常瞬息万变，抢救总是生死时速，充满激情与挑战。但工作强度上，借用前辈们的话就是"女人当男人用，男人当牲口用"，这对于满腔激情几乎被消磨殆尽的我来说确实有点纠结。第二，导师选择上，医院高薪引进且有望成为医院未来领导成员的年轻博士后，无疑让我心动，毕竟"鸡犬升天"的机会一般人是不会拒绝的。但是，我已经脱离学生身份多年，英语能力"拮据"，导师不一定看得上。但万般纠结终归抵挡不住一天辛苦、紧张的工作带来的疲倦，我逐渐进入了梦乡。

第二天醒来去医院，我完成工作后回家休息，准备迎接我独立值班后的第一个夜班，这也是我轮转进入心血管内科的第一个夜班，紧张中夹杂着点兴奋。接班后，我巡视了一圈病房，接诊完一位新入院的患者已近10点，正准备整理出院病历时，走廊上突然传来"医生，快来、快来，39床！"的呼救声，我猛地从椅子上弹起来，狂奔39床，到达后发现患者意识丧失、全身抽搐、双眼翻白，未触及大动脉搏动，我立马胸外按压。期间陪护向我说道："她刚说完胸痛，就这样了。"按压约半分钟患者意识恢复，推搡我的手，我便停止胸外按压；测血压、心率均正常，患者精神差，自觉头晕、乏力。抢救结束后，我温习了该患者病历："女性，49岁，反复胸痛半年，再发加重已4天，平素在外地打工，4天前骑车回家途中突发胸痛后晕厥入外院治疗，住院期间突发胸痛、心室颤动，予紧急电除颤后复律，要求回当地治疗，遂入我院。"看到这里，我脑海里立马闪现出前辈们的热心忠告：高危患者，事无大小，务必请示上级。我立马拨打上级医师电话，在我汇报病情期间，护士通知我39床头晕、乏力，接听电话的我马上回到39床，刚走到床边，患者再发意识丧失、抽搐，心电监护全是颤动波和干扰，顾不上挂电话，我条件反射似的做胸外按压，持续10余秒，患者意识逐渐清醒。确认患者症状缓解，生命体征平稳后，我继续拿起电话汇报病情、请求支援。得到肯定回答后，我仍不能安心，抱着病历坐等在护士站的心电监护旁，不时查看心电监护。10多分钟后，我听到了门口的脚步声，一眼看去，狂喜之余还有惊奇，竟然是王福军科主任来了，他开口示意我汇报39床的病情，我如见到救星般，立马递上病历，简明扼要地汇报接班后的病情变化。王主任查看患者后，分析患者曾出现过室颤，根据再发意识丧失、抽搐，考虑阿-斯综合征；发作前有剧烈胸痛，考虑缺血相关，常见原因有冠状动脉严重狭窄或痉挛，现静脉给硝酸甘油扩张冠状动脉，地尔硫䓬防止冠状动脉痉挛。另外，患者病情急速变化，难免交感兴奋、精神紧张，口服地西泮镇静，申请完善冠状动脉造影检查。我即刻执行王主任指示，后半夜在"大神圣旨"的指挥下，39床病情未再复发，安静入睡，看着心电监护上一个个波幅排着整齐的队伍不急不缓地走在电脑屏上，我莫名地安心。

黎明前的黑夜总是漫长，近凌晨5点，我刚躺到值班室的小床上，手机铃响起，我立马抓起手机接听，手机里护士汇报说："J2床心电监护上室早更多了，还有短阵室速。"J2床患者是一个反复晕厥的中年男性，频发室性早搏，有阵发室性心动过速，下班前王主任曾指示：若室性早搏、室性心动过速增加，可适当上调利多卡因的剂量。确定患者生命体征平稳之后，我毫不犹豫地让护士上调了利多卡因输注速度，观察到室性早搏有所减少时，再次回到值班室睡觉。约莫1个小时后手机铃声再次响起，我睡眼惺忪，接听后得知，原来是J2床患者不理睬护士劝说，执意拔针、下床。我拖着疲惫的步伐走到病房，瞧见患者不停地拉扯心电监护电极线，精神亢奋，对护士和家属的碰触与劝说大声怒骂回怼，相比接班时的说话温声细语简直判若两人。向家属询问情况后，我仍对这突如其来的变化毫无头绪，反复确认患者生命体征正常，神经系统体查无异常后，我回到医生办公室，查看患者所用药物的说明书，仍未得到解答。经历了惊心动魄的一夜，我已无心回到值班室睡觉，靠坐在椅子上打盹，随时准备百米冲刺。早晨近8点时，我强打精神，准备对危重患者进行早查房，王主任的身影出现在我眼前，我不自觉地快步走上去说道："主任，您来得真早，快看看J2床。"一起看完患者回到了办公室，王主任看完医嘱后沉声说道："马上暂停利多卡因！"我惊奇地看着王主任，疑声道："主任，停药后室早、室速增加怎么办？"王主任严厉而不失温和地说："用任何药物前得掌握给药剂量、禁忌证和不良反应，以及毒性反应等情况，这个患者，在利多卡因上调后出现了精神症状，就算有些药品说明书上没详细记录这一不良反应，也应该警惕，这很可能是药物的毒性聚集反应。"我如当头棒喝，无比沮丧，立马让护士停用利多卡因，输注生理盐水促药物排泄。

完成一天的工作已近午餐，下班前我查看J2床时，他正坐在床上吃饭，恢复了以往的神情，温和地向我问好。接着查看39床，患者正躺在床上接听电话，毫无疲态，神情自然。看完患者，我安心地回到值班室，恰巧遇见一位同事也正准备下班。我每次经历长时间的紧张、激动后总会控制不住向他人倾诉、释放，不由谈起夜班时的惊险事迹，最后庆幸道："我运气就是好，恰巧碰到了主任。"说到这儿，只见同事露出了一个高深莫测的笑容，我用眼神示意他解释下。这才了解到，2012年心内二科开科时科室的医生基本上都是初入临床的毕业生和其他科室的轮科医生，难以完全胜任心内科的诊疗工作，尤其在夜班，值班医生很难妥当处理急危重症患者，因此王主任经常夜宿主任办公室，尤其是科室有危重症患者时。如果还恰巧碰到我这种初出茅庐的"菜鸟"，更会夜宿科室。听到这里我肃然起敬，原来王主任不是来得早，而是"陪"了我一晚。

经过这一夜，我对王主任的认知有了极大的变化，也转变了我最初选择导师的初衷。次日，我早早地来到办公室查看39床的检查结果，冠状动脉造影见左主干及近中段狭窄约50%~60%，左前降支开口狭窄约80%，余段及其分支未见明显狭窄；游离甲状腺素明显升高，促甲状腺素严重减低，而甲状腺自身抗体均明显升高。冠状动脉确实严重狭窄，还合并了甲亢，可为什么不植入支架解决冠状动脉狭窄呢？我怀揣着疑问，不由向王主任问道："主任，患者冠状动脉狭窄重，都胸痛、晕厥了，为什么不马上置入支架呢？"

王主任没有及时作答，按照他的吩咐我取来了患者的动态心电图，在王主任的示意下我打开后赫然发现一面面"红旗"在Ⅱ、Ⅲ、aVF、V_1~V_6导联肆意飘扬，医学上俗称"红旗飘飘"，对于这个图案，每位医生在医学生时代就已牢记于心，就我个人而言，总觉得它更像西方神话里死神手中的"镰刀"，惊险的是死神手中的镰刀不止一次高举在患者的心脏上，庆幸的是每次高举数分钟后又缓缓落下，可再强悍的心脏也经不住这样来回折腾。终于，"镰刀"手起刀落，心房、心室这对最亲密的合作伙伴被吓得分崩离析、彻底失去联系，医学上称"三度房室阻滞"。而突发极度缓慢的交界性逸搏不足以维持脏器的血氧需求，导致神经中枢功能故障，进而引发患者晕厥、抽搐。

想到这里我反而更疑惑了，罪魁祸首是冠状动脉阻塞，为何不立即置入支架解除梗阻。这时王主任解释说："从患者的心电图分析，造成患者病情变化的最直接原因为严重而广泛的冠状动脉痉挛，而冠状动脉痉挛除了冠状动脉严重狭窄可引发，其他外因更易诱发，如甲亢、药物、冠状动脉造影检查时导管刺激等；再者，患者中年女性，未绝经，无明显心血管疾病危险因素，甲亢导致的冠状动脉痉挛可能性更大，同样冠状动脉造影所检出的严重狭窄亦不除外存在冠状动脉痉挛成分参与；另外，造影剂含碘，甲亢未控制的情况下，冠状动脉介入治疗可能加重甲状腺毒症，甚至诱发甲亢危象，且支架作为异物，植入后也可能诱发或加重冠脉痉挛；最重要的是，冠状动脉狭窄、心肌缺血，手术只是抗心肌缺血方案中的一种，对于某些患者，给予恰当合理的药物治疗有时更简便有效。"听了王主任的分析，我如醍醐灌顶，回想起值夜班时毫无章法的处理和无助，我深刻意识到自身临床功底的浅薄，而投机取巧、"鸡犬升天"绝对无法提升临床诊疗能力。此时，我心中理想的导师已然清晰，近中午时，我找到王主任，兴奋而满怀期待地向他说道："主任，不纠结了，我就读您的研究生。"说完后，我看到了王主任面容上隐隐的欣喜，但只持续了片刻，就听他说："读我的研，是要吃苦的，你能做到吗？"我不假思索地答道："没问题！"

一个月后，我正式成为王福军主任的第一个研究生，用其他同事的话讲就是"首席大弟子"，从此我改口叫他"师父"。7月，我暂时离开医院进入研究生院学习基础理论课程。8月底，我回到医院学习临床课程，进行为期3年的国家住院医师规范化培训。10月底，学校通知12月中旬进行开题报告，这对于一个连综述都没写过的我来讲，简直如遭电击、毫无头绪。我连忙找师父求助，当时师父建议进行一项药物治疗疗效的比较研究，或者就某个方面进行一个"Meta分析"。当了解到我没有任何研究、写作经历后，师父给我购买了《系统评价、Meta-分析设计与实施方法》一书，并邀请神经内科向本友主任教我如何在医学网站及数据库中检索文献、存储资料。12月初，通过查阅文献、多次商议，我们最终决定就持续性心房颤动合并心力衰竭的患者在导管消融与室率控制疗效方面进行Meta分析。在师父的细心教导下，历经3年的摸爬打滚，2018年5月28日，我顺利通过毕业论文答辩。不久后，在师父的指导下发表了《导管消融与室率控制治疗持续性房颤合并心力衰竭疗效比较的系统评价与Meta分析》一文，同年6月我顺利毕业。

大多数情况下，研究生与导师的关系，主要是在研究生就读期间，而我和师父之间的师徒情在毕业后更是得到了升华。因学校培养制度的限制，直至毕业，师父才对我进行心血管专科医生培养。期间，师父教导我说："一个合格的心血管内科医生，要具备各方面的能力，包括临床疾病的诊疗、危重症患者的各种抢救、心脏彩超的操作、心电图及心脏磁共振等辅助检查的识别与应用，以及心导管技术的掌握等。只有掌握了全面的知识和技能，才能在各种临床场合游刃有余，不畏惧担当任何角色，也才能在个人擅长的领域走得更远、更好。"

2018年7月，师父安排我到首都医科大学北京安贞医院余振球教授所在的贵州省高血压中心研修，为期3个月，规范系统地学习高血压专科诊疗。2018年10月至2019年10月，在师父的帮助下我进入中南大学湘雅二医院心内科进修临床综合诊疗知识，在那里，我的临床思维得到了进一步引导和锻炼，临床能力得到了极大提升。

在中南大学湘雅二医院学习期间，我最期待、紧张的是每周一次的心内科疑难病例讨论，其次是每周三上午网络直播的心血管专培医生"名院大查房"，因为这两个平台是训练临床思维、检验学习成效的最佳殿堂。这期间很难熬，也备受打击，但收获颇多的是在心脏超声室的学习。起初，我犹如进入一个新领域，每天都在毫无章法地采集各种心脏切面，枯燥而乏味，几经挫败和郁闷后，我拨通了师父的电话，他告诉我超声没想象中的难，但是也没有捷径，只有多采集、多看、多想才能掌握这门必备技能。他还回忆道，他当年只参加了几天培训就回医院带着机器上"战场"了，只能一边检查，一边照着书找各种超声切面。幸福感总是比较出来的，想到自己操作时有老师在身边手把手教，心里的焦躁和挫败瞬间消散。经过 2 个月的努力，我掌握了这门技能，此后它让我获益无穷。但一名优秀临床医生的养成，永不止步于一项技能。在中南大学湘雅二医院进修期间，师父亦安排我奔往各地参加各种培训和学习，如基础生命支持、临时起搏器植入术、体外循环技术，以及病例汇报与演讲等。

2019 年 10 月 1 日，结束中南大学湘雅二医院的进修，在师父的积极联络下，我获得了北京大学人民医院郭继鸿教授"心电访问学者"的名额，给我饯行前，师父已托朋友帮我找好北京的住处。2019 年 10 月 5 日，我坐上开往北京的高铁，这也是我第一次去往我们伟大祖国的首都，我十分开心、激动。在北京大学人民医院电生理中心，郭教授严谨的学术态度和治学风格让我敬佩，给我启发甚多。经过数月的磨砺，我完成了课题《广义 Epsilon 波对 ARVC 诊断价值的研究》。这次学习为我之后进行科研、学术写作打下了基础。

2020 年 2 月，我返回科室工作，应用所学，诊断了一些少见的心血管疾病，如"主动脉缩窄""遗传性心脏淀粉样变性"等。2021 年 3 月，师父与我们共同撰写的《心血管内科查房思维》一书出版。2021 年 10 月，我独立完成了《心律失常诊疗策略》一书中"遗传性心律失常诊疗策略"的修订。2021 年 11 月，我设计、主持的一项厅级课题获批。休息期间，我参加科室的介入工作，包括冠状动脉、电生理及起搏器等手术，主动学习北京大学人民医院主办的"起搏器及电生理"课程，以期掌握更全面的知识，缩短学习曲线，加快成长步伐。我始终记得师父的教诲："心脏上的疾病可以是原发，亦可以是其他系统疾病累及到心脏，况且患者身上往往不止患一种疾病。"因此，一位好的心血管医生不仅要掌握心脏疾病，也要熟悉其他系统的疾病。

回首我和师父一起走过的 6 年，有荣誉，也有辛酸，期间的滋味无法言说，只有我们自己才能切身体会。如今，师父即将迎接他的耳顺之年，我理解师父培养我时的迫切，以及他无法给予师妹、师弟们更多栽培的遗憾。他就像一位老船长，无需呐喊，只要往船头一站，就能把我们的心聚拢在一起，让我们齐心协力直冲终点。而师父您只需静待我们褪去浮躁和散漫，沉淀稳重和严谨，成为一名简单务实的临床医生。

最后我想和师父说：您对我的教导毫无私心和保留，让我站在您的肩膀上安心成长，给了我"鱼"，更授予我"渔"。我永远感谢您！

师父语录：

1. 值班时，患者有不适，切勿只听别人的各种描述，一定要"临床"亲自查看患者。

2. 临床上，起初表现典型的病例也有误诊的可能，一定要不断地验证诊断，及时修订诊疗方案。

3. 临床问题永远在路上，需要我们静下来踏踏实实做临床，不要浮躁，要永远当疾病和患者的学生！

下编　长河回望
（学术文集）

Changhe Huiwang (Xueshu Wenji)

论著与经验交流

原发性高血压左心室肥厚与心律失常的关系

王福军[1]，慈书平[2]，张亚斋[3]

（作者单位：1. 湘西土家族苗族自治州康复＜肿瘤＞医院；

2. 江苏省镇江市解放军第 359 医院；3. 安徽省立医院）

近年来，高血压并发心律失常日益受到重视。我们对 120 例原发性高血压患者的临床资料、超声心动图及 24h 动态心电图进行分析，以研究高血压、左心室肥厚（LVH）与心律失常的关系。

1 对象与方法

1.1 对象

1.1.1 原发性高血压（EH）组　符合 WHO 诊断标准，1993 年 12 月至 1995 年 10 月在我们医院治疗的原发性高血压患者，经病史、体查及有关检查，排除继发性原因，剔除合并冠心病、糖尿病和低钾血症患者，共计 120 例，男 92 例，女 28 例；年龄 45 ～ 75（57 ± 9.2）岁，收缩压 19.5 ～ 26.5kPa（144 ～ 196mmHg），舒张压 12 ～ 17kPa（92 ～ 126mmHg），病程 2 ～ 26 年。

1.1.2 非高血压（NEH）对照组　选择健康体检者 84 例，经病史、体检及有关检查，排除冠心病、风湿性心脏病、先天性心脏病、心肌炎、心肌病及糖尿病等。84 例中男 58 例，女 26 例；年龄 40 ～ 60（51.3 ± 8.8）岁，收缩压 13 ～ 18kPa（102 ～ 136mmHg），舒张压 9 ～ 11kPa（66 ～ 86mmHg）。

1.2 方法

1.2.1 超声心动图检查　超声心动图使用 Acuson-128 或 EUB-305 超声诊断仪，探头频率 2.5 ～ 3.5MHz。按照文献[1]介绍的方法，测量舒张期室间隔厚度（IVST）、左室舒张末期内径（LVDd）和左室后壁厚度（PWT）。按照 Devereux 的左室重量（LVM）校正公式，LVM（g）=0.8×1.04〔（IVST+PWT+LVDd）^{3}-LVDd^3〕+0.6，并求左室重量指数（LVMI）：LVMI=LVM/BSA（体表面积）。

LVH 诊断标准[2]，根据 LVMI 男性＞ 125g/m^2，女性＞ 120g/m^2。

1.2.2 心律失常检测　应用常规体表心电图和 24h 动态心电图监测。室性心律失常按照

Lown 标准分级。

1.2.3 统计学处理 各组间比较分别应用 X^2 检验。

心律失常发生率计算：心律失常发生率 = （该类型心律失常发生例次 / 总观察人数）× 100%。

2 结果

2.1 原发性高血压组与对照组心律失常比较

高血压患者有较高的心律失常发生率，其中阵发性房性心动过速、阵发性房颤和 lown's 分级 ≥ 3 级的室性心律失常发生率显著高于血压正常者。见表1。

2.2 高血压左室肥厚组与无左室肥厚组心律失常比较

120 例高血压患者中伴 LVH 者 54 例，无左室肥厚（NLVH）者 66 例。LVH 组与 NLVH 组心律失常发生率比较，见表2。

表1 EH组与NEH组心律失常比较

组别	n	室性心律失常（lown's 分级）			房性心律失常		
		1~2级(%)	3~5级(%)	小计(%)	早搏(%)	阵速或房颤(%)	小计(%)
EH	120	43(35.3)	27(22.5)	70(58.3)	57(47.5)	44(36.6)	101(84.1)
NEH	84	22(26.11)	1(1.2)[2]	23(27.3)[2]	36(42.8)	10(11.9)[1]	46(54.7)[1]

注：1）$P < 0.05$；2）$P < 0.01$。

表2 EH–LVH组和EH–NLVH组心律失常比较

组别	n	室性心律失常（lown's 分级）			房性心律失常		
		1~2级(%)	3~5级(%)	小计(%)	早搏(%)	阵速或房颤(%)	小计(%)
EH–LVH	54	24(44.4)	21(38.8)	45(83.3)	35(64.8)	13(24.0)	48(88.8)
EH–NLVH	66	19(28.7)	6(9.0)	25(37.8)	41(62.1)	12(18.1)	53(80.3)

在高血压伴 LVH 者，室性心律失常发生率高达 83.3%，其中 lown's 分级 ≥ 3 级的室性心律失常发生率为 38.8%，比 NLVH 者（9%）显著增高（$P < 0.01$），提示其发生与 LVH 密切相关。

3 讨论

高血压 LVH 致心律失常的机理，尚未完全清楚，可能为：①左室肥厚冠状动脉血流储备能力下降，心肌灌注区域调节能力降低，易致心肌缺血[2]。由于缺血缺氧，心肌细胞处于心电不稳定状态，促发心律失常；②肥厚心肌细胞的电生理异常和肥厚心肌组织的纤维化，可引起心律失常[3]；③肥厚的心肌顺应性降低，导致左心室舒张功能减退，左心室舒张末压力升高，左心房内压力随之增高，并出现扩大，产生房性心律失常[4]；④高血压患者血中儿茶酚胺较高、心脏前后负荷增高及血流动力学不稳定等，均可产生心律失常[5]。

我们认为，高血压 LVH 是产生心律失常的病理基础。所以，早期治疗防止 LVH 发生或者逆转 LVH，可防治高血压的心律失常。

参考文献

[1] 张维忠，邱慧丽，范明昌，等. 高血压左心室肥厚的诊断探讨——5 437 例超声心动图资料分析 [J]. 中国高血压杂志，1993，1（1）：5.

[2] 杨菊贤，王福军. 实用心律失常学 [M]. 成都：成都科技大学出版社，1995：347—355.

[3] 龚兰生，张维忠，沈卫峰，等. 逆转高血压左心室肥厚对心肌缺血和心律失常的影响 [J]. 中国高血压杂志，1993，1（1）：8.

[4] 顾汉民，杨顺宏，沈穆华. 原发性高血压左心室肥大与心律失常的联系 [J]. 临床荟萃，1994，9（7）：336.

[5] Sideris D A, Konfoyannis D A, Michalis E Y, et al. A cute change in blood pressure as a cause of cadiac arryhythmia[J]. Eur Heart J, 1987, 8（1）：45.

（本文发表于《湖南医学》1997 年第 5 期）

左心室假腱索与心律失常的关系

王福军[1]，慈书平[2]，张亚斋[3]

（作者单位：1. 湘西土家族苗族自治州康复＜肿瘤＞医院；

2. 江苏省镇江市解放军第 359 医院；3. 安徽省立医院）

本研究对健康人检出的左心室假腱索者 50 例进行了动态心电图记录观察并与 50 例无左心室假腱索的健康人进行对照，现将结果报道如下。旨在探讨左心室假腱索与心律失常的关系。

1 对象与方法

1.1 对象 经 EKG、胸片及超声心动图检查，均无器质性心脏病，无电解质紊乱的健康人 100 例，其中男 52 例，女 48 例，最小年龄 13 岁，最大年龄 63 岁。

1.2 方法

1.2.1 超声心动图检查 应用 Acuson-128 或 EUB-305 超声诊断仪，探头频率 2.5 ~ 3.5 MHZ。受检者平卧或左侧卧位，探头置于左胸骨旁取左室长轴和左心两腔长轴切面，检出左心室假腱索则在两个切面上加以确认。

1.2.2 心律失常检测 应用常规体表心电图和 24 小时动态心电图监测，房性早搏和室性早搏分别按 Kleiger 分级法和 Lown 分级法分级。所有资料用 X^2 检验统计处理。

2 结果与分析

两组检出心律失常情况，见表 1。

表1　两组动态心电图对心律失常观察　例（%）

	房性早搏	室性早搏
有假腱索者(n=50)	16(32)	38(76)
无假腱索者(n=50)	19(38)	11(22)**
分级	Kleiger 1 级	Lown 分级 1 ~ 2 级

注：** 两组比较，$P < 0.01$。

　　左心室假腱索是指左心室内除正常连接乳头肌和二尖瓣叶的腱索以外的纤维样条索结构，属于一种先天性解剖变异[1, 2]。假腱索是否与患者的心律失常有确切的因果关系尚有争议[3]。本文 50 例左心室假腱索的健康人中，检出室性早搏达 76%，因此，我们认为左心室假腱索应视为室性早搏的原因之一。引起室性早搏的机制，据推测可能因其假腱索中含有一些特殊的传导细胞，而这些传导细胞又可能成为异位兴奋灶[2]。也有人认为假腱索本身就是左束支的一部分，因此当这些传导系统自律性增强时可引起室性早搏。由于左心室假腱索二端附着于乳头肌及室间隔或左心室壁，在心脏舒张时其附着点受到假腱索的牵拉而使正常传导组织的自律性增高，从而诱发心律失常[2]。这种室性早搏，多属于 Lown 分级 1 ~ 2 级，为"良性"的，且难于用抗心律失常药物纠治[4]。因此，左心室假腱索所致的室性早搏可随访观察，不必予抗心律失常药物治疗。

参考文献

[1] 胡元平，徐湘挺. 左心室假腱索及其临床意义. 实用内科杂志 [J], 1988, 8（1）: 24.
[2] 杨菊贤，王福军. 实用心律失常学 [M]. 成都: 成都科技大学出版社, 1995, 366—368.
[3] 中国循环杂志主编. 编者按语 [J]. 中国循环杂志, 1994; 9（4）: 233.
[4] 吴之畏. 左心室条索 [J]. 国外医学心血管疾病分册, 1986, 13（1）: 65.

（本文发表于《当代医师杂志》1997 年第 11 期）

抗心律失常药物的促心律失常作用

王福军[1]，慈书平[2]，张亚斋[3]

（作者单位：1. 湘西土家族苗族自治州康复＜肿瘤＞医院；

2. 江苏省镇江市解放军第 359 医院；3. 安徽省立医院）

　　近年来发现一些患者接受抗心律失常药物治疗后，原有的心律失常加重或出现新的心律失常，称之为抗心律失常药物的促心律失常作用。我们遇到 10 例，现汇报如下。

1 临床资料

见表1。

表1　10例抗心律失常药促心律失常作用的临床资料

病例序号	性别	年龄（岁）	原发疾病	抗心律失常药			所治心律失常	新出现或加重的心律失常
				名称	总量（mg）	给药途径		
1	男	81	冠心病、陈旧性心肌梗死、心功能Ⅱ级	普罗帕酮	70	iv	房颤	严重窦缓（32次/分）
2	女	58	预激综合征	普罗帕酮	3000	po	室上速	二度Ⅱ型和Ⅲ度房室传导阻滞、室性逸搏及心室停顿
3	女	28	风心病、心功能Ⅱ级	胺碘酮	1800	po	房颤	频发室性早搏、多形性室速室颤、Q-T延长
4	女	56	高心病	美西律	2100	po	频发室性早搏	频发室性早搏二联律短阵室速
5	女	36	无器质性心脏病	异搏定	5	iv	室上速	Ⅱ度窦房阻滞交界性逸搏
6	男	37	急性阑尾炎	利多卡因	50	iv	频发室性早搏	单形性室速
7	女	78	冠心病	普罗帕酮	50	iv	室上速	窦性停搏、室性自主心律（20次/分）
8	男	88	陈旧性心肌梗死	普罗帕酮	4050	po	频发室性早搏	单形性室速
9	女	63	冠心病	安搏律定	5000	po	频发室性早搏	完全性左束支阻滞
10	女	27	风心病、心功能Ⅱ级	胺碘酮	1500	po	房颤	频发室性早搏、多形性室速、Q-T延长

2　典型病例

例1　男性，81岁。冠心病，陈旧性心肌梗死，心功能Ⅱ级。在住院治疗过程中突发快速房颤，给予普罗帕酮70mg缓慢静注，推注约50mg时房颤转复，随后出现严重窦性心动过缓（32次/分），立即静注阿托品1mg，15分后再静注阿托品1mg，心率逐渐恢复为64次/分。

例2　女性，58岁，预激综合征伴室上速。口服普罗帕酮，每日600mg，5日后出现二度Ⅱ型房室传导阻滞，三度房室传导阻滞、室性逸搏心律、心律停顿，经抢救无效死亡。

例3　女性，28岁。风心病、二尖瓣狭窄、房颤、心功能Ⅱ级。口服胺碘酮200mg，每日3次，3日后出现频发室性早搏，继而突然意识丧失、抽搐，心电图示室颤。经体外心脏按压，静注利多卡因，5分钟后心跳恢复，心电图示窦性心律，Q-T延长（0.54秒）。以后又反复出现多形性室速、室颤，6小时后方稳定，仍为房颤。

3 讨论

　　抗心律失常药物在一定条件下能治疗心律失常，而在有左室功能不全、心肌缺血、传导阻滞、原有复极延长、钾镁等电解质紊乱、药物剂量过大或药物相互作用等诱因作用下可产生或加重心律失常，其发生率约 11%[1]。

　　心律失常患者用药后，原有心律失常加重或出现更严重的心律失常时，要确定是疾病本身加重所致，抑或药物的促心律失常作用，有时相当困难。对"促心律失常作用"，目前尚无统一的标准，我们依据文献[2, 3]并结合自己的临床体会认为下列标准，可供临床参考：抗心律失常药物治疗中出现窦性心动过缓 < 45 次 / 分、窦性停搏、各种类型的传导阻滞或出现用药前没有的新的快速心律失常，并能排除其他诱因者；室性早搏增多，由用药前的 1 ~ 50 次 / 小时增加 10 倍，51 ~ 100 次 / 小时增加 5 倍，101 ~ 300 次 / 小时增加 4 倍，301 次 / 小时以上增加 3 倍；室速类型发生变异，如由非持续转为持续室速；由单一型转为多形性室速；原有室速的频率增加；电生理检查时，程序心室刺激易诱发出室速或易使非持续室速转为持续室速或室颤。

　　临床上几乎每种抗心律失常药物可产生促心律失常作用[4]，其中以 Ia 类与 Ic 类最常见[1]。原有持续性室速或室颤患者及原有左室功能不全、复极延长、电解质紊乱等患者更易发生促心律失常作用[1, 3]。而且同一类的抗心律失常药物可发生类似或不同的反应[3, 5]。

　　抗心律失常药物的促心律失常作用的机制至今尚不明确，可能是由于抗心律失常药物在抑制心律失常的过程中（干扰心肌的电生理活动），造成了新的心电生理活动的不平稳，从而加重原有心律失常或促发新的心律失常[4]。

　　为了预防"促心律失常作用"的发生，我们建议：在应用抗心律失常药物时，一旦发生"促心律失常作用"，应立即停药，并按所发生的心律失常给予相应处理；严格掌握心律失常治疗指征，防止滥用抗心律失常药物；严格遵循"个体化"用药原则，摸索不同患者的最合适剂量；对一些性能尚不熟悉的新型抗心律失常药或副作用较大的药物，最好先在医院内应用，稳定后才在门诊继续应用；原则上抗心律失常药宜从小剂量开始，每 4 日为一期逐渐加大剂量，直到理想的疗效出现[3]；联合用药时要考虑到药物之间的相互作用，同一类抗心律失常药尤其要避免联合应用。也应注意治疗心脏病的一些常用药物，如硝酸酯类、利尿剂等对抗心律失常药的影响；治疗前后，包括每次剂量变更前后及有"促心律失常作用"易患因素（如左室功能不全等）的患者，应密切观察，较长时间地监测心电变化；在有条件的医院可施以心脏电生理检查[6]，选择对此病例无"促心律失常作用"的、最有效的抗心律失常药物。

参考文献

[1] 杨菊贤，王福军. 实用心律失常学 [M]. 成都：成都科技大学出版社，1995：109—110.

[2] Bigger J T, Shar D I. Clinical types of proarrhythmic respones to antiarrhythimic drugs[J]. Am J Cardiol, 1987, 59：2E—9E.

[3] Morganroth J, Horowitz L W. Flecainied：its proarrhythmic effect and ex pected changes on the surface electrocardiogram[J]. Am J Cardiol, 1984, 53：89B—94B.

[4] 王福军. 心律失常的治疗 [M]. 上海：生活·读书·新知三联书店上海分店，1991：112—113.

[5] Podrid P J, Lamperts, Gradoys T B, et al. Aggravation of arrhythmia by antiarrhyonmic drugs-Incidence and

predictors[J]. Am J Cardiol, 1987：38E—44E.

[6] Ruxton A E, Josephson M E. Role of elecrrolohys ologic studies in identifying antiarrhy thmic drugs[J]. Circulation, 1986, 73（Suppl 11）：1167—1172.

（本文发表于《当代医师杂志》1998 年第 2 期）

充血性心力衰竭与心律失常关系的研究

王福军[1]，慈书平[2]，张亚斋[3]

（作者单位：1.湘西土家族苗族自治州康复＜肿瘤＞医院；

2.江苏省镇江市解放军第 359 医院；3.安徽省立医院）

充血性心力衰竭（CHF）合并心律失常已成为近年来研究的焦点之一。我们对 181 例 CHF 的临床和心电图资料进行分析，以研究 CHF 与心律失常的关系。

1 对象与方法

1.1 对象

选择符合 Framingham 心力衰竭诊断标准[1]的 CHF 患者 181 例：经病史、体检及有关检查，确定其因为冠心病 76 例，肺心病 52 例，心肌病 21 例，冠心病 8 例，风心病 24 例。男 110 例，女 71 例。年龄 14 ~ 88 岁。

1.2 方法

记录分析每例患者常规和 24 小时动态心电图，并于同日按文献[1]判定 CHF 类型和程度，测定血电解质浓度。

1.3 统计学处理

各组间比较分别应用 X^2 检验。

2 结果

2.1 心律失常类型及其发生率

181 例患者发生心律失常 147 例，发生率为 81.2%，室上性心律失常 72 例（48.9%），其中房颤占 44 例；室性心律失常 75 例（51%），其中高级别（lown 分级 3 级以上）室性早搏 31 例（41.3%）。

2.2 心衰病因与心律失常的关系（表1）

表1 心衰病因与心律失常的关系

病因	肺心病	冠心病	风心病	高心病	心绞痛	合计
例数	52	6	24	8	21	181
伴心律失常例数	31（59.6%）	72（94.7%）	18（75%）	6（75%）	20（95.2%）	147

注：冠心病、心肌病组心律失常发生率高于其他病因组，$P < 0.05$。

2.3 心衰类型与心律失常的关系（表2）

表2 心衰类型与心律失常的关系

心衰类型	左心衰	右心衰	全心衰	合计
例数	69	59	53	181
伴心律失常例数	60（86.9%）	39（66.1%）	48（90.5%）	147

注：左心衰竭和全心衰竭组心律失常发生率高于右心衰竭组，$P < 0.05$。

2.4 心衰程度与心律失常关系（表3）

表3 心衰程度与心律失常的关系

心衰程度	Ⅰ度	Ⅱ度	Ⅲ度	合计
例数	39	81	61	181
伴心律失常例数	26（66.6%）	63（77.7%）	58（95%）	147

注：Ⅲ度心衰组心律失常发生率明显高于Ⅰ度心衰组，$P < 0.05$。

2.5 心衰患者年龄与心律失常的关系（表4）

表4 心衰患者年龄与心律失常的关系

心衰类型	≤ 39 岁	40-59 岁	年龄≥ 60	合计
例数	17	39	125	181
伴心律失常例数	11（64.7%）	28（71.7%）	108（86.4%）	147

注：年龄≥ 60 岁心律失常发生率明显高于≤ 39 岁组，$P < 0.05$。

2.6 心衰时低钾、低镁与心律失常的关系（表5）

表5 心衰时低钾、低镁与心律失常的关系

心衰类型	低钾、低镁组	正常血钾镁组	合计
例数	72	109	181
伴心律失常例数	69（95.8%）	78（71.5%）	147

注：$P < 0.05$。

3 讨论

CHF 时发生心律失常很常见[2]，其发生率各家报道不一，从 4% 到 80%。其中约 87% 的患者发生成对或多形性室性早搏，54% 发生非持续性室速[2, 3]。本文患者 CHF 时心律失常发生率为 81.2%，室上性心律失常发生率为 48.9%，室性心律失常发生率为 51%。其中 Lown 分级 3 级以上的室性早搏的发生率较国外报道为低，与国内资料相近[4]。

CHF 时并发心律失常的机制目前了解甚少，推测下述因素可能起一定作用 [2]：①心脏各房室机械性异常如房室肥大和室壁运动异常；②心房缺血和纤维化；③电解质紊乱，尤其是低钾、低镁；④神经内分泌因素；⑤药物影响。本文通过对 181 例 CHF 时伴发心律失常的临床资料分析发现：①冠心病和心肌病并发 CHF 时易发生心律失常，说明心肌本身的病变（心肌缺血和纤维化）在心律失常的发生中有重要作用；②左心衰竭和全心衰竭心律失常发生率较高，说明左心功能减退产生心律失常的原因之一；③三度心衰心律失常发生率明显高于一度心衰者，说明心衰程度越重，心脏扩大越明显者易于心律失常；④年龄 ≥ 60 岁者心律失常发生率达 86.4%，说明老年人出现 CHF 时易发生心律失常；⑤ CHF 时合并低钾、低镁者易发生心律失常。

本文资料表明，CHF 并发心律失常是多种因素共同作用的结果。因此，CHF 并发心律失常的治疗，应结合临床探索原因，根据心律失常的具体情况进行综合治疗。

参考文献

[1] 张子彬，郑宗锷. 充血性心力衰竭 [M]. 北京：科学技术文献出版社，1991：89—100.

[2] 杨菊贤，王福军. 实用心律失常学 [M]. 成都：成都科技大学出版社，1995：368—372.

[3] Pirt B. Evaluation of the patients with congestive heart failure and ventricular arrhythmias[J]. Am J cardiol，1986，57（3）：19B.

[4] 刘凡光，祝善俊，孟素荣，等. 心力衰竭时室性心律失常的易患因素及其预后的探讨 [J]. 中华心血管病杂志，1989，17（3）：165.

（本文发表于《医学综述》1996 年第 12 期）

谷维素治疗早搏的临床观察

王福军 [1]，慈书平 [2]，张继德 [3]

（作者单位：1. 湘西土家族苗族自治州康复 < 肿瘤 > 医院；

2. 江苏省镇江市解放军第 359 医院；3. 凤凰县民族中医院）

据报道谷维素治疗早搏有效 [1]。但有严密实验设计的临床观察尚未见报道。作者等自 1995 年 3 月起应用谷维素治疗早搏 134 例，并与随机用普罗帕酮治疗的 115 例早搏作对照，现报道如下。

1 临床资料

1.1 病例选择

选择 249 例病情均较稳定的频发房性和室性早搏患者，其中房性早搏 98 例，室性早搏 151 例，室性早搏的 Lown 分级为 2 ~ 3 级。除外 Q-T 间期延长、急性心肌梗死、严重急性心肌炎、急性中毒与电解质紊乱所致的早搏。随机分为谷维素治疗组与普罗帕酮对照组，两组患者的临床情况大致相同，见表1。

表1　两组的一般情况比较（例，$\bar{x} \pm s$）

| 组别 | n | 性别 | | 年龄（女） | 病因 | | | | | 病程（月） |
		男	女		冠心病	心肌炎	风心病	甲亢	功能性	
治疗组	134	78	56	39±12	31	16	13	2	72	28±46
对照组	115	67	48	39±16	23	11	18	0	63	37±43

1.2　治疗方法

治疗前两组均停用抗心律失常药物1周以上。针对病因治疗的方法两组相同。治疗组：谷维素片，每次100mg，一日3次，显效后继续服2周，然后减量（每次50mg，一日3次）维持。对照组：普罗帕酮片，每次150mg，一日3次，显效后改为100mg，每日3次维持。疗程一般为4周。

1.3　观察方法

治疗前测心率、血压、1分钟早搏数、描记心电图及动态心电图或心电示波1小时，作胸部X线检查及三大常规、肝功能、心肌酶、血沉、电解质、肌酐及尿素氮和超声心动图等。在服药期间每周作心电图并记录病情及副作用一次，疗程结束时进行一次全面复查。

1.4　疗效评定标准

早搏完全消失为治愈；早搏减少75%或以上为显效；早搏减少50%～74%为有效；早搏减少不足50%为无效。

2　结果

2.1　疗效

治疗组与对照组比较疗效差异无显著性（$P > 0.05$），说明谷维素与普罗帕酮相似，对早搏有较明显疗效，见表2。此外，临床观察谷维素对患者的心悸、胸闷、头晕等有显著改善作用，而普罗帕酮对上述症状的改善作用没有谷维素明显。

表2　治疗组与对照组的疗效比较［例，（%）］

组别	n	治愈	显效	有效	无效	总有效率
治疗组	134	34	63	22	15	88.8
对照组	115	39	51	19	6	94.8

2.2　副作用

谷维素100mg口服无明显副作用，血、尿、肝肾功能均无异常发现；轻微副作用有颜面潮红（48例次）、口干（14例次）、烦躁（11例次），药量减少后即消失。普罗帕酮口服有食欲不振（17例次）、恶心（14例次）、头晕（32例次）、P-R间期延长（24例次）、Q-T间期延长（11例次）、心率减慢（52例次）等副作用。

3 讨论

本文结果说明谷维素治疗早搏确有较好的疗效。治疗前后的心电图对比,心率、P-R 间期、Q-T 间期均无显著变化,且副作用轻微。由此可见,谷维素每日 150 ~ 300mg 是比较安全的治疗早搏的剂量。

谷维素纠治早搏的机理尚不清楚,已知心脏的电生理活动受自主神经的调节,当某些生理因素干扰或病理因素存在时,可对自主神经的某一局部产生功能或器质性改变,从而对心脏的电生理活动产生不均衡影响,导致早搏等心律失常的发生[2]。谷维素具有调节自主神经功能[3],使心肌的兴奋性降低,故可治疗早搏等心律失常。另外,谷维素有降低血脂作用[4],使血液黏度降低,改善心肌的血液供应,起到治疗心律失常的作用。

参考文献

[1] 张继才. 谷维素抗心律失常 214 例临床观察 [J]. 临床荟萃, 1991, 7 (1):48.
[2] 项普生, 陈灏珠. 自主神经与心律失常 [J]. 心血管病学进展, 1990, 11 (3):1.
[3] 陈新谦, 金有豫. 新编药物学 [M]. 第 13 版. 北京:人民卫生出版社, 1992:185.
[4] 王福军. 谷维素的临床新用途 [J]. 辽宁医学杂志, 1992, 6 (1):42.

(本文发表于《湖南医学》1998 年第 6 期)

谷维素抗心律失常作用的实验研究

王福军[1], 慈书平[2]

(作者单位:1. 湘西土家族苗族自治州康复<肿瘤>医院;2. 江苏省镇江市解放军第 359 医院)

摘要:目的 研究谷维素的抗心律失常作用。**方法** 大鼠 20 只,随机分为谷维素组和对照组,每组各 10 只,谷维素组按每日 60mg/kg 将谷维素药粉混拌入饲料中,连续喂养 4 日,对照组常规饲料喂养。**结果** 谷维素组和对照组对噪音干扰和肾上腺素的反应,心率分别为 (299±72) 次/分、(351±68) 次/分($P<0.01$) 和 (387±92) 次/分、(473±86) 次/分($P<0.01$);室性早搏分别为 1、6 只($P<0.05$) 和 2、8 只($P<0.01$),其他心律失常分别为 1、5 只($P<0.05$) 和 3、9 只($P<0.01$)。**结论** 谷维素具有抗心律失常作用,其机制与调节中枢、周围及心脏自主神经功能和对抗儿茶酚胺类物质有关。

关键词:心律失常;谷维素;动物实验

中图分类号: R541.7   **文献标识码:** A   **文章编号:** 1008-1372(2003)10-1330-02

Study on the Antiarrhythmic Effects of Oryzanol in Animal

WANG Fu-jun, CI Shu-ping. The Tumor Hospital of Xiangxi Autonomous Prefecture, Jishou 416000, China

Abstract: Objective To Study the antiarrhythmic effects of oryzanol. **Methods** Twenty rats were randomly divided into two groups: oryzanol group and control group, ten rats in each. The rats in the oryzanol group were fed with oryzanol which was mixed in to normal diet at a dose of 60 mg·(kg^{-1}·d^{-1}) for 4 days. The rats in the control group were fed with normal diet. **Results** The responses to noise interference and adrenaline in the oryzanol group and control group were as follows: ① the heart rates were 299 ± 72 beats/min, 351 ± 68 beats/ min ($P < 0.01$) and 387 ± 92 beats/ min, 473 ± 86 beats/ min ($P < 0.01$), respectively; ② theventricular premature beats were 1(1/10), 6(6/10) ($P < 0.05$) and 2(2/10), 8(8/10) ($P < 0.01$), respectively; ③ other arrhythmias were 1(1/10), 5(5/10) ($P < 0.05$) and 3(3/10), 9(9/10) ($P < 0.01$), respectively. **Conclusions** Oryzanol may have antiarrhythmic effect, mechanism of which may be related to regulate the central, peripheral and heart autonomic nerves Function and to resist catecholamine substances.

Key words: Arrhythmia; Oryzanol; Animal experiment

临床研究已显示谷维素对心律失常有较好的治疗作用[1-3]，但其对抗心律失常的机制尚不明，有报道可能与谷维素的调节自主神经功能有关[2,3]。目前国内外文献尚未见谷维素抗心律失常作用的实验研究报道。本实验通过观察喂饲和不喂饲谷维素两组大鼠实验前后对噪音干扰和肾上腺素的反应，探讨谷维素抗心律失常的机制和效果，现报道如下。

1 材料与方法

1.1 药品与仪器

谷维素由国营武进制药厂提供，批号为960905。盐酸肾上腺素注射剂为无锡第四制药厂生产，药物稀释溶解用生理盐水。心电监护为美国太空实验室90309型监护仪，心电图记录用上海伯迪克（Burdick）EK10型心电图机。

1.2 实验动物

WIStar.SD大鼠20只，体重320±36g，寿龄6个月，由南京军区南京总医院实验动物科提供（苏动[质]95047，苏动[环]9300109）按抓取大鼠的顺序给大鼠编号1~20，采用随机数字表方法随机分为2组，每组10只，雌雄不拘，一组为谷维素组，另一组为对照组。

1.3 实验方法[4,5]

1.3.1 所有大鼠试验前均作心电图检查，描记Ⅱ导联心电图。观察心率、室性早搏发生率及心律失常发生率。

1.3.2 谷维素组按60mg·kg^{-1}·d^{-1}将谷维素药粉混拌入饲料中，连续喂养4日；对照组常规饲料喂养。

1.3.3 3日后再全部做心电图检查一次，之后分别用80dB的噪音，对其进行干扰30分钟，影响其自主神经功能，分别作心电图检查。

1.3.4 第4日每只经颈静脉给肾上腺素100μg/kg，并在心电监护下观察记录心律失常情况，用药后观察15分钟。

1.4 统计学处理数据

采用平均标准差，即（x̄±s）表示，组间比较采用t检验，计数资料的比较用X^{2}检验。$P < 0.05$表示有显著性差异。

2 结果

2.1 喂饲和不喂饲谷维素两组前后，加噪音干扰和肾上腺素对心率的影响，见表 1。

表 1 喂饲和不喂饲谷维素两组前后、噪音干扰和肾上腺素对心率的影响（次 / 分）

分组	只数	喂饲前	喂饲后	噪音干扰	肾上腺素
谷维素组	10	266±54	263±61	299±72	387±92
对照组	10	259±52	（未用药）	351±68**	473±86**

注：两组间比较 t = 3.80，4.30，* * P < 0.01。

2.2 喂饲和不喂饲谷维素两组前后，加噪音干扰和肾上腺素对室性早搏的影响，见表 2。

表 2 喂饲和不喂饲谷维素两组前后、噪音干扰和肾上腺素对室性早搏的影响（只）

分组	n	喂饲前	喂饲后	噪音干扰	肾上腺素
谷维素组	10	0(0)	0(0)	1(1/10)	2(2/10)
对照组	10	0(0)	0(0)	6(6/10)*	8(8/10)**

注：两组比较 X^2=5.35，* P < 0.05，X^2=7.20，* * P < 0.01。

2.3 喂饲和不喂饲谷维素两组前后，加噪音干扰和肾上腺素对其他心律失常（除外室性早搏）发生情况的影响，见表 3。

表 3 喂饲和不喂饲谷维素两组前后、噪音干扰和肾上腺素对其他心律失常发生情况的影响（只）

分组	n	喂饲前	喂饲后	噪音干扰	肾上腺素
谷维素组	10	0(0)	0(0)	1(1/10)	3(3/10)
对照组	10	0(0)	0(0)	5(5/10)*	9(9/10)**

注：两组比较 X^2=4.10，* P < 0.05，X^2=7.50，* * P < 0.01。

3 讨论

本实验结果显示谷维素确有抗心律失常作用。在未用谷维素前两组大鼠心率和心律失常均未见有显著性差异（ $P > 0.05$ ），而用谷维素组大鼠与对照组大鼠在噪音干扰和静脉注射肾上腺素后，两组心率、室性早搏和其他心律失常的比较均有显著性差异（ $P < 0.05 \sim 0.01$ ），证实谷维素具有抗心律失常作用。

噪音是一种物理有害因素，对人体和动物的各个系统有不良影响，而且对心血管系统的影响较为突出，可引起多种心律失常；肾上腺素可直接兴奋心脏而产生心律失常。其机制有[6]：①交感神经过度兴奋，使心率增加，心律失常增多；②自主神经对冠状血管的作用，自主神经不平衡，可引起冠状动脉痉挛，造成心肌供血不足，使静息膜电位减少，动作电位振幅降低，心肌复极延迟，易损期延长，复极不均易产生各种心律失常；③心脏自主神经损害，噪音和肾上腺素均可损害心脏自主神经，产生不均衡的电生理效应而引起心律失常；④自主神经调节功能紊乱，噪音和肾上腺素影响了交感神经和迷走神经的相对"平衡"，使心肌兴奋性除极、复极发生异常而易产生心律失常；⑤其他因素的影响，包括中枢神经等因素对自主神经的作用。

谷维素可调节自主神经，从而稳定情绪，减轻焦虑及紧张状态。在非器质性心律失常中，大多数是自主神经功能紊乱所致。本实验用噪音干扰大鼠使其兴奋激动、焦虑和紧张，结果发现未用谷维素组（对照组）心率增快、心律失常增多，而谷维素组对抗噪音的干扰的适应能力较对照组强，心律失常发生的就少。可见，谷维素的调节自主神经功能是其抗心律失常机制之一。

谷维素能促进生长因子分泌，促进基础代谢，促进性腺功能和对抗儿茶酚胺类递质的作用。本实验用肾上腺素静脉注射后，谷维素组心律失常发生较对照组少（$P < 0.01$），说明谷维素可通过对抗儿茶酚胺类递质而实现抗心律失常作用。

参考文献

[1] 王福军，田英凡，慈书平，等. 谷维素和普罗帕酮治疗早搏的疗效比较 [J]. 美国中华健康卫生杂志，1998，1（7）：126—127.

[2] 王福军，慈书平，张继德. 谷维素治疗早搏的临床观察 [J]. 湖南医学，1998，15（6）：363.

[3] 张继才. 谷维素抗心律失常214例临床观察 [J]. 临床荟萃，1993，8（22）：1040—1041.

[4] 朱愉，多秀瀛. 实验动物的疾病模型 [M]. 天津：天津科技翻译出版公司，1997：141—150.

[5] 贾宏钧，邬文建，黄宗厚，等. 丙戊酸钠的抗实验性心律失常作用 [N]. 湖南医学院学报，1986，11（1）：24—25.

[6] 慈书平，王福军，张理义，等. 心律失常与相关疾病 [M]. 南京：江苏科学技术出版社，2000：128—130.

（本文发表于《中国医师杂志》2003年第10期）

综合医院住院心血管疾病患者的焦虑抑郁状况调查

基金项目：湖南省湘西土家族苗族自治州科技计划立项项目（2010011）

王福军，石 翔，罗亚雄，向红菊，刘 芳

（作者单位：湘西土家族苗族自治州人民医院心内科）

摘要：目的 了解综合医院住院心血管疾病患者并发焦虑抑郁的状况。**方法** 对120例心血管疾病患者和100例健康体检者采用焦虑自评量表(SAS)和抑郁自评量表(SDS)进行问卷调查，对其评分进行比较分析。**结果** 与正常对照组比较，心血管病患者的SAS[(39.13±8.15)分比(56.91±10.39)分]、SDS[(40.21±9.30)分比(59.36±11.42)分]评分均明显高于正常对照组(P均<0.01)；120例心血管病患者中合并焦虑抑郁71例，占59.17%，其中焦虑状态35例(29.17%)，抑郁状态22例(18.33%)，焦虑抑郁状态14例(11.67%)。**结论** 心血管疾病住院患者中有较高的焦虑、抑郁发病率。

关键词：心血管疾病；焦虑；抑郁；问卷调查

文章编号：1008-0074(2011)04-313-03　　　中图分类号：R749.7209　　　文献标识码：A

DOI：10.3969/j.issn.1008-0074.2011.04.07

Survey on anxiety and depression in patients with cardiovascular diseases in comprehensive hospital/WANG Fu-jun, SHI Xiang, LUO Ya-xiong, XIANG Hong-ju, LIU Fang// Department of Cardiology, People's Hospital of XiangxiTujia and Miao Nationality Autonomous Region, Jishou, Hunan, 416000, China

Abstract: Objective To study anxiety and depression complicated in patients with cardiovascular diseases in our hospital. **Methods** Self-rating anxiety scale (SAS) and self-rating depression scale (SDS) were used to survey on 120 patients with cardiovascular diseases and 100 healthy controls. The scores were compared and analyzed then. **Results** Compared with normal control group, scores of SAS [(39.13 ± 8.15) vs. (56.91 ± 10.39)]and SDS [(40.21 ± 9.30) vs. (59.36 ± 11.42)]in patients with cardiovascular diseases, $P < 0.01$ all. There were 71 cases (59.17%) with anxiety and/ or depression in the 120 patients, including 35 cases (29.17%) with anxiety, 22 cases (18.33%) with depression and 14 cases (11.67%) with anxiety and depression. **Conclusion** Incidence rates of anxiety and depression are high in patients with cardiovascular diseases.

Key words: Cardiovascular disease; Anxiety; Depression; Questionnaires

心血管疾病并发焦虑、抑郁的共患率很高，而在我国综合医院门诊及病房中，焦虑抑郁症状能被内科医师识别的仅为 15.9%[1]。我们采用焦虑自评量表（SAS）和抑郁自评量表（SDS）[2]，对本院心内科和老年病科住院及部分连续心内科门诊就诊的心血管疾病患者进行了焦虑抑郁发病状况的初步调查，现报道如下。

1 资料与方法

1.1 一般资料

选择 2010 年 1～10 月，在本院心血管内科、老年病科住院及部分连续门诊就诊的、有明确器质性心脏疾病的患者 120 例，其中男 66 例，女 54 例；年龄 17～80，平均（60.6±5.69）岁，正常对照组为本院体检科的健康体检者 100 例，男 58 例，女 42 例，年龄 20～71，平均（57.8±3.74）岁。

1.2 方法

采用 SAS 和 SDS 进行问卷调查，评定心血管疾病患者的焦虑抑郁状态。SAS 评分 ≥ 50 分，SDS 评分 < 53 分为焦虑状态；SDS 评分 ≥ 53 分，SAS 评分 < 50 分为抑郁状态；SAS 评分 ≥ 50 分，SDS 评分 ≥ 53 分为焦虑合并抑郁状态[3]。

1.3 统计学处理

采用 SPSS 13.0 统计软件进行统计分析，量表评分均值以均数 ± 标准差（x̄±s）表示，评分对照比较采用 t 检验，$P < 0.05$ 为差异有显著性。

2 结果

2.1 各种心血管疾病患者的 SAS、SDS 量表评分

120 例心血管疾病患者中有焦虑抑郁状态 71 例，占 59.17%，其中焦虑状态 35 例（29.17%）；抑郁状态 22 例（18.33%）；焦虑及抑郁状态 14 例（11.67%），见表 1。

表 1 各种心血管疾病患者 SAS、SDS 量表评分（例）

疾病名称	例数	焦虑	抑郁	焦虑合并抑郁
冠心病	56	16	11	6
高血压病	30	12	7	4
心律失常	10	1	1	1
心脏瓣膜病	10	1	2	0
人工心脏起搏器术后	8	2	1	1
心肌病（炎）	5	1	0	1
先心病	1	0	0	1
合计 n（%）		35（29.17）	22（18.33）	14（11.67）

注：SAS：焦虑自评量表；SDS：抑郁自评量表，下表同。

2.2 两组 SAS.SDS 量表评分比较（见表 2）

表 2 两组 SAS、SDS 量表评分比较

组别	例数	SAS	SDS
心血管疾病组	120	56.91 ± 10.39	59.36 ± 11.42
正常对照组	100	39.13 ± 8.15	40.21 ± 9.30
P 值		< 0.01	< 0.01

3 讨论

本研究结果显示，心血管疾病患者的 SAS、SDS 评分均明显高于正常对照组。120 例患者中有焦虑、抑郁者共 71 例，占 59.17%，与文献[4]报道的 44% ~ 80% 相近，显示了心血管疾病患者中焦虑抑郁的高发性。

心血管疾病患者发生焦虑抑郁的可能原因有：①心脏病的严重性及危险性给患者所带来的精神压力及心理反应；②器质性心脏病往往病程长，经济负担较重，家庭及社会支持力降低，生活质量降低等均使患者长期处于慢性紧张状态；③老年慢性心力衰竭患者常存在胆碱能神经功能减退，肾上腺素能神经退化及脑组织中单胺类神经递质不足，从而引发焦虑抑郁[5]；④治疗心血管疾病的某些药物可诱发抑郁状态[4]，如利血平、β 受体阻滞剂、噻嗪类利尿剂、他汀类降脂药、血管紧张素受体拮抗剂及血管紧张素转换酶抑制剂等。

焦虑和抑郁可使交感神经张力增加，儿茶酚胺释放增多，出现心脏自主神经功能不良，

可诱发冠状动脉痉挛，使 Q-T 间期离散度增加，心率变异性下降及夜间血压下降幅度减小，从而诱发急性冠脉事件和致命性心律失常或猝死，并可对心脏结构和功能产生不良影响[6]。

心血管疾病伴焦虑抑郁的患者常常出现与心血管疾病躯体症状相似的表现，不易识别。一般认为下列情况有提示意义：①治疗依从性差；②在安静条件下存在持续胸痛、疲乏、失眠；③因躯体症状反复就诊，重复检查，但无相关疾病证据；④患者有心脏病，心电图、心脏B超显示轻度异常，但感觉自己患有重病，惶惶不可终日，症状严重程度与客观检查结果明显不符；⑤患者心血管疾病诊断明确，经冠状动脉介入治疗或血管旁路移植术等治疗，客观证据显示患者躯体功能恢复良好，但临床症状仍频繁发作者；⑥患者长期担心、怀疑疾病没有得到妥善治疗；⑦有创检查和手术后并发精神心理障碍；⑧心脏重症监护病房的住院患者；⑨症状与重大生活事件相关；⑩存在赔偿问题时；⑪某些有提示作用的症状：包括疼痛、头晕、痉挛、面红、尿频、失眠、胃肠道症状、麻木、心悸、心神不定、气急、出汗和颤抖；对平常感兴趣的个人爱好丧失兴趣和愉快感，对通常令人愉快的环境缺乏情感反应，较平时早醒2小时或更多；早晨抑郁加重，食欲明显下降；体重比一个月前减轻或更多，性欲明显减退等。

心血管疾病合并焦虑抑郁的患者，单纯针对心血管疾病的治疗往往效果不佳。因此，临床医生要注意识别焦虑抑郁的相关症状，在工作中要了解患者的心理状况，关注患者出现的焦虑和抑郁症状。

本研究仅对心血管疾病患者并发焦虑抑郁的状况做了初步调查，未进行深入细致的比较研究，如病程长短与焦虑抑郁的发病状况、合并症多少与焦虑抑郁的发病状况等，有待进一步研究。

参考文献

[1] 胡大一，于欣. 双心医学 [M]. 武汉：华中科技大学出版社，2008：25—31.

[2] 胡大一. 心脏病人精神卫生培训教程 [M]. 第1版. 北京：人民军医出版社，2006：217—251.

[3] 王福军，向红菊，石翔. 黛力新对高血压病伴焦虑抑郁患者治疗效果的影响 [J]. 心血管康复医学杂志，2009，18（6）：566—568.

[4] Friedman B H, Thayer J F. Autonomic balance revsited：Panicanxiety and heart rate variability[J]. J Psychosam Res, 1998, 44（1）：133.

[5] 张许来，张晓莉. 老年患者抑郁症的症状特点对照研究 [J]. 临床心身疾病杂志，2003，9（1）：24.

[6] 王福军，石翔，向红菊. 冠心病与焦虑抑郁 [J]. 华西医学，2009，24（11）：296.

（本文发表于《心血管康复医学杂志》2011 年第 4 期）

心脏早搏患者伴焦虑抑郁的治疗及其对生活质量的影响

基金项目：湖南省湘西土家族苗族自治州科技计划立项项目（2010011）

王福军，罗亚雄，向红菊，石　翔

（作者单位：湘西土家族苗族自治州人民医院）

摘要：目的　观察评价无器质性心脏早搏患者焦虑抑郁情况及抗抑郁药物治疗及其对患者生活质量的影响。**方法**　无器质性心脏早搏伴焦虑抑郁患者212例完全随机分为观察组和对照组，各106例，2组均给予美托洛尔，每次25～50mg，2次/日。观察组同时给予氟西汀20～40mg，1次/日（72例）或氟哌噻吨美利曲辛(34例)，1片/次，早晨及中午各服1次，疗程2个月。治疗前后分别观察2组临床症状、心电图及焦虑自评量表(SAS)和抑郁自评量表(SDS)评分的变化，并采用"中国心血管患者生活质量评定问卷"进行生活质量评估。**结果**　观察组SAS、SDS评分治疗后与治疗前比较，差异有统计学意义[SAS:（39±9）分比（52±10）分；SDS:（39±10）分比（58±11）分；$P<0.01$]，而对照组治疗前后比较差异无统计学意义（$P>0.05$）；观察组治疗后的SASSDS评分与对照组治疗后比较，差异有统计学意义[SAS:（39±9）分比（53±10）分；SDS:（39±10）分比（58±9）分；$P<0.01$]。对照组治疗后心悸、胸闷、气促、胸痛症状的改善率分别为30.2%(32/106)、42.6%(43/101)、46.0%(23/50)、48.6%(17/35)，观察组改善率分别为84.9%(90/106)、95.9%(93/97)、96.4%(53/55)、92.1%(35/38)，2组比较差异均有统计学意义（均$P<0.01$）。观察组心脏早搏的临床疗效为84.0%(89/106)，亦明显高于对照组的53.8%(57/106)。观察组"中国心血管患者生活质量评定问卷"的得分与对照组比较，差异有统计学意义（$P<0.01$）。**结论**心脏早搏患者伴有焦虑抑郁障碍，应用抗焦虑抑郁药物治疗能有效缓解患者的临床症状、减少早搏的发生，同时能够改善患者的生活质量。

关键词：心律失常；早搏；焦虑；抑郁；氟西汀

中图分类号：R541.5　　**文献标识码：**A

The treatment and quality of life in premature beats patients with anxiety and depression symptoms WANG Fu-jun, LUO Ya-xiong, XIANG Hong-ju, SHI Xiang. Department of Cardiology, People's Hospital of Xiangxi Tuyjia and Miao Nationality Autonomous Region, Hunan province, Jishou 416000, China

Corresponding author: WAING Fur-jun, Email: wfj9615@163.com

Abstract: Ojective　To observe and assess the psychological disorders such as anxiety and depression in arrhythmic patients without organic heart disease as well as clinical efficacy and the quality of life with pharmacotherapy using antidepressants. **Methods**　Two hundred and twelve patients with premature beats but without organic heart disease ere randomly assigned to the observation group and control group with 106 patients in each group. All the patients were given with metoprolol and fluxetine or deanxit and metoprolol separately. The clinical signs、electrocardiograph (ECG), dynamic electrocardiogram (DCG), self-rating anxietyscale (SAS) and Self-rating Depression Scale (SDS) score were observed before treatment and 2 months after treatment. The Evaluation of Chinese questionnaire of quality of life in patients with cardiovascular disease was adopted to evaluate patients' quality of life. **Results** Compared to pre-treatment, the observation group's SAS、SDS score decreased significantly [SAS: (39 ± 9) vs (52 ± 10); SDS: (39 ± 10) vs (58 ± 11); $P < 0.01$], however there were no significant changes in control group $(P > 0.05)$. Compared with control group, the observation group's SAS、SDS score decreased significantly [SAS: (39 ± 9) vs (53 ± 10); SDS: (39 ± 10) vs (58 ± 9); $P < 0.01$]. The clinica limprovement rate of observation group's symptoms regarding chest pain、thorax suffocation and breath hard were respectively 84.9%, 95.9%, 96.4% and 92.1%, which were significantly higher than control group's 30.2%, 42.6%, 46.0% and 48.6% $(P < 0.01)$. The effective rate of observation group's premature beats was 84.0% (89/106), which was also signifcantly higher than control group's 53.8% (57/106). The observation group's score of Evaluation of Chinese questionnaire of quality of life in patients with cardiovascular disease were significantly higher than that of control group $(P < 0.01)$. **Conclusions** The patients with premature beats who suffer from sustained cardiovascular symptom are often accompanied by psychological disorders of anxiety and depression. The quality of life in patients with premature beats with anxiety and depression can also be improved.

Key words: Arthythmia; Premature beats; Anxiety; Depression; Fluxetine

心脏早搏是临床上常见的心律失常，大多数患者没有器质性心脏病，也常无明显心悸、胸闷等心血管症状。对伴有明显症状心脏早搏患者心理情绪调查发现，80% ~ 90% 有不同程度的焦虑抑郁障碍 [1]。我们观察了抗焦虑抑郁药物对伴有不同程度焦虑抑郁障碍的心脏早搏患者的治疗效果及其对患者生活质量的影响，现报道如下。

1 对象与方法

1.1 对象

选取 2006 年 1 月至 2010 年 12 月在我院诊治的心脏早搏患者 212 例，按照 1∶1 的分配原则随机分为 2 组，每组 106 例。观察组：男 45 例，女 61 例；年龄 21 ~ 52 岁，平均（38 ± 7）岁，病程 1 ~ 15 个月；以焦虑为主 [焦虑自评量标准分（SAS）≥ 50 分，抑郁自评量表（SDS）标准分 < 53 分]47 例，以抑郁为主（SDS ≥ 53 分，SAS < 50 分）21 例，混合型（SAS ≥ 50 分，SDS ≥ 53 分）38 例；心悸 106 例，胸闷 97 例，气促 55 例，胸痛 38 例。对照组：男 41 例，女 65 例；年龄 18 ~ 56 岁，平均（36 ± 8）岁；病程 1.5 ~ 24 个月，以焦虑为主 51 例，以抑郁为主 19 例，混合型 36 例；心悸 106 例，胸闷 101 例，气促 50 例，胸痛 35 例。2 组一般资料比较，差异无统计学意义（$P > 0.05$），有可比性。本研究经医院伦理委员会批准，入选患者均签署知情同意书。

1.2 入选标准

1.2.1 经心电图和动态心电图检查证实存在频发房性或室性早搏，且不存在心动过缓者，诊断标准按《黄宛临床心电图学》制定 [2]。

1.2.2 SAS 标准分 ≥ 50 分和 / 或 SDS 标准分 ≥ 53 分 [3]。

1.2.3 排除器质性心脏疾病及其他严重的急慢性躯体疾病。

1.3 方法

治疗前后 2 组均停用抗心律失常药物 5 个半衰期（服用美托洛尔者除外）。2 组均给予美托洛尔,每次 25 ~ 50mg,2 次 / 日。观察组同时给予盐酸氟西汀胶囊 20 ~ 40mg,1 次 / 日(72 例)或氟哌噻吨美利曲辛(34 例),1 片 / 次,早晨及中午各服 1 次(1 个月后改为每日早晨服 1 次),疗程 2 个月(更换药物的原因是我院在早期只有氟哌噻吨美利曲辛一种抗焦虑抑郁药,后因其未中标,医院不能采购,后购进氟西汀,故后期的患者应用氟西汀治疗)。观察 2 组患者临床症状、心电图并进行 SAS 和 SDS 评分及生活质量评定。

1.4 疗效评定标准

焦虑和抑郁改善情况,以 SAS、SDS 减分率 ≥ 50% 为有效,< 50% 为无效。早搏临床疗效判定[4]:早搏完全消失为治愈;早搏减少 75% 或以上为显效;早搏减少 50% ~ 74% 为有效;早搏减少不足 50% 为无效。

1.5 生活质量评定方法

采用由中国康复医学会心血管病专业委员会、《心血管康复医学杂志》编委会制定的"中国心血管患者生活质量评定问卷（CQQC）"[5, 6]。一般资料调查表包括姓名、性别、年龄、教育程度、婚姻状况、家庭人数、医疗费用来源以及纽约心功能分级、左心室射血分数、有关行经皮冠脉介入术治疗（包括术后时间）。

1.6 统计学处理

数据应用 SPSS 12.0 统计软件处理。计量资料以 $\bar{x} \pm s$ 表示,组间比较用 t 检验,计数资料组间比较用 X^2 检验,$P < 0.05$ 为差异有统计学意义。

2 结果

2.1 2 组 SAS、SDS 评分比较

2 组治疗前 SAS、SDS 评分比较差异无统计学意义（ $P > 0.05$ ）。观察组 SAS、SDS 评分在治疗后与治疗前比较,差异有统计学意义（ $P < 0.01$ ）,而对照组治疗前后比较,差异无统计学意义（ $P > 0.05$ ）;观察组治疗后 SAS、SDS 评分与对照组比较,差异有统计学意义（ $P < 0.01$ ）,见表 1。

表 1 2组心脏早搏患者治疗前后 SAS、SDS 评分比较（ 分,$\bar{x} \pm s$,每组 n=106 ）

组别	SAS 标准分				SDS 标准分			
	治疗前	治疗后	t 值	P 值	治疗前	治疗后	t 值	P 值
观察组	52±10	39±9	7.68	< 0.01	58±11	39±10	20.31	< 0.01
对照组	53±10	53±10	0.06	> 0.05	58±11	58±9	0.34	> 0.05
t 值	0.24	5.43	—	—	0.65	10.24	—	—
P 值	> 0.05	< 0.01	—	—	> 0.05	< 0.01	—	—

注:"–"表示无数据;SAS:焦虑自评量表;SDS:抑郁自评量表。

2.2 2 组临床症状改善情况

2 组患者治疗前心悸、胸闷、气促、胸痛症状的发生情况比较,差异无统计学意义（ $P > 0.05$ ）。对照组治疗后心悸、胸闷、气促、胸痛症状的改善率分别为 30.2%（32/106）、42.6%（43/101）、46.0%（23/50）、48.6%（17/35）,观察组改善率分别为 84.9%（90/106）、

95.9%（93/97）、96.4%（53/55）、92.1%（35/38）；观察组症状改善率与对照组比较，差异有统计学意义（均 $P < 0.01$）。

2.3 2组临床疗效比较

观察组早搏治愈26例、显效34例、有效29例，总有效率84.0%（89/106）；对照组早搏治愈14例、显效27例、有效16例，总有效率53.8%（57/106）；观察组总有效率明显高于对照组（$P < 0.05$）。

2.4 2组心率、血压变化

2组治疗前心率、血压比较差异无统计学意义（$P > 0.05$）。治疗后2组心率均减慢，与治疗前比较差异均有统计学意义（均 $P < 0.05$），收缩压及舒张压均轻度下降，但差异无统计学意义（$P > 0.05$），见表2。

表2 2组心脏早搏患者治疗前后心率、血压比较（$\bar{x} \pm s$）

组别	例数	心率（次/分）				收缩压（mmHg）				舒张压（mmHg）			
		治疗前	治疗后	t值	P值	治疗前	治疗后	t值	P值	治疗前	治疗后	t值	P值
观察组	106	76±4	68±4	3.62	< 0.05	142±11	137±10	2.604	> 0.05	76±8	75±10	0.276	> 0.05
对照组	106	75±3	68±3	3.57	< 0.05	140±13	135±12	2.817	> 0.05	76±7	73±11	0.301	> 0.05
t值		0.45	0.63	–	–	0.27	0.26	–	–	0.33	0.31	–	–
P值		> 0.05	> 0.05	–	–	> 0.05	> 0.05	–	–	> 0.05	> 0.05	–	–

注：1mmHg=0.133kPa；"–"表示无数据。

2.5 2组生活质量的改变比较

观察组与对照组治疗后体力状况、病情、医疗状况、社会心理状况、工作状况领域等情况比较，差异均有统计学意义（均 $P < 0.01$），见表3。

表3 2组心脏早搏患者治疗后CQQC评分结果比较（分，$\bar{x} \pm s$）

组别	例数	体力状况	病情	医疗状况	一般生活	社会心理状况	工作状况
观察组	106	16±7	16±5	6.15±0.8	10.3±2.7	22±4	6.3±1.8
对照组	106	9±5	11±5	4.7±1.4	6.8±1.9	14±4	3.2±1.5
t值		15.14	11.32	7.86	12.19	13.90	12.53
P值		< 0.01	< 0.01	< 0.01	< 0.01	< 0.01	< 0.01

注：CQQC：中国心血管患者生活质量评定问卷。

3 讨论

心律失常合并心理问题的患者在临床非常常见。最新资料表明，门诊患者中发生率为20%～30%；住院患者中的发生率可达40%～60%[7]。研究表明，心悸、胸闷等症状并不一定与心脏早搏有关，也可由焦虑抑郁引起[8]。焦虑抑郁还可使患者的早搏数量增加[9]。本研究结果显示，对有持续性心血管症状的心脏早搏患者 212 例进行心理测试，发现存在较明显的焦虑抑郁症状，在给予抗焦虑抑郁药物氟西汀或氟哌噻吨美利曲辛治疗后，焦虑抑郁症状得到明显改善，心悸、胸闷、气促、胸痛等症状也得到明显缓解，同时早搏数量也有减少。患者的 SAS、SDS 评分减分率越高，心血管症状改善情况和早搏减少的数量也越好，两者具有良好的一致性。

心脏早搏合并焦虑抑郁时，因激活下丘脑 – 垂体 – 肾上腺系统，促发交感神经张力亢进，释放儿茶酚胺过多，引起心肌自律性异常及 Ca^{2+} 内流增加的后除极导致早搏发生率增加[10]；美托洛尔通过 β 受体阻滞作用，能够降低交感神经活性，减少儿茶酚胺的释放，对心脏早搏伴焦虑抑郁患者有一定疗效，可减少心脏早搏数量。但由于其无抗焦虑抑郁作用，对心脏早搏患者伴焦虑抑郁的患者不能从源头上控制交感神经的兴奋性，故其治疗心脏早搏伴焦虑抑郁的患者效果不佳，特别是不能有效缓解心悸、胸闷、气促、胸痛等与焦虑抑郁相关的症状。而抗焦虑抑郁药物与美托洛尔联合应用则可发挥较好的效果，能明显改善相关症状并减少早搏数量。另外，由于焦虑抑郁时常有明显自主神经功能失调症状，如胸痛、胸闷、气急、心动过速，易使患者反复求医，从而使这些患者的社会功能受损，生活质量降低。本研究结果也显示，观察组在体力状况、病情、医疗状况、一般生活、社会心理状况、工作状况等领域的"中国心血管患者生活质量评定问卷"的得分均高于对照组，提示焦虑抑郁可明显影响心脏早搏患者的生活质量，而抗焦虑抑郁治疗可提高这些患者的生活质量。

氟西汀是 5- 羟色胺再摄取抑制剂，是一种较为新型抗抑郁药，极少发生严重的心脏不良反应，除能发挥良好的抗焦虑抑郁作用外，还有报道具有类似 I 类和 IV 类抗心律失常药物的作用，可能有抗心律失常作用[11]，故适用于心脏早搏合并焦虑抑郁患者的治疗，但同时也可能存在致心律失常作用，本组研究虽未发现其致心律失常作用，但应引起临床注意。氟哌噻吨美利曲辛是由 0.5mg 氟哌噻吨和 10mg 美利曲辛组成的复方制剂。氟哌噻吨属于硫杂蒽类药物，小剂量主要作用于突触前膜多巴胺自身调节受体（ D_2 受体），促进多巴胺合成和释放，使突触间隙中多巴胺的含量增加；美利曲辛属于新型环类药物，作用于突触前膜，抑制去甲肾上腺素和 5- 羟色胺再摄取，提高突触间隙 5- 羟色胺和去甲肾上腺素的含量。因此，其说明书中标明心脏病患者慎用，一般不用于心血管疾病患者。但本研究结果显示，在应用 β 受体阻滞剂治疗基础上加用氟哌噻吨美利曲辛未见出现心率和血压的异常变化。其原因一方面是氟哌噻吨和美利曲辛两种成分同时发挥作用，能够同时作用于焦虑抑郁相关的 3 种神经递质，不仅使疗效相加并加快起效时间，还可互相拮抗副作用；另一方面 β 受体阻滞剂也可产生减慢心率、降低血压作用，抵消了氟哌噻吨美利曲辛的增加心率、升高血压的副作用。故在 β 受体阻滞剂治疗基础上，氟哌噻吨美利曲辛可安全应用于心血管疾病患者。

参考文献

[1] 杨菊贤，陈玉龙. 内科医生眼中的心理障碍 [M]. 上海：上海科学技术出版社，2007：128—130.

[2] 陈新. 黄宛临床心电图学 [M]. 第 6 版. 北京：人民卫生出版社，2009：275—285.

[3] 胡大一. 心脏病人精神卫生培训教程 [M]. 北京：人民军医出版社，2006：209—236.

[4] 王福军，慈书平，周晓英. 步长稳心颗粒与谷维素合用治疗早搏的临床观察 [J]. 心血管康复医学杂志，2005，14（1）：59—60.

[5] 刘江生，马琛明，刘文娴，等. "中国心血管患者生活质量评定问卷"的初步应用体会 [J]. 心血管康复医学杂志，2008，17（4）：309—312.

[6] 刘江生，马琛明，徐良珍，等. "中国心血管患者生活质量评定问卷"常模的测定 [J]. 心血管康复医学杂志，2009，18（4）：305—309.

[7] 郭继鸿. 心律失常新进展 [M]. 北京：中华医学电子音像出版社，2010：376—380.

[8] Barsky A J. Palpitations, arrhythmias, and awareness of cardiac activity[J]. Ann Intern Med, 2001, 134（9 Pt 2）：832—837.

[9] 管耘园，华守明，龚和禾，等. 不明原因频发室性早搏患者心理障碍及心理治疗的临床价值 [J]. 中华精神科杂志，1999，32（2）：112—114.

[10] 王福军，慈书平. 焦虑情绪对冠心病心律失常的影响 [J]. 中国行为医学科学杂志，2004，13（5）：535.

[11] McAnally L E, Threlkeld K R, Dreyling C A. Case report of a syncopal episode associated with fluoxetine[J]. Ann Pharmcother, 1992, 26（9）：1090—1091.

（本文发表于《中国医药》2012 年第 2 期）

黛力新对高血压病伴焦虑抑郁患者治疗效果的影响

王福军，向红菊，石 翔

（作者单位：湘西土家族苗族自治州人民医院心内科）

摘要：目的 探讨黛力新与降压药联合应用对高血压伴焦虑、抑郁患者的降压效果。**方法** 高血压病伴焦虑抑郁患者80例，随机被均分为观察组和对照组，分别给予降压药联合黛力新治疗，单纯降压药治疗，疗程8周。**结果** 观察组血压、抑郁自评量表和焦虑自评量表评分在治疗后显著下降（P均<0.01），且显著优于对照组（P均<0.01），而对照组治疗前后无显著变化（P>0.05）。**结论** 黛力新治疗高血压伴焦虑、抑郁患者效果良好。

关键词：高血压；焦虑；抑郁；黛力新

文章编号：1008-0074(2009)06-566-03　　**中图分类号**：R544.1　　**文献标识码**：A

DOI：10.3969/j.issn.1008-0074.2009.06.18

Effect of deanxit on hypertensive patients with depression and anxiety/WANG Fu-jun, XIAN Hong-ju, SHIXiang//Chinese Journal of Cardiovascular Rehabilitation Medicine, 2009, 18(6): 566

Abstract: **Objective** To observe the effect of Deanxit on hypertensive patients with depression and anxiety. **Methods** A total of 80 hypertensive patients with depression and anxiety were randomly divided into treatment group (n=40) and control group (n=40). Patients in control group were only treated with antihypertensive agent. patients in treatment group were treated with antihypertensive agent and Deanxit (tablet containing flupentixol and melitracen) for 8 weeks. **Results** Eight weeks after treatment the blood pressure, scores of self-rating anxiety scale and self-rating depression scale significantly decreased ($P < 0.01$all), and were less than those of control group ($P < 0.01$all); those of control group no significant change between before and after treatment ($P > 0.05$).

Conclusion　The effect of Deanxit is good in hypertensive patients with depression and anxiety.

Author'saddress: Department of Cardiology, The People's Hospital of Xianxi Autonomous Region, Hunan, 416000, China

Key words: Hypertension; Depression; anxiety; Deanxit

高血压病患者常伴有焦虑和抑郁，影响血压控制。因此，我们在降压治疗的同时给予黛力新（含氟哌噻吨和美利曲辛）治疗，取得较好效果，现报告如下。

1　资料与方法

1.1　一般资料

选取 2006 年 10 月至 2008 年 10 月在我院诊治的高血压患者为研究对象。入组标准：①符合中国高血压防治指南的高血压诊断标准[1]；②焦虑自评量表（SAS），标准分 ≥ 50 分或 / 和抑郁自评量表（SDS），标准分 ≥ 53 分[2]；③排除继发性高血压及合并有脑血管疾病的高血压患者。共入组 80 例，随机分为两组，每组 40 例。观察组男 13 例，女 27 例，年龄 37 ~ 78，平均（58.3 ± 9.5）岁。病程 2 个月 ~ 15 年 3 个月。以焦虑为主（SAS ≥ 50 分，SDS < 53 分）15 例，以抑郁为主（SDS ≥ 53 分，SAS < 50 分）5 例，混合型（SAS ≥ 50 分，SDS ≥ 53 分）20 例。对照组男 15 例，女 25 例，年龄 35 ~ 75，平均（58.6 ± 8.7）岁。病程 4 个月 ~ 17 年 5 个月。以焦虑为主 12 例，抑郁为主 6 例，混合型 22 例。两组一般资料比较无显著性差异（$P > 0.05$）。

1.2　方法

两组均应用依那普利和吲达帕胺作为基础降压治疗，如有药物不良反应则改用氨氯地平或尼群地平治疗。观察组同时给予黛力新 1 片，早晨及中午各服 1 次。共治疗 8 周。

1.3　疗效评定标准

焦虑和抑郁改善情况，以 SAS、SDS 减分率 ≥ 50% 为有效，< 50% 为无效。高血压疗效判定：显效：收缩压 < 130mmHg，舒张压 < 85mmHg 或降至理想血压；有效：收缩压降至 130 ~ 140mmHg，舒张压降至 85 ~ 90mmHg；无效：达不到上述标准者。

1.4　统计学处理

数据用 SPSS 10.0 软件包处理。计量资料以均数 ± 标准差($\bar{x} \pm s$)表示，组间比较用 t 检验。计数资料用 X^2 检验。$P < 0.05$ 为差异有显著性。

2　结果

2.1　两组治疗前后 SAS、SDS 评分比较

治疗前两组 SAS、SDS 比较无显著性差异（P 均 > 0.05）。观察组 SAS、SDS 评分在治疗后显著下降（P 均 < 0.01），而对照组无显著变化（P 均 > 0.05）；治疗后观察组的 SAS、SDS 评分较对照组明显下降（P 均 < 0.01），见表 1。

表1　高血压伴焦虑抑郁患者两组治疗前后焦虑自评量表，抑郁自评量表评分变化（$\bar{x} \pm s$）

组别	例数	焦虑自评量表				抑郁自评量表			
		治疗前	治疗后	t 值	P 值	治疗前	治疗后	t 值	P 值
观察组	40	53.80±8.20	39.14±9.10	6.537	< 0.01	59.57±11.56	38.70±8.07	9.362	< 0.01
对照组	40	53.40±7.80	53.50±11.50	0.045	> 0.05	58.10±11.20	57.63±9.51	0.202	> 0.05
t 值		0.224	5.308			0.578	9.599		
P 值		> 0.05	< 0.01			> 0.05	< 0.01		

2.2　两组治疗前后血压变化

治疗后观察组收缩压、舒张压均较治疗前显著下降（P 均 < 0.01），且收缩压较对照组下降明显（P < 0.01），对照组亦均有所下降，但差异无显著性（P 均 > 0.05），见表2。

2.3　两组降压有效率的比较（见表3）

表2　高血压伴焦虑抑郁患者两组治疗前后血压变化（$\bar{x} \pm s$）

组别	例数	收缩压（mmHg）				舒张压（mmHg）			
		治疗前	治疗后	t 值	P 值	治疗前	治疗后	t 值	P 值
观察组	40	176±4.2	131±4.6	10.301	< 0.01	97±6.8	81±2.4	3.375	< 0.05
对照组	40	177±3.7	154±2.1	2.674	> 0.05	95±7.2	91±1.7	1.372	> 0.05
t 值		1.723	5.780			0.595	.2,587		
P 值		> 0.05	< 0.01			> 0.05	< 0.01		

表3　两组降压有效率的比较

组别	例数	显效 n（%）	有效 n（%）	无效 n（%）	有效率（%）
观察组	40	31	6	3	92.5[△△]
对照组	40	14	11	15	62.5

注：与对照组比较△△ P < 0.01。

3　讨论

临床研究表明，高血压患者存在明显的焦虑、抑郁、睡眠障碍等心理障碍[3-5]。而明显的焦虑、抑郁是高血压发生发展的独立预后因素并可影响抗高血压药的疗效[6, 7]。本研究结果提示，对高血压伴焦虑、抑郁的患者，在应用降压药的基础上加用抗焦虑抑郁剂黛力新8周，能显著减轻焦虑和抑郁，疗效肯定，而单独给予降压治疗没有明显减轻焦虑和抑郁的作用。焦虑和抑郁减分率越高，血压控制情况也越好，两者具有良好的一致性。

具有高血压遗传因素的人处于心理社会应激或情绪应激时，人的大脑皮质与边缘系统功能失调，通过自主神经及内分泌途径使全身细小动脉痉挛，血压升高。有研究发现[8]，恐惧、焦虑时肾上腺素分泌相对增加，于是心排血量增加而使收缩压明显上升；而焦虑或愤怒情绪外露时，血液内去甲肾上腺素浓度升高，外周阻力增加，使舒张压明显升高，并影响降压药效果。黛力新是由 0.5mg 氟哌噻吨和 10mg 美利曲辛组成的复方制剂[8]。氟哌噻吨属于硫杂蒽类药物，小剂量主要作用于突触前膜多巴胺自身调节受体（D_2 受体），促进多巴胺的合成和释放，使突触间隙中多巴胺的含量增加；美利曲辛属于新型环类药物，作用于突触前膜，抑制去甲肾上腺素和 5- 羟色胺再摄取，提高突触间隙 5- 羟色胺和去甲肾上腺素的含量。两种成分同时发挥作用，能够同时作用于焦虑抑郁相关的三种神经递质[9]。因此，降压药与黛力新联合应用后，高血压患者的焦虑、抑郁情绪明显改善，同时降压效果也较单纯用降压药物时明显提高。

参考文献

[1] 中国高血压防治指南修订委员会. 中国高血压防治指南（2005 年修订版）[M]. 北京：人民卫生出版社，2006：14.

[2] 胡大一. 心脏病人精神卫生培训教程 [M]. 第 1 版. 北京：人民军医出版社，2006：229—236.

[3] 张帆，胡大一，杨进刚，等. 高血压并焦虑抑郁的发病率和相关危险因素分析 [J]. 首都医科大学学报，2005，26（2）：140—142.

[4] 李红鹰，蒋袁磊. 原发性高血压患者的心理状况对睡眠质量的影响 [J]. 中国全科医学杂志，2006，9（13）：1073—1075.

[5] 杨菊贤，卓杨. 心脏康复与心理的康复 [J]. 心血管康复医学杂志，2006，15（增）：55—59.

[6] 韦铁民，雷春来，陈礼平，等. 高血压合并焦虑抑郁 [J]. 高血压杂志，2003，11（6）：567—569.

[7] 苏景宽，郭克锋，王秉康，等. 情绪干预对高血压治疗效果的影响 [J]. 心血管康复医学杂志，2005，14（3）：208—210.

[8] 武士云，朱继来，宋卫东. 黛力新治疗脑卒中后抑郁的临床观察 [J]. 心血管康复医学杂志，2007，16（6）：568—570.

[9] 杨菊贤，陈玉龙. 内科医生眼中的心理障碍 [M]. 上海：上海科学技术出版社，2007：15—18，126—128.

（本文发表于《心血管康复医学杂志》2009 年第 6 期）

"中国心血管患者生活质量评定问卷"及其常模的测定

中国心血管患者生活质量评定问卷常模测定协作组：

组长：刘江生

秘书：马琛明

成员：涂良珍，王瑛，郑伯仁，王福军，洪华山，郭兰，殷兆芳，李鹏虹，郑茵，翁向群，张勇，杨胜利，李莉，林明魁，丁家崇，郭克峰，刘青山，任爱华，唐海沁，巢毅，郑直，翁志远，刘建，李筱雯，林锦祥，李寿霖，盛勇，戴若竹

作者单位：心血管康复医学杂志社；北京安贞医院心内科；新疆维吾尔自治区人民医院心内科；长春市中心医院心内科；福州市第二医院心内科；湖南湘西土家族苗族自治州人民医院心内科；福建医科大学附属协和医院干部病房；广东省心血管病研究所心脏康复区；上海市第九人民医院心内科；福建省老年医院；海南省人民医院医疗康复中心；南京军区福州总医院侨宾科；海南省老年病医院心内科；中国武警总医院心内科；北京市垂杨柳医院心脏中心；福建省南平市人民医院；湖南省马王堆医院心内科；西安唐都医院康复科；湘南学院附属医院心内科；浙江医院心血管病康复中心；安徽医科大学第一附属医院心内科；福建省南平市第二医院；福建省人民医院心内科；黑龙江省佳木斯市中心医院心内科；昆明医学院第一附属医院心内科；北京大学第三医院运动医学研究所，福建省龙岩市博爱医院，中国康复研究中心北京博爱医院心内科，四川省人民医院，福建省泉州市第一医院心内科

摘要：背景 2008年就我会制定的"中国心血管患者生活质量评定问卷"(CQQC)，与常用的健康调查简表(SF-36)对600例高血压、冠心病、心衰患者进行了比较调查，结果与SF-36的信度(Cronbach' α =0.76)相比,CQQC的信度更好(Cronbac' α =0.91)。二者的效度有较好的相关性(r=0.674,$P < 0.01$)。**目的** 公布CQQC，报告CQQC测定的正常人，高血压、冠心病、充血性心力衰竭(CHF)患者的常模，并分析其影响因素。**方法** 采用整群随机抽样的方法，对地跨全国各大区的20个城市29所医院的(包括正常人，高血压，冠心病，心衰患者)8 267人的生活质量进行测试，建立全国常模，并比较性别、年龄、运动、心理状态、教育、家庭以及医疗条件所致的影响。**结果** 这次CQQC常模测定:(1)正常人平均得分为(93.93±26.53)分；(2)高血压患者平均得分为(76.61±25.84),高血压3级患者生活质量得分为(68.15±21.85),明显低于其他级患者($P < 0.01$)；(3)冠心病患者的平均得分为(63.46±21.4)。其中不稳定型心绞痛患者的生活质量得分(55.38±18.68),为最差($P < 0.01$)；(4)CHF患者的平均得分为(40.51±17.16),显著低于高血压和冠心病患者($P < 0.01$)；(5)影响因素：①性别、年龄：所有人的总体得分为(71.19±27.66)分,男性得分显著高于女性($P < 0.001$)。正常人生活质量男性得分(96.54±28.15),显著多于女性(89.99±23.35),$P < 0.001$；正常人随着年龄增加，得分逐渐减少($P < 0.001$)。除≥70岁组，其他各年龄组男性得分显著高于女性($P < 0.05 \sim < 0.001$)；高血压、冠心病、心衰三组部分亚组(如单纯收缩期高血压，高血压3级，隐匿性冠心病，稳定型心绞痛)外，男性得分均显著高于女性($P < 0.05 \sim < 0.001$)；②运动：参加运动者的得分(78.72±25.49)显著高于未参加运动者(60.78±27.16,$P < 0.001$)；③心理：心理健康者的得分(86.53±23.22)显著高于心理有障碍者(52.64±20.26,$P < 0.001$)；其他：受教育程度越高，得分越高；家庭成员为1个人的得分明显低于2人

和≥3人家庭的得分($P<0.001$)。**结论** 本研究样本量大，数据可靠；中国心血管患者生活质量评定问卷能反映年龄。性别、疾病、运动、心理、家庭、受教育程度对生活质量的影响，条目简短明了，可操作性好，值得推广。

关键词： 心血管疾病；康复；生活质量

文章编号： 1008-0074(2012)02-105-08　　　**中图分类号：** R5409　　　**文献标识码：** A

DOI： 10.3969/j.issn.1008-0074.2012.02.01

China questionnaire of quality of life in patients with cardiovascular diseases and its mensuration of national norm /Cooperative group of mensuration of national norm of China questionnaire of quality of life in patients with cardiovascular diseases: Group leader: LIU Jiang sheng, Secretary: MA Chen-ming, Member: TU Liang-zhen, WANG Ying, ZHENG Bo-ren, WANG Fur-jun, HONG Hua-shan, GUO Lan, YIN Zhao-fang, LI Peng-hong, ZHENG Yin, WENG Xiang-qun, ZHANG Yong, YANG Sheng-li, LI Li, LIN Ming-kui, DING Jia-chong, GUO Ke-feng, LIU Qing-shan, REN Ai-hua, TANG Hai-qing, CAO Yi, ZHENG Zhi, WENG Zhi-yuan, LIU Jian, LI Xiao-wen, LIN jin-xiang, LI Shou-lin, SHENG Yong, DAI Ruo-zhu// Publishing House, Chinese Journal of Cardiovascular Rehabilitation Medicine, P.O.Box, 333, Fuzhou, Fujian, 350003, China

Corresponding author: LIU Jiang-sheng, E mail: xxgljs@163.com

Abstract: Background The compared survey between "China questionnaire of quality of life in patients with cardiovascular diseases (CQQC) " and the 36-item short form health survey (SF-36) in 600 cases of patients with hypertension, coronary artery disease and heart failure was performed in 2008, the result show that compared with re liability of SF-36 (Cronbach' α =0.76), the reliability of CQQC was better (Cronbach' α =0.91), validity of CQQC was correlated with that of SF-36 (r=0.674, $P<0.01$). **Objective** To measure the national norm of Chinese questionnaire of quality of life in patients with cardiovascular diseases (CQQC) according patients with bhyper tension, coronary artery disease (CAD), and congestive heart failure (CHF) and to analyze the influence of gender, exercise, psychology, education, number of family member and medical cost. **Methods** The CQQC was used to evaluate 8267 subjects (contain normal person and patients with bypertension, CAD, and CHF) in 29 hospitals of 20 cities across every greater area of China. The data were compared in gender, age, education, number of family mermber and medical cost. **Results** (1) The mean score (national norms) of normal person was (93.93 ± 26.53); (2) The score of hypertension patients was (76.61 ± 25.84), the score of hypertension stage 3 group (68.15 ± 21.85) was least compared with other stages ($P<0.01$); (3) The score of CAD patients was (63.46 ± 21.4), the score of unstable angina group (55.38 ± 18.68) w as least compared with other types in CAD patients ($P<0.01$); (4) The score of CHF patients was (40.51 ± 17.16), it was least compared with bypertension and CAD patients ($P<0.01$); (5) Influence factor: ① Sex, age: The mean score was (71.19 ± 27.66) for 8267 persons, the score of male persons was significantly higher than that of female ($P<0.001$); in normal persons the score of malepersons (96.54 ± 28.15) was significantly higher than that of female (89.99 ± 23.35), $P<0.001$; along with age increased, the score decreased ($P<0.001$); except ≥ 70 ages group, the score of male persons was higher than that of female ($P<0.05$ ~ <0.001); ② Exercise: The score of patients participating exercise was significantly higher than that of no participating exercise

[(78.72 ± 25.49) v. (52.64 ± 20.26), $P < 0.001$]; ③ Psychology: The score of patients with healthy psychology was significantly higher than that of with psychology disorder [(86.53 ± 23.22) vs. (68.91 ± 20.44), P=0.001]; ④ Other: patients with better education, and more than 1 family members had better scores ($P < 0.001$). **Conclusion** The sample size is large and the datum is reliable for China questionnaire of quality of life in patients with cardiovascular diseases. It can reflect influence of age, sex, disease, exercise, psychology, family, education background and its item is brief, clear, and maneuverability is good, so it may well be spread.

Key words: Cardiovascular disease; Rehabilitation; Quality of life

随着我国现代康复医学的兴起，心脏康复与心血管二级预防和社会保健产生了连接。心脏康复扩展到了指导人们改变行为方式，减少危险因素、发病率、死亡率，提高生活质量[1]。生活质量（Quality Of Life，QOL）作为新的健康评价指标正逐渐被广泛应用于评价心血管患者的健康状态[2]。而量表又是测定生活质量的主要手段，为患者心理、躯体、社会等各方面的主观体验提供了表达模式。目前国外开发的生活质量量表多数只针对单一疾病，如冠心病、心力衰竭、外周血管疾病等，缺少一个能同时涵盖多种心血管疾病的量表，加之不同国家存在不同的国情和价值标准，所以急需一个适合我国心血管病康复需要的量表[3]。中国康复医学会心血管病专业委员会，心血管康复医学杂志编委会为适应这种需要，1996 年由刘江生执笔制定了国内第一个心血管疾病普适性量表——中国心血管患者生活质量评定问卷（China questionnaire of quality of life in patients with cardiovascular diseases, CQQC），2008 年进行了修订，并以 CQQC 与常用的健康调查简表（SF-36）对 600 例高血压、冠心病、心衰患者进行了比较调查，结果是与 SF-36 的信度（所有患者 Cronbach' α =0.76，各亚组 Cronbach' α ≥ 0.70）相比，CQQC 的信度更好（所有患者 Cronrbach' α =0.91，各亚组 Cronbach' α ≥ 0.76），二者的效度有较好的相关性（r=0.674，$P < 0.01$）[4]，本研究以 OQQC 为测评工具对国内地跨各大行政区 20 个城市，29 所医院的 8 267 例对象进行了大样本调查，建立了中国人的常模。

1 资料与方法

1.1 研究对象

2008 年 10 月 17 日在福州召开的中国康复医学会心血管病专业委员会三届七次会议与《心血管康复医学杂志》编委会联席会议决定成立协作组，进行"中国心血管患者生活质量评定问卷"常模测定。随后在协作组领导下，采用整群、随机的方法，从 2008 年 11 月至 2009 年 5 月对我国地跨全国各大行政区：东北（长春，佳木斯）、华北（北京）、西北（乌鲁木齐，西安）、华中（长沙，郴州，吉首）、西南（昆明，成都）、华南（广州，海口）、华东（上海，杭州，合肥）、东南（福州，南平，建阳，泉州，龙岩）的 20 个城市 29 所医院的 8 627 例对象的生活质量进行随机抽样调查。调查对象的诊断标准：高血压采用高血压防治指南（2005 年修订）的诊断标准：血压 ≥ 140/90mmHg，1 级高血压：140 ~ 159/90 ~ 99mmHg，2 级高血压：160 ~ 179/100 ~ 109mmHg，3 级高血压：≥ 180/110mmHg，单纯收缩期高血压 ≥ 140/ < 90mmHg；冠心病：冠状动脉造影证实冠状动脉有 ≥ 50% 的狭窄，或有心肌梗死史。心力衰竭：NYHA 心功能Ⅰ～Ⅳ级，同时具备超声心

动图测定的左室射血分数（LVEF）≤ 40% 或 B 型利钠肽（BNP）> 400ng/L（100 ~ 400ng/L 需排除肺梗死，慢性阻塞性肺部疾病）或 N 末端 B 型利钠肽原（NT-proBNP）：≤ 50 岁 ≥ 450 ng/L，> 50 岁 ≥ 900 ng/L。

调查前，按研究要求对各医院的参研人员进行了辅导，签署了"参加研究协议"和"问卷内容保密协议"。测量由参研人员具体实施，对被试者采用无记名填写问卷，统一指导语，统一测试方法和程序，完成后问卷统一收回。问卷不能阅读是唯一的排除标准。回收问卷 8 350 份，淘汰无效问卷 83 份，最后的有效问卷为 8 267 份，有效率为 99.0%。其中，男性 5 169 人（62.53%），女性 3 098 人（37.47%）；年龄 20 ~ 99（平均 60.29 ± 18.38）岁。其中，汉族 7 859 人，维吾尔族 142 人，土家族 91 人，苗族 69 人，回族 39 人，哈尼族 21 人，朝鲜族 11 人，满、蒙古、彝、白、藏、傣族分别有 2 ~ 6 人，锡伯族、乌孜别克族、塔塔尔族、纳西族、柯尔克孜族、黎族、俄罗斯族、达斡尔族各 1 人。

1.2 参考问卷

CQQC 问卷由中国康复医学会心血管病专业委员会、心血管康复医学杂志编委会制定（刘江生执笔）。参照世界卫生组织关于生活质量的定义，根据公认的生理、心理、社会三原则和国情进行量表的制定，并适当参考了有关问卷[5-10]，共分为体力（包括体力状况和有无参加康复运动 2 个问题）。病情（包括心绞痛、心悸、呼吸困难、对疾病的认识、生死观 5 个问题）、医疗状况（包括对治疗和医务人员的满意度 2 个问题）、一般生活（包括饮食、睡眠、自我感觉、娱乐、性生活 5 个问题）、社会心理状况（包括抑郁、焦虑、记忆力、智力、生活信心、亲人关系、夫妻关系 7 个问题），工作状况（包括工作能力，人际关系 2 个问题）等 6 个项目，24 条目（问题）。具体项目评分如下：

第一项：体力状况

问题 1：你体力如何？答案：（1）较差（< 3 代谢当量）：这一级别又分 2 个档次：①运动能力 1 个代谢当量（MET 下同），相当于 NYHA 心功能 IV 级：任何活动都可引起不适，只能卧床、坐位，阅读书报、看电视、进食或床边走动；②运动能力 2 ~ 3METs（相当于 NYHA 心功能 III 级）：可以穿衣、澡盆洗澡、室内走动（53m/ 分），或短时间打字，操作微机，写作（得分：① 0 分；② 4 分）;（2）尚可（≥ 3METs 量）：这一级别运动能力相当于 NYHA 心功能 III 级，一般的体力活动有轻度限制，可以通常速度走路。能够担任办公室工作（打字、微机操作）、自动仪器、收音 / 电视机修理、传达室工作、电工、领班、仓库保管员，甚至职员、商业人员、外科医师、控制仪器操作员、自动化工厂工人等（8 分）;（3）良好（≥ 5METs 量）：这一级别运动能力相当于 NYHA 心功能 II 级，一般的体力活动有轻度限制，不引起心悸、心绞痛、心律失常或呼吸困难。可以步行（6.4 km/ 时），从事乒乓球、绘画、跳舞（慢）、游泳（慢）等活动。可以做比较轻松的家务，如洗刷、烹调、洗衣（洗衣机）扫地、拖地板、擦洗窗户，以及中度工作，如机器操作（车床、钻机等）、安装工、维修工、监工等工作（16 分）;（4）优良（≥ 7METs）：这一级别功能贮量属于正常心功能，相当于 NYHA 心功能 I 级。体力活动不受任何限制，不会引起心绞痛、心律失常等症状。这一级别又分为 2 个档次：① ≥ 7METs 可以锯木（软木），作手工艺、木工（轻）、埠工、石工、工厂流水线工作，手持沉重工具（如凿岩机、气锤等）工作，驾驶拖拉机犁地；② 9 ~ 12METs 可以打排球，从事锻炼身体的任何体育活动，滑雪、骑马、游泳等。能从事伐木、挖沟、锯木（硬）等重体力劳动。心脏患者很少能达到这个级别（① 32 分；② 64 分）。

问题2：参加康复运动状况。答案：（1）没有（0分）；（2）＜1次/周（2分），（3）1～2次/周（4分）；（4）3～5次/周（6分）。

第二项：病情

问题3：心绞痛状况。答案：（1）≥1次/日（0分）；（2）≥1次/周（2分）；（3）＜1次/月（4分）；（4）无发作（6分）。

问题4：心悸状况。答案：（1）≥1次/日（0分）；（2）≥1次/周（1分）；（3）＜1次/月（2分）；（4）无（3分）。

问题5：呼吸困难状况。答案：（1）≥1次/日（0分）；（2）≥1次/周（2分）；（3）＜1次/月（4分）；（4）无（6分）。

问题6：疾病对生活的影响。答案：（1）严重（0分）；（2）中度（1分）；（3）轻微（2分）；（4）无（3分）。

问题7：对疾病的认识。答案：（1）不了解（0分）；（2）了解不多（1分）；（3）比较了解（2分）；（4）了解（3分）。

问题8：生死观如何？对意外的担心程度。答案：经常担心（0分）；（2）有时担心（1分）；（3）很少担心（3分）；（4）不担心（5分）。

第三项：医疗状况

问题9：对治疗的满意程度。答案：（1）不满意（0分），（2）大体不满意（1分）；（3）大体满意（2分）；（4）满意（3分）。

问题10：对经常接触的医务人员满意程度。答案：（1）不满意（0分）；（2）大体不满意（1分）；（3）大体满意（2分）；（4）满意（3分）。

第四项：一般生活

问题11：饮食状况。答案：（1）极少进食（0分）；（2）进食减少（1分）；（3）基本正常（2分）；（4）正常（3分）。

问题12：失眠。答案：（1）每晚（0分）；（2）每周（1分）；（3）有时（2分）；（4）无（3分）。

问题13：自觉健康（精力）状况。答案：（1）不佳（0分）；（2）欠佳（1分）；（3）尚好（3分）；（4）良好（5分）。

问题14：性生活状况。答案：（1）无（0分）；（2）很少（1分）；（3）偏少（2分）；（4）满意（3分）。

问题15：娱乐活动状况。答案：（1）无（0分）；（2）很少（1分）；（3）偏少（2分）；（4）正常（3分）。

第五项：社会、心理状况

问题16：心情抑郁状况。答案：（1）忧郁（0分）；（2）比较忧郁（1分）；（3）稍有忧郁（2分）；（4）无（3分）。

问题17：心情焦虑状况。答案：（1）焦虑（0分）；（2）比较焦虑（1分）；（3）稍有焦虑（2分）；（4）无（3分）。

问题18：记忆力状况。答案：（1）明显减退（0分）；（2）减退（1分）；（3）大致正常（2分）；（4）正常（3分）。

问题19：智力状况。答案：（1）明显减退（0分）；（2）减退（1分）；（3）大致正常（2分）；（4）正常（3分）。

问题 20：生活信心（乐趣）。答案：（1）无乐趣（0分）；（2）有些乐趣（2分）；（3）基本有趣（4分）；（4）有乐趣（6分）。

问题 21：亲人关系。答案：（1）不融洽（0分）；（2）比较融洽（1分）；（3）基本融洽（2分）；（4）融洽（3分）。

问题 22：夫妻关系。答案：（1）不融洽（0分）；（2）比较融洽或丧偶（1分）；（3）基本融洽（3分）；（4）融洽（5分）。

第六项：工作状况

问题 23：工作能力。答案：（1）不能工作（0分）；（2）改做其他较轻工作（2分）；（3）部分恢复病前工作或部分从事退休前工作（4分）；（4）恢复病前工作或仍从事退休前工作；（6分）。

问题 24：工作人际关系。答案：（1）不融洽（0分）；（2）比较融洽（1分）；（3）基本融洽（2分）；（4）融洽（3分）。

受访者根据自己的情况进行相应回答，每个条目根据选项不同给予不同的得分，然后累计得分为该员的得分，问卷得分范围 0 ～ 154。0分意味着所罗列的所有限制都出现，154分意味着所罗列的所有限制都没有出现，但是这两个极端的得分值并不意味着完全健康或死亡。一份问卷完成时间约 4 分钟[4]。

1.3 统计方法

回收的问卷经仔细核对后建立 SPSS 数据库，应用 SPSS 13.0 软件包对资料进行统计分析。组间对照用 t 检验，包括独立样本 t 检验和单因素方差分析（ANOVA）。$P < 0.05$ 认为差异有显著性。

2 结果

2.1 正常人的生活质量常模

正常人的生活质量得分（常模）为（93.93 ± 26.53）分，随着年龄增加，得分逐渐减少（$P < 0.001$），除 ≥ 70 岁组，其他各年龄组男性得分显著高于女性得分（$P < 0.05 \sim < 0.001$），见表 1。

2.2 高血压患者的生活质量常模

高血压患者的生活质量得分为（76.61 ± 25.84），高血压 3 级患者生活质量（68.15 ± 21.85）明显低于 1、2 级患者（$P < 0.01$），见表 1。

2.3 冠心病患者的生活质量常模

冠心病患者的生活质量得分为（63.46 ± 21.4），其中不稳定型心绞痛患者的生活质量得分（55.38 ± 18.68），为最差（$P < 0.01$），见表 1。

2.4 心衰患者的生活质量常模

心衰患者的得分为（40.51 ± 17.16），显著低于高血压和冠心病患者（$P < 0.01$），见表 1。

2.5 影响因素

2.5.1 性别、年龄 所有人的总体得分为（71.19 ± 27.66）分，男性得分显著高于女性（$P < 0.001$）；正常人，随着年龄增加，得分逐渐减少（$P < 0.001$），除 ≥ 70 岁组，其他各年龄组男性得分显著高于女性得分（$P < 0.05 \sim < 0.01$）；在冠心病、高血压和心衰三组中，除部分亚组（如单纯收缩期高血压，高血压 3 级，隐匿性冠心病，稳定型心绞痛）外，男性

得分均显著高于女性得分（$P < 0.05 \sim < 0.001$），见表1。

2.5.2 运动 参加运动者的得分（78.72 ± 25.49）显著高于未参加运动者（60.78 ± 27.16，$P < 0.001$），见表2。

2.5.3 心理 心理健康者的得分（86.53 ± 23.22）显著高于心理有障碍者（52.64 ± 20.26，$P < 0001$），见表2。

2.5.4 其他 受教育程度越高，得分越高；家庭成员为1个人的得分明显低于2人和≥3人的得分（$P < 0.001$），见表2。

表1 "中国心血管患者生活质量评定问卷"（CCQQ）各组人群的常模（$\bar{x} \pm s$）

	分组	总体得分	男性得分	女性得分	t值	P值
所有人	（n=7937）	71.41 ± 27.8	72.49 ± 28.29	69.56 ± 26.83	4.63	0.000
正常组	30～39岁（n=186）	110.62 ± 28.31	114.19 ± 25.76	104.43 ± 29.1	2.43	0.016
	40～49岁（n=221）	106.95 ± 24.66	109.81 ± 25.71	102.01 ± 23.01	2.35	0.019
	50～59岁（n=274）	97.73 ± 23.19	101.60 ± 24.09	92.62 ± 20.92	3.24	0.001
	60～69岁（n=263）	89.56 ± 20.77	92.51 ± 21.33	85.51 ± 18.11	2.88	0.004
	大于或等于70岁（n=301）	77.76 ± 21.16	77.7 ± 22.05	77.86 ± 20.65	0.06	0.948
	共计 n=1245	95.74 ± 23.21	98.54 ± 19.98	92.91 ± 20.87	3.65	0.000
高血压组	高血压I期（n=489）	83.76 ± 25.77	85.51 ± 24.49	81.39 ± 26.33	1.42	0.158
	高血压II期（n=1050）	83.53 ± 28.52	84.53 ± 27.98	81.39 ± 29.43	1.53	0.126
	高血压III期（n=1243）	69.06 ± 21.78	69.93 ± 22.04	67.75 ± 20.85	1.4	0.163
	单纯收缩期高血压（n=226）	78.11 ± 21.68	79.47 ± 22.14	76.35 ± 20.61	0.68	0.497
	共计 n=3008	73.75 ± 23.62	74.67 ± 21.58	72.97 ± 20.86	1.42	0.154
冠心病组	隐性心绞痛（n=317）	70.71 ± 24.4	71.77 ± 23.71	68.92 ± 24.55	1.03	0.304
	稳定型心绞痛（n=722）	63.60 ± 19.25	64.23 ± 20.22	62.32 ± 17.86	1.17	0.244
	不稳定型心绞痛（n=506）	55.37 ± 18.62	56.57 ± 19.11	52.95 ± 17.44	1.77	0.078
	心肌梗死（n=639）	64.71 ± 24.95	65.96 ± 23.83	61.26 ± 25.44	1.79	0.074
	冠脉介入术后（n=739）	64.8 ± 18.59	65.61 ± 17.43	62.35 ± 20.19	1.93	0.054
	共计 n=2923	64.67 ± 20.59	65.49 ± 20.22	63.19 ± 20.33	1.42	0.064
心衰组	（n=761）	40.36 ± 17.24	41.61 ± 17.71	38.6 ± 16.53	1.89	0.059

注：在三大主要心血管病中，生活质量最差的是心力衰竭（$P < 0.01$）；在高血压患者中，高血压III期患者生活质量明显低于其他期患者（$P < 0.01$）；在冠心病患者中不稳定型心绞痛患者的生活质量最差（$P < 0.01$）。

表2 在不同人群中的CQQC常模（$\bar{x} \pm s$）

分组		例数	得分	t值或F值	P值
康复运动	参加	4512	72.64±21.87	6.13	0.000
	未参加	2180	66.91±23.13		
心理	正常	3992	70.13±25.66	2.64	0.001
	异常	2701	68.91±20.44		
教育	初中（中专）以下	2646	58.31±25.64	4.86	0.000
	高中（大专）以下	2440	69.92±26.7		
	大学或研究生	1606	77.14±27.62		
家庭	1人	205	56.44±26.33	5.43	0.000
	2人	954	68.19±28.41		
	3人及以上	5533	67.26±27.64		
医疗	自费	1209	65.64±29.21	2.36	0.018
	医保或公费	5483	67.38±27.48		

3 讨论

虽然此前的研究中[4]，我们证明了CQQC对于心血管病患者生活质量测定均具有较好的信度和效度，但作为我国第一个心血管疾病特异性量表，需要大样本来验证其价值。因此，本研究采取整群随机抽样方式在全国地跨各大行政区的20个城市29所医院，以CQQC问卷对8 267例对象进行了常模测定，并分析了影响心血管疾病患者生活质量的因素，为今后进一步研究提供了依据，更为国家卫生保健和决策部门在监测人群的健康状况，合理分配卫生资源，评价医疗成果、临床试验、药物疗效和不同疾病的医疗费用等领域，提供一个有效的健康测量手段。

本研究CQQC常模测定的结果如下：

（1）测定了正常人生活质量常模为（93.93±26.53）分，并发现正常人生活质量得分随着年龄增加，得分逐渐减少（$P < 0.001$），这为今后研究各种疾病的生活质量提供了比较依据。

（2）测定了常见心血管疾病高血压、冠心病和心力衰竭的常模：①心力衰竭：本研究3个常见心血管疾病中生活质量最差的是心力衰竭，与实际情况相符。心力衰竭是各种心血管疾病如高血压、冠心病等的最终结局，以慢性、逐渐进展的病程、频繁住院和高死亡率为特征，不仅严重影响患者预后，增加医疗卫生经济负担，也影响患者的生活质量。在美国，用于心力衰竭诊断和治疗的医疗卫生支出远远高于其他疾病。随着我国人口的老龄化以及由于治疗措施改进而使心肌梗死等急性心血管病患者的成功获救，慢性心衰患者的数量逐年上升，其医疗应该努力加强。②高血压：高血压3级患者生活质量明显低于其他患者，考虑与高血压3级患者大部分出现心、脑、肾等器官受损表现，导致患者需要反复就诊或住院，影响了患者生活质量。③冠心病：不稳定型心绞痛在冠心病患者中生活质量最差，考虑与反复发作胸痛、胸闷，导致日常生活受限有关，也与本研究大部分心肌梗死患者为心肌梗死恢复期，临床上无反复不适有关。

（3）生活质量的影响因素：①性别、年龄：所有人的总体得分为（71.19±27.66）分，男性得分显著高于女性（$P < 0.001$），正常人随着年龄增加，得分逐渐减少（$P < 0.01$），除

≥ 70 岁组，其他各年龄组男性得分显著高于女性（$P < 0.05 \sim 0.01$）；②参加运动者的生活质量得分为（78.72 ± 25.49），显著高于未参加运动者（60.78 ± 27.16，$P < 0.001$）；③心理健康患者的生活质量得分（86.53 ± 23.22）也显著高于心理有障碍者（52.64 ± 20.26，$P < 0.001$）；再次有力证明运动、心理状态对心血管患者康复是多么重要，提示广大心血管医生临床中应切实关注患者的运动和心理健康；④本研究对象受教育程度越高，生活质量越好（$P < 0.001$）。这是由于受教育程度越高，保健知识越丰富，身体状况、生活质量越好；⑤家庭人数 1 个人的生活质量明显低于家庭人数 2 人和 ≥ 3 人的（$P < 0.001$），这也符合常理。人是需要思想交流和互助的，快乐要与人共享，痛苦要宣泄，孤独一人生活质量差是可以理解的。

总之，本研究样本量大、数据可靠，"中国心血管患者生活质量评定问卷"可反映个体年龄、性别对生活质量的影响，并反映心血管病患者的体力、病情、医疗、一般生活、社会心理状况，条目简短明了，可操作性好，应予推广。

为此，我们公布了"中国心血管患者生活质量评定问卷"，便于大家采用，作进一步研究，把我国生活质量研究和实用提高到一个新的水平，为我国康复心脏病学作出贡献。

参考文献

[1] 刘江生. 我国康复心脏病学的发展及现状 [J]. 心血管康复医学杂志, 2006, 15（增刊）: 12—21.

[2] Herlitz J, Brandrup-Wognsen G, Caidahl K, et al. Determinants for an impaired quality of life 10 years after coronary artery by-pass surgery[J]. Int J Cardiol, 2005, 98（3）: 447—452.

[3] 杨瑞雪, 万崇华, 李晓梅. 心血管疾病生命质量测定量表的概况 [J]. 心血管康复医学杂志, 2005, 14（4）: 402—404.

[4] 刘江生, 马琛明, 刘文娴, 等. "中国心血管患者生活质量评定问卷"的初步应用体会 [J]. 心血管康复医学杂志, 2008, 17（4）: 309—312.

[5] Bernie J, O'Brien, Martin J, et al. Ferguson.Measuring. the effectiveness of heart transplant programmes: quality of life data and their relationship to survival analysis[J]. J Chron Dis, 1987, 40（Suppl.I）: 137—153.

[6] Spertus J A, Winder J A, Dewhurst T A, et al. Developmentand evaluation of the Seattle Angina Questionnaire: a new functional status measure for coronary artery disease[J]. J Am CollCardiol, 1995, 25（2）: 333—341.

[7] 谢华, 戴海崎. SCL-90 量表评价 [J]. 精神疾病与精神卫生, 2006, 6（2）: 156—159.

[8] Rector T, Kubo S, Cohn J. Patient' s self assessment of their congestive heart failure. Part2: content, reliability and validity of a new measure, the Minnesota Living with Heart Failure Questionnaire[J]. Heart Failure, 1987, 3: 198—209.

[9] Rector T, Cohn J. Assessment of patient outcome with the Minnesota. Living with Heart Failure Questionnaire: Reliability and Validity during a randomized, double-blind, place bocont rolledtrial of pimobendan[J]. Am Heart J, 1992, 124: 1017—1025.

[10] Rector T, Kubo S, Cohn J. Validity of the Minnesota Living with Heart F ailure Questionnaire as a measure of therapeutic response to enalapril or placebo[J]. Am J Cardiol, 1993, 71: 1106—1107.

（本文发表于《心血管康复医学杂志》2012 年第 2 期）

老年人鼾症与脑卒中关系的研究

基金项目：全军"九五"医药卫生科研基金课题，序号 96D027

慈书平[1]，孙海东[1]，杨春雷[1]，王福军[2]

（作者单位：1.江苏省镇江市第 359 医院；2.湘西土家族苗族自治州康复＜肿瘤＞医院）

鼾症与脑中风的关系国内罕有报道。为探讨鼾症在脑卒中的关系，我们自 1990 年 1 月至 1998 年 1 月进行了 8 年前瞻性研究。

1 对象与方法

1.1 对象

研究对象为本院医疗体系的 12 所军队干休所老干部及其家属，359 医院部分住院患者，共 1 238 人，其中男性 886 人，女性 352 人。调查开始平均年龄 68 ± 7 岁，鼾症组 523 例（42.4%），无鼾组（对照组）715 例（57.6%）。

1.2 方法

1.2.1 鼾症调查 ①设计调查表。调查表项目有：姓名、年龄、性别、工种、鼾症发生程度和时间、有无憋气现象、现有主要疾病及发生时间、主要症状（头痛、记忆力、白天嗜睡程度、性功能等 98 项）等。调查表为印制统一表格。②调查方法采用家访式调查。由其配偶或家属提供有无鼾症病史及程度；各种疾病的诊断系依据干休所病历档案，驻军医院以上医疗单位诊断，以及每年一次的驻军医院组织的体检结果。③打鼾程度判断：偶发（即因疲劳、饮酒、用安眠药后偶然发生者），轻度（打鼾声音很小，不影响配偶或他人睡眠），中度（习惯性打鼾，其响声如雷或隔室可闻，鼾声响度大于 60 分贝），重度（中度基础上同时伴有憋气现象）。

1.2.2 诊断标准 鼾症是指习惯性打鼾病史持续 6 个月以上，鼾症的响度已达到隔室可闻或鼾声如雷（此时已大于 60 分贝）。声级计测定其响度大于 60 分贝，可伴有或不伴憋气现象[1]，并影响其配偶或他人睡眠者。排除药物、疲劳和乙醇等引起的偶发性打鼾和轻度打鼾。各种疾病诊断系根据驻军医院以上医疗单位的诊断。

1.3 统计学处理

所有调查资料在奔腾 586 微机上进行统计，采用华西医科大学卫生统计学教研室，医学百科全书统计学软件包分析，采用 foxpro 数据库。

2 结果

2.1 两组研究期间脑卒中发生情况（表 1）

表 1　两组研究期间脑卒中情况

组别	例数	起点		终点	
		出血性脑卒中	缺血性脑卒中	出血性脑卒中	缺血性脑卒中
鼾症组	523	1	3	5	69*
对照组	715	2	2	4	6

注：两组比较 *$P < 0.01$。

2.2 两组脑卒中发生率、发生时间和总死亡率情况（表 2）

表 2　两组脑卒中发生率、发生时间和总死亡率情况

组别	例数	脑卒中发生率（%）	总死亡率（%）	脑卒中发生时间	
				白天	夜间
鼾症组	523	14.1*	18.0*	15*	59*△
对照组	715	1.4	5.9	6	4

注：两组比较 *$P < 0.01$，本组比较 △$P < 0.01$。

3　讨论

国外研究认为鼾症和睡眠呼吸暂停综合征（SAS）是脑卒中的独立危险因素，本研究结果与 John 等报道相一致 [2]。鼾症组缺血性脑卒中发生率和总死亡率显著高于对照组（$P < 0.01$），鼾症组脑卒中发生时间夜间显著多于白天。

鼾症引起缺血性脑卒中增多的机理可能为 [2-5]：①打鼾憋气引起低氧血症，直接损害脑血管内膜，易致脑动脉粥样硬化、斑块脱落，易致缺血性脑卒中；②鼾症患者脑血流缓慢，易发生血栓形成；③血液流变学异常，全血比黏度、血球压积、血浆比黏度、红细胞聚集指数均比对照组增高；④鼾症患者由于红细胞增多，血黏度增加，血小板聚集性增强，血脂增高等因素，导致血液呈高凝状态，睡眠时更易促发脑血栓形成。

鼾症患者缺血性脑卒中发生率增加，死亡率增高，严重影响了患者的预后和生活质量，应引起足够重视。

参考文献

[1] 孙济治，张明. 鼾症 [J]. 中华耳鼻喉科杂志，1988，23：304.

[2] John W, Shepard J r, Hypertension. Cardiac arrthythmias myocardial infarction and stroke in relation to ohsiructive sleep apnea[J]. Clin Chest Med, 1992, 13：437.

[3] Palomaki H, Partinen M, Erkiniuntti T, et al. Snoring, sleep apnen syndrome and stroke[J]. Neurology, 1992, 42(6) 75.

[4] 慈书平，江时森，李俭，等. 鼾症患者血液流变学改变及其临床意义 [J]. 微循环技术杂志，1990，4（1）：35.

[5] Palomaki H. Snoring and the risk of ischemic brain infarcton[J]. Struke, 1991, 22（8）：1021.

（本文发表于《心血管康复医学杂志》1998 年第 4 期）

接骨七厘片治疗高脂血症 100 例临床观察 （二等奖）

张继德，王福军

（作者单位：凤凰县民族中医院）

主题词：高脂血症 / 中药疗法　　@接骨七厘片 / 治疗应用

自 1994 年 2 月至 1998 年 10 月，笔者采用珠海金沙（湖南）制药有限公司生产的接骨七厘片治疗高脂血症 100 例，对接骨七厘片的调节血脂作用进行了临床观察和有关生化检测，并与用西药非诺贝特治疗的 80 例作为对照，现报道如下。

1　临床资料

1.1　病例选择

门诊或住院的高脂血症患者经饮食宣教 2 ~ 4 周后复查，其血清胆固醇（CH）仍 ≥ 5.98mmol/L 和甘油三酯（TG）仍在 2.26 ~ 5.65mmol/L 之间者，共 180 例。其中男 100 例，女 80 例；年龄 38 ~ 75 岁，平均 56.5 岁；合并高血压病者 62 例，冠心病 35 例（陈旧性心肌梗死 14 例，稳定型心绞痛 21 例）。排除半年内曾患心肌梗死、脑血管意外、严重创伤或做过重大手术者，有过肾病综合征、甲状腺功能减退、急性或慢性肝胆疾患、糖尿病、痛风、纯合子家族性胆固醇血症者，由药物（肝素、甲状腺素、吩噻嗪类、β 受体阻滞剂、肾上腺皮质类固醇及某些避孕药）引起的高脂血症者，以及孕妇及哺乳期妇女、过敏体质、精神病和近 4 周内曾采用其他降血脂药物治疗的患者。

2　治疗方法

按血清胆固醇及甘油三酯水平，分层按 1：0.8 比例随机分为两组。治疗组用中理牌接骨七厘片口服，每日 3 次，每次 4 片。对照组用非诺贝特口服，每次服 0.1g，每日 3 次，于饭后 30 分钟服用。30 天为 1 个疗程。饮食习惯及生活方式与治疗前保持基本一致，可继续服用某些不干扰血脂代谢的药物，但剂量与用法应与治疗前保持一致。

3　疗效观察

3.1　观察项目

3.1.1　服药前后症状、体征，均在门诊或病房询问病史，测体重、血压、心率及有关症状和体征。

3.1.2　检测项目及方法：服药前后分别检测 TG、CH（采用酶学法）、VLDL-C（采用 "F 公式" 计算法）、HDL-C、LDL-C（采用磷钨－氯化镁沉淀法）。并检测血液流变学指标：全血高切黏度、全血低切黏度、血浆比黏度、红细胞电泳时间（采用硫酸铵比浊法）、红细胞压积（采用常规法）、血沉（采用魏氏法）、血浆纤维蛋白原（采用双缩脲法）、红细胞超氧化物歧化酶（RBC-SOD，采用放射免疫法）。

3.2 统计学处理

将两组各项目测定数据以均值 ± 标准误（$\bar{x} \pm s$）表示，均数差异用 u 检测法分析，有效率差异用 X^2 检验法分析。

3.3 疗效标准

参照中华人民共和国卫生部 1998 年心血管药物临床研究指导原则判定。

3.4 症状的改善

两组治疗后的临床主要症状均有不同程度的改善。但治疗组明显优于对照组，两组相比具有显著性和非常显著性差异（$P < 0.05 \sim 0.01$）。

3.5 对血脂的影响（表1）

表1 两组全血脂指标治疗前后对比（$\bar{x} \pm s$）

检验项目	分组	n	治疗前	治疗后
TG (mmol/L)	治疗组	100	2.95±0.03	1.91±0.06*△
	对照组	80	2.93±0.08	2.08±0.07*
CH (mmol/L)	治疗组	100	6.35±0.62	4.01±0.45▲△
	对照组	80	6.32±0.62	5.75±0.59**
HDL–C (mmol/L)	治疗组	100	1.03±0.12	1.62±0.18*△△
	对照组	80	1.04±0.15	1.61±0.16**
VLDL–C (mmol/L)	治疗组	100	1.24±0.15	0.69±0.10*△△
	对照组	80	1.23±0.15	0.74±0.11▲
LDL–C (mmol/L)	治疗组	100	3.26±0.34	2.12±0.24▲△
	对照组	80	3.23±0.35	3.01±0.36**

注：自身治疗前后比较，* $P < 0.01$，▲ $P < 0.05$，** $P > 0.05$；与对照组比较，△ $P < 0.05$，△△ $P > 0.05$。

3.6 对血液流变学指标的影响（表2）

表2 两组血液流变学指标治疗前后对比

检验项目	分组	n	治疗前	治疗后
全血高切黏度比	治疗组	100	6.83±0.69	4.90±0.57*▲
	对照组	80	7.19±0.80	6.19±0.77△△
全血低切黏度比	治疗组	100	10.00±0.99	7.03±0.82*▲
	对照组	80	11.24±1.27	10.56±1.19△△
血浆纤维蛋白原	治疗组	100	4.17±0.42	3.27±0.33**▲
	对照组	80	4.24±0.48	3.91±0.44△△
红细胞压积	治疗组	100	0.48±0.05	0.37±0.04**
	对照组	80	0.47±0.05	0.44±0.05△△
血沉	治疗组	100	25.93±2.98	16.51±1.93**▲

检验项目	分组	n	治疗前	治疗后
红细胞电泳	对照组	80	22.09±2.23	21.79±2.21$^{\triangle\triangle}$
	治疗组	100	112.5±5.41	78.9±4.09**▲
	对照组	80	96.01±6.59	95.47±6.93$^{\triangle\triangle}$
血浆比黏度	治疗组	100	1.84±0.19	1.20±0.16**▲
	对照组	80	1.84±0.20	1.78±0.20$^{\triangle\triangle}$

注：自身治疗前后比较，*$P < 0.05$，**$P < 0.01$，$\triangle\triangle P > 0.05$；与对照组比较，▲$P < 0.05$。

3.7 对 RBC-SOD 的影响（表 3）

表 3 两组红细胞超氧化物歧化酶（RBC-SOD）治疗前后对比（$\bar{x}±s$）

分组	n	治疗前	治疗后
治疗组	100	378.00±30.50	568.00±36.15*▲
对照组	80	458.64±22.67	450.00±23.94$^{\triangle}$

注：自身治疗前后比较，*$P < 0.01$，$\triangle P > 0.05$；与对照组比较，▲$P < 0.01$。

3.8 副作用

治疗组有 3 例服药 2 周后出现大便稀薄，未停药继服 1 周后大便又恢复正常。对照组有 5 例服药期间出现头晕、恶心、饮食不振。所有患者治疗前后肝肾功能均正常。

4 讨论

近年来中医学认识到，血脂增高和脂蛋白的异常，与"痰"有关。血液流变学异常属中医学的"血瘀"范畴。高脂血症多伴有高黏滞血症。其发病原因与肝、脾、肾密切关系。脾气不足，健运失司，痰浊内生是发病的根源。接骨七厘片活血祛瘀除痰，有明显降低 CH、TG、LDL-C、VLDL-C 和提高 HDL-C 的作用，与对照组比较，效果显著。本方在降低血脂的同时，还具有明显地降低全血高切、低切比黏度、血浆比黏度、红细胞压积、血浆纤维蛋白原、血沉以及红细胞电泳时间、红细胞聚集等作用。特别指出的是，接骨七厘片具有较强的抗凝、降血脂作用，其中接骨七厘片含有肝素、抗凝血素等，提示这类药可能在心血管疾病的防治中前景乐观。

试验结果还提示，本方具有抗脂质过氧化和清除自由基的药理作用，具有显著提高 SOD活力（与治疗前比较上升 50.26%）和降低 MDA（丙二醛、过氧化脂质终产物）。药理研究证明：接骨七厘片有阻止胆固醇吸收，降低动物和人类的 CH、TG，具有抗氧化延缓衰老的效果和抑制大鼠肝微粒体脂质过氧化的作用。大部分患者服药后进行了心电图及眼底检查，部分患者进行了 TCD、颅脑 CT 检查，结果表明，该药可使心电图 ST-T 的改变有不同程度的恢复，并有缓解脑血管痉挛的作用。提示该药具有扩张血管，改善心脑缺血的作用。该药在治疗高脂血症的同时，对其他老年性常见病也有一定效果。

（本文发表于《湖南中医杂志》2000 年第 5 期）

黛力新对冠心病伴焦虑抑郁患者治疗效果和生活质量的影响

王福军，石　翔，向红菊

（作者单位：湘西土家族苗族自治州人民医院心内科）

摘要：目的　探讨氟哌噻吨美利曲辛片（黛力新）与抗心肌缺血治疗对冠心病伴焦虑抑郁患者的疗效和对生活质量的影响。**方法**　冠心病伴焦虑抑郁患者128例，随机被均分为黛力新组（给予抗心肌缺血药物联合黛力新治疗）和常规治疗组（单纯抗心肌缺血治疗）。疗程4周时观察临床症状、心电图及焦虑自评量表和抑郁自评量表评分的变化；半年后采用中国心血管患者生活质量评定问卷进行生活质量评估。**结果**　黛力新组心绞痛和心电图总有效率分别为92.2%和84.4%，明显高于常规治疗组的79.7%和68.8%（P均<0.05），黛力新组焦虑自评量表和抑郁自评量表评分在治疗后显著下降（P均<0.01），且显著优于常规治疗组[焦虑评分量表（39.65±7.22）分比（53.30±8.50）分，抑郁评分量表（42.23±8.92）分比（57.47±9.50）分，P均<0.01]，常规治疗组治疗前后无显著变化（P均>0.05）；黛力新组中国心血管患者生活质量评定问卷的各项得分均明显高于常规治疗组（P均<0.01）。**结论**　黛力新治疗冠心病伴焦虑、抑郁患者效果好，能够改善患者的生活质量。

关键词：冠状动脉疾病；焦虑；抑郁；氟哌噻吨美利曲辛片

文章编号：1008-0074（2012）03-300-04　　中图分类号：R541.4　　文献标识码：A

DOI：10.3969/j.issn.1008-0074.2012.03.26

Effects of Deanxit on patients with coronary heart disease complicated anxiety and depression and their quality of life/ WANG Fu-jun, SHI Xiang, XIANG Hong-ju // Department of Cardiology, People's Hospital of Xiangxi Autonomous Region of Hunan, Jishou, Hunan, 416000, China

Abstract: Objective　To explore effects of flupentixol and melitracen tablets (Deanxit) and anti-ischemic therapy on patients with coronary heart disease (CHD) complicated anxiety and depression and their quality of life. **Methods**　A total of 128 CHD patients with anxiety and depression were randomly and equally divided into Deanxit group (anti-ischemic drugs combined Deanxit therapy) and routine treatment group (only received anti-ischemic therapy). Changes of echocardiogram (ECG) and scores of self-rating anxiety scale (SAS) and self-rating depression scale (SDS) wereobserved on fourth week; after half a year, Chinese questionnaire of quality of life in patients with cardiovascular disease (CQQC) was used to evaluate quality of life in all patients. **Results**　Total effctiverates of angina pectoris and ECG were 92.2% and 84.4% respectively in Deanxit group, which were significantly higher than those of routine treatment group (79.7%, 68.8%, $P < 0.05$ both). After treatment, there were significant decrease in scores of SAS and SDS in Deanxit Group ($P < 0.01$ both), and they were significantly lower than those of routine treatment group [SAS: (39.65 ± 7.22) scores vs. (53.30 ± 8.50 scores, SDS (42.23 ± 8.92) scores vs. (57.47 ± 9.50) scores, $P < 0.01$ both], and they were not significant differentin routine treatment group between before and after treatment ($P > 0.05$); CQQC score of each item of Deanxit group was significantly higher than that of routine treatment group ($P < 0.01$ all). **Conclusion**　Deanxit has good therapeuti ceffects on patients with coronary heart disease complicated anxiety and depression, and it can improve quality of life of patients.

Key words: Coronary artery disease; Anxiety; Depression; Flupentixol and melitracen tablets

冠心病患者常伴有焦虑抑郁，影响生活质量和疾病的康复。本研究在常规抗心肌缺血治疗的基础上，给予含氟哌噻吨美利曲辛片（黛力新）治疗，取得较好效果，现报告如下。

1 资料与方法

1.1 一般资料

选择 2007 年 1 月至 2009 年 6 月在我院接受诊治的冠心病患者为研究对象。入组标准：①符合冠心病诊断标准：冠状动脉造影证实冠状动脉有 ≥ 50% 的狭窄，或有明确的心肌梗死病史；②焦虑自评量表（SAS），标准分 ≥ 50 分或 / 和抑郁自评量表（SDS），标准分 ≥ 53 分[1]；③排除其他严重的急、慢性躯体疾病。共人选 128 例，随机分为两组，每组 64 例。黛力新组男 38 例，女 26 例，年龄 41 ~ 78（60 ± 6.4）岁。病程 2 个月至 17 年 6 个月。以焦虑为主（SAS ≥ 50 分，SDS < 53 分）22 例，以抑郁为主（SDS ≥ 53 分，SAS < 50 分）13 例，混合型（SAS ≥ 50 分，SDS ≥ 53 分）29 例。常规治疗组男 42 例，女 22 例，年龄 38 ~ 75（58.3 ± 7.8）岁，病程 2 个月 15 天至 15 年 8 个月。以焦虑为主 24 例，以抑郁为主 10 例，混合型 30 例。两组一般资料比较无显著性差异（$P > 0.05$）。

1.2 方法

1.2.1 治疗方法 两组均常规给予硝酸酯类药物、抗血小板、抗凝及 β 受体阻滞剂等治疗。黛力新组给予黛力新 1 片（每片含二盐酸氟哌噻唑 0.5mg 和盐酸美利曲新 10mg）早晨及中午各 1 次，和常规抗心肌缺血治疗。治疗 4 周后观察临床症状、体征、心率、血压、心电图并进行 SAS 和 SDS 评分。4 周后将黛力新改为每次 1 片，每日晨服 1 次，继续治疗半年，然后进行生活质量评定。

1.2.2 疗效评定标准 焦虑和抑郁改善情况，以 SAS、SDS 减分率 ≥ 50% 为有效，< 50% 为无效。心绞痛疗效参考 1993 年卫生部药政局《新药临床研究指导工原则》中冠心病心绞痛疗效评定标准[2]；心绞痛疗效（略）。心电图疗效：显效：静息心电图恢复正常；改善：静息心电图缺血性 ST 段下降，治疗后回升 1.5mm 以上或主要导联 T 波倒置变浅达 50% 以上，或 T 波平坦转直立；无改变：静息心电图与治疗前基本相同；加重：静息心电图 ST 段较治疗前下降 ≥ 0.5mm，主要导联 T 波加深 ≥ 50% 或直立 T 波变为平坦，或平坦 T 波转为倒置。

1.2.3 生活质量评定方法 采用由中国康复医学会心血管病专业委员会、《心血管康复医学杂志》编委会制定的"中国心血管患者生活质量评定问卷（CQQC）"[3, 4]。该问卷包括下述 6 项 24 个问题，即：①体力状况（又分 4 档），参加康复运动状况；②病情分 6 个问题：即心绞痛、心悸、呼吸困难、疾病对生活的影响，对疾病的认识、生死观；③医疗状况，包括对治疗的满意度，对经常接触的医务人员满意度 2 个问题；④一般生活分 5 个问题：即饮食、失眠、自觉健康、性生活、娱乐活动；⑤社会心理状况，分 7 个问题：即忧郁、焦虑、记忆力、智力、生活信心、亲人关系、夫妻关系；⑥工作状况包括工作能力和工作人际关系 2 个问题。

1.3 统计学处理

数据用 SPSS 12.0 统计软件处理。计量资料以均数 ± 标准差（$\bar{x} \pm s$）表示，组间比较用

t 检验。计数资料以百分率表示，用 X^2 检验。$P < 0.05$ 为有显著性差异。

2 结果

2.1 两组治疗前后 SAS、SDS 评分

比较治疗前两组 SAS、SDS 比较无显著性差异（P 均 > 0.05）。黛力新组 SAS、SDS 评分在治疗后显著下降（P 均 < 0.01），而常规治疗组无显著变化（$P > 0.05$），治疗后黛力新组的 SAS、SDS 评分较常规治疗组明显下降（P 均 < 0.01），见表1。

表1　两组治疗前后焦虑自评量表，抑郁自评量表评分变化（$\bar{x} \pm s$，分）

组别	例数	焦虑自评量表				抑郁自评量表			
		治疗前	治疗后	t 值	P 值	治疗前	治疗后	t 值	P 值
常规治疗组	64	53.92±9.57	53.30±8.50	0.052	> 0.05	58.40±11.20	57.47±9.50	0.202	> 0.05
黛力新组	64	53.26±10.38	39.65±7.22	8.035	< 0.01	59.06±11.57	42.23±8.92	26.68	< 0.01
t 值		0.250	5.608			0.565	9.63		
P 值		> 0.05	< 0.01			> 0.05	< 0.01		

2.2 两组心绞痛和心电图疗效的比较

黛力新组心绞痛和心电图总有效率分别为 92.2% 和 84.4%，明显高于常规治疗组的 79.7% 和 68.8%，P 均 < 0.05，见表2。

表2　两组心绞痛和心电图仪疗效的比较

组别	例数	心绞痛疗效 n（%）					心电图疗效 n（%）				
		显效	有效	无效	加重	总有效率	显效	有效	无效	加重	总有效率
常规治疗组	64	34(53.1)	17(26.6)	11(17.2)	2(3.1)	79.7	29(45.3)	15(23.5)	18(28.1)	2(3.1)	68.8
黛力新组	64	45(70.3)	14(21.9)	4(6.3)	1(1.5)	92.2△	42(65.6)	12(18.8)	10(15.6)	0(0)	84.4△

注：与常规治疗组比较△ $P < 0.05$。

2.3 两组治疗前后心率、血压变化的比较

治疗前后两组心率、血压比较无显著性差异（$P > 0.05$）。治疗后两组心率明显减慢、收缩压明显下降（$P < 0.05$），舒张压无明显变化（$P > 0.05$），见表3。

表 3　两组治疗前后心率、血压变化的比较（$\bar{x} \pm s$, n=64）

组别	心率（次 / 分）				收缩压（mmHg）				舒张压（mmHg）			
	治疗前	治疗后	t 值	P 值	治疗前	治疗后	t 值	P 值	治疗前	治疗后	t 值	P 值
黛力新组	77.8±3.1	65.7±2.8	3.130	< 0.05	131.2±12.3	112.3±9.4	3.509	< 0.05	71.5±9.0	68.8±9.5	0.363	> 0.05
常规治疗组	78.2±2.9	69.2±2.7	2.920	< 0.05	129.8±13.2	108.7±11.3	3.919	< 0.05	72.1±6.4	67.4±10.3	0.461	> 0.05
t 值	0.524	0.460			0.266	0.258			0.334	0.311		
P 值	> 0.05	> 0.05			> 0.05	> 0.05			> 0.05	> 0.05		

2.4　两组治疗后 CQQC 量表评分的比较

黛力新组在治疗半年后 CQQC 量表的各项得分均明显高于常规治疗组（$P < 0.01$），见表 4。

表 4　两组治疗后中国心血管患者生活质量评定问卷评分比较（$\bar{x} \pm s$，分）

组别	例数	体力状况	病情	医疗状况	一般生活	社会心理状况	工作状况
黛力新组	64	15.80±6.20	16.24±3.56	5.10±0.89	9.10±2.35	20.10±3.58	5.32±1.82
常规治疗组	64	7.10±3.84	10.65±3.67	3.86±1.42	5.60±1.83	13.05±4.20	2.81±1.33
t 值		14.56	10.54	7.60	13.10	13.90	11.56
P 值		< 0.01	< 0.01	< 0.01	< 0.01	< 0.01	< 0.01

3　讨论

临床研究表明,冠心病患者存在明显的焦虑抑郁情绪,而且与冠心病互为因果,相互作用、相互影响[5]。抑郁、焦虑、惊恐等情绪被公认为冠心病的危险因素,同时焦虑抑郁情绪又会对冠心病的发生发展产生负性作用,对冠心病的预后有很大影响。焦虑抑郁等负性情绪可引起体内交感神经活动增强,引发一系列的生理病理改变,如儿茶酚胺的过量分泌,脂类代谢的紊乱、促凝物质和血管紧张素 II 的释放,心率加快、血压升高等[6],其结果是心肌供血供氧减少,心肌耗氧增多,从而促发或加重了心绞痛、心肌梗死、心律失常及心力衰竭。本研究结果显示,在应用抗心肌缺血药物治疗的基础上加用抗焦虑抑郁药黛力新治疗 4 周,能显著减轻焦虑和抑郁,疗效肯定,而单独给予抗心肌缺血药物治疗没有明显减轻焦虑和抑郁的作用。焦虑和抑郁减分率越高,心绞痛疗效和心电图改善情况也越好,两者具有良好的一致性。

有学者综合 6 个研究报告,心血管疾病患者如合并焦虑、惊恐发作,必将影响患者的生活质量[5]。本研究结果也显示,黛力新组在 CQQC 量表的体力状况、病情、医疗状况、一般生活、社会心理状况、工作状况等领域的得分均明显高于常规治疗组,提示焦虑抑郁可明显影响冠心病患者的生活质量，而具有抗焦虑抑郁和兴奋作用的黛力新可提高这些患者的生活质量。

黛力新是由 0.5mg 氟哌噻吨和 10mg 美利曲辛组成的复方制剂[7]。氟哌噻吨属于硫杂蒽类药物，小剂量主要作用于突触前膜多巴胺自身调节受体（D_2 受体)，促进多巴胺合成和释放，使突触间隙中多巴胺的含量增加；美利曲辛属于蒽环类药物，作用于突触前膜，抑制去甲肾上腺素和 5- 羟色胺再摄取，提高突触间隙 5- 羟色胺和去甲肾上腺素的含量。因此，其说明书中标明心脏病患者慎用，一般不用于心血管疾病患者。但本研究结果显示，在抗心肌缺血治疗基础上加用黛力新未见出现心率和血压的异常变化。其原因一方面是氟哌噻吨和美利曲辛两种成分同时发挥作用，能够同时作用于焦虑抑郁相关的三种神经递质，不仅使疗效相加并加快起效时间，还可互相拮抗副作用；另一方面抗心肌缺血治疗中的 β 受体阻滞剂、血管紧张素转换酶抑制剂等药也可产生减慢心率、降低血压作用，抵消了黛力新的增加心率、升高血压的副作用。故在正规抗心肌缺血治疗的基础上，黛力新可安全应用于心血管疾病患者。

参考文献

[1] 胡大一. 心脏病人精神卫生培训教程 [M]. 北京：人民军医出版社，2006：229—236.

[2] 邱贤澄. 葛根素葡萄糖注射液治疗冠心病心绞痛疗效分析 [J]. 黑龙江医药，2009，6（6）：78—80.

[3] 刘江生，马深明，刘文娴，等. "中国心血管患者生活质量评定问卷" 的初步应用体会 [J]. 心血管康复医学杂志，2008，17（4）：309—312.

[4] 刘江生，马琛明，涂良珍，等. "中国心血管患者生活质量评定问卷" 常模的测定 [J]. 心血管康复医学杂志，2009，18（4）：305—309.

[5] 王福军，石翔，向红菊. 冠心病与焦虑抑郁 [J]. 华西医学，2009，24（22）：296.

[6] Csaba B M. Anxiety as an independent cardiovascular risk[J]. Neuropsychophamacol Hung，2006，8（1）：5—11.

[7] 王福军，向红菊，石翔. 黛力新对高血压伴焦虑抑郁患者治疗效果的影响 [J]. 心血管康复医学杂志，2009，18（6）：566—568.

（本文发表于《心血管康复医学杂志》2012 年第 3 期）

消炎痛的新用途

王福军

（作者单位：湖南省凤凰县民族中医院）

消炎痛为非甾体抗炎药，具有消炎、镇痛、解热作用，临床常用于治疗风湿性及类风湿性关节炎，急性痛风及癌性发热等疾患。近年来，发现此药具有抑制前列腺素合成的作用，从而使其临床应用范围有所扩大。现将消炎痛的新用途简要介绍如下，以供临床参考。

1 急慢性肾小球肾炎

由于消炎痛能抑制前列腺素合成，并有对抗缓激肽，抑制白细胞趋化和稳定溶酶体、抗血小板聚集的作用。因此，临床有用于治疗急慢性肾小球肾炎的报道。天等县人民医院内儿科以消炎痛25mg/次，每日3次，7日为一疗程治疗急性肾炎25例[1]，3～4日肾炎症状均显著改善，1～2疗程后血尿、蛋白尿全部消失，管型尿多数消失。有报道[2]，以消炎痛75mg/日，分3次服，配合中药治疗慢性肾炎23例，结果完全缓解10例，基本缓解6例，部分缓解5例，2例无效。但伍湘皋[3]和李树林等[4]分别在1977年和1981年报告，用消炎痛治疗3例慢性肾炎反而引起少尿、浮肿加重、尿蛋白增加等病情加重现象，这可能与消炎痛可减少肾血流量及肾小球滤过率有关，应引起注意。

2 急性肾功能衰竭多尿期

急性肾功能衰竭多尿期，每日尿量通常可达4 000～6 000mL，其病程一般为1～3周。多尿期持续时间较长者极易发生水电解质、酸碱平衡紊乱，甚至导致死亡。因此，适当缩短多尿期对防止水电解质、酸碱平衡紊乱有重要意义。周惠英等报告[5]，用消炎痛25～50mg/次，每日3次口服治疗一些急性肾衰多尿期患者，尿量在每日5 000mL以上的患者，用药后尿量迅速减少到每日3 000mL以下，使患者安然度过了多尿期。关于其作用机制，目前认为是消炎痛通过抑制前列腺素的合成，减少了肾血流量和降低了肾小球滤过率，使尿量减少，从而起到治疗作用。

3 巴特氏综合征

本症少见，其特点是原发性肾小球旁细胞增生，导致高肾素血症、高血管紧张素血症、高醛固酮血症及低血钾、低血氯性碱中毒而血压正常以及对外源性血管紧张素Ⅱ反应低下的一种综合征。多数患者预后不良。有1例报道[6]，在补钾的基础上应用消炎痛取得了显著效果。这可能与消炎痛抑制前列腺素合成，使肾小管对钠或氯的再吸收障碍得到改善有关。

4 早产儿动脉导管未闭

已知前列腺素能维持动脉导管开放，因此近来临床有医师用消炎痛治疗早产儿动脉导管未闭症。如刘薇廷等报告[7]，用消炎痛每次每公斤体重0.2mg（其中1例为0.5mg）治疗4例早产儿动脉导管未闭。结果有2例分别于用药后22小时和46小时关闭，1例因用药后出现频繁呕吐无法继续用药。另1例因发病及治疗时间均在20日以上，治疗无效死亡。他们认为，治疗时间在出生后12天以内的效果好，但用量不宜过大。有报道儿童对本品较敏感，有用本品后因激发潜在性感染而死亡者[8]。

5 原发性直立性低血压

Levrat等报告[9]2例原发性直立性低血压，同时伴有中枢神经系统症状的患者，用消炎痛75～150mg/日治疗后，上述表现获得明显改善。其作用机制可能：一方面是使交感神经缩血管系统与前列腺素正常扩张血管活性之间得到重新平衡，另一方面是直接提高交感神经活性或增强肾上腺素受体的敏感性。

6 偏头痛

目前认为前列腺素E1是一种强烈的血管扩张剂，如血中前列腺素E1增多可诱发偏头痛。因此，可用消炎痛治疗。郭占贞报告[10]，用消炎痛25mg每日3次口服配合谷维素治疗20例，使原用阿司匹林、麦角胺甚至吗啡等药物治疗无效的患者收到较好效果。通常于用药后1～2小时疼痛即缓解，服药2～3次后头痛完全停止。

7 肾绞痛

消炎痛可抑制肾脏中前列腺素合成，减少肾血流量和尿量，从而使输尿管内压力下降，可使输尿管结石引起的绞痛减轻或消失。罗裕绰报告[11]，用消炎痛50mg每日3次口服治疗肾绞痛25例，结果显效17例，好转6例，无效2例。

8 胆绞痛

慢性胆囊炎患者胆囊黏膜中前列腺素的含量较高，并能引起胆囊平滑肌收缩和增加胆囊黏膜分泌物，这些作用均可增加胆囊内压力而引起胆绞痛。消炎痛可通过抑制前列腺素合成而缓解胆绞痛。罗裕绰报告[11]，用消炎痛50mg每日3次口服治疗15例胆绞痛患者，结果显效8例，好转5例，无效2例。国外一组报告[12]，用消炎痛50mg静脉注射治疗20例胆囊疾病患者的24次胆绞痛发作，结果在30分钟内有21次完全缓解，其他3次中度缓解。

9 感染性腹泻 [13]

消炎痛可抑制前列腺素 E1 的活性，从而可增加小肠黏膜的吸收功能。因此，消炎痛可用于治疗以吸收障碍为主的感染性腹泻（如病毒性腹泻）。

10 某些眼科疾病 [14]

已知某些眼科疾病（如葡萄膜炎、青光眼、青光眼睫状体炎综合征）局部前列腺素含量较高。临床上可试用消炎痛治疗上述眼科疾病。常用量为每日 75mg，分 3 次口服。

11 某些妇产科疾病 [15]

消炎痛通过抑制前列腺素的合成，可减弱子宫收缩。因此，临床用消炎痛治疗痛经和先兆流产等疾病有一定疗效。

消炎痛对上述疾病虽有一定疗效，但副作用较大且发生率较高，约占 35 ~ 50%。常见副作用有胃肠道反应，包括恶心、呕吐、腹泻、腹痛、消化道溃疡，甚至胃出血和穿孔等。中枢神经系统症状有头痛、头晕，少数可引起晕厥及自主运动障碍，个别严重者可发生精神错乱。另外，尚有少数患者可导致肝肾功能损害，白细胞和血小板减少以及过敏反应等。因此，临床在使用消炎痛时应慎重，切勿滥用。对有溃疡病、精神病、巴金森氏病、癫痫、肝肾功能不全及支气管哮喘患者应禁用或慎用。

参考文献

[1] 天等县人民医院内儿科. 消炎痛治疗急性肾小球肾炎 [J]. 广西赤脚医生，1977，3：31.

[2] 浙江医科大学附属第二医院中医科新医病房. 消炎痛结合中药治疗慢性肾小球肾炎的初步报告 [J]. 中级医刊，1978，1（2）：17.

[3] 伍湘皋. 消炎痛治疗慢性肾炎引起病情加重一例报告 [J]. 新医学，1977，8（10-11）：515.

[4] 李树林，黄文曼. 消炎痛治疗原发性肾小球肾炎引起病情加重两例报告 [J]. 实用内科杂志，1981，1（5）：270.

[5] 周惠英，尹延龄. 急性肾功能衰竭防治经验谈——多尿期的治疗 [J]. 实用内科杂志，1981，1（3）：118.

[6] 沈阳军医总医院内三科. 巴特氏综合征一例报告 [J]. 实用内科杂志，1981，1（5）：269.

[7] 刘微廷，等. 婴幼儿先天性心脏病诊治的体会 [J]. 中华儿科杂志，1981，19（1）：6.

[8] 胡本荣. 解热镇痛药与抗痛风药. 医用药理学 [M]. 第 2 版. 北京：人民卫生出版社，1982：211.

[9] 沈卫峰，吴云林，摘译. 原发性直立性低血压 [J]. 国外医学（内科学分册），1981，8（4）：186.

[10] 郭占贞. 消炎痛与谷维素合用治疗剧烈性偏头痛 [J]. 实用内科杂志，1981，1（3）：143.

[11] 罗裕绰. 消炎痛对肾绞痛和胆绞痛的临床疗效观察 [J]. 新医学，1981，12（12）：633.

[12] 中国医学科学院医学情报研究所. 消炎痛用于治疗胆绞痛 [J]. 医药参考消息，1979，8：142.

[13] 俞德传. 感染性腹泻治疗的进展 [J]. 医师进修杂志，1983，6（8）：21.

[14] 郑启云. 前列腺素与眼科疾病 [J]. 医师进修杂志，1983，59（4）：9.

[15] 孙庆伟. 阿斯匹林类药物与前列腺素 [J]. 天津医药，1977，5（9）：475.

（本文发表于《中级医刊》1985 年第 1 期）

2012 年全球心肌梗死统一定义更新解读

王福军，罗亚雄

（作者单位：湘西土家族苗族自治州人民医院）

关键词：心肌梗死；肌钙蛋白；心肌损伤

中图分类号：R542.2　　**文献标识码**：B　　**文章编号**：1008-0740(2013)01-0498-02

心肌梗死是在世界范围内致死、致残的主要疾病之一。以往对心肌梗死的诊断主要基于症状、心电图和血生物标志物测定，缺乏足够的敏感性和特异性。2007 年 10 月欧洲心脏病学会（ESC）/美国心脏协会（ACC）/世界心脏联盟（WHF）专家组共同制定并发表了"心肌梗死全球统一定义"的专家联合共识[1]。该共识文件对心肌梗死进行了重新定义，进一步提高了心肌梗死诊断的敏感性和特异性。2008 年中华医学会心血管病学分会和中华心血管病杂志编辑委员会也推荐在我国使用该"全球统一定义"[2]。随着心肌坏死生物标志物检测技术的发展，以及对一些特殊状态下，如经皮冠状动脉介入治疗（PCI）和冠状动脉旁路移植术（CABG）术后等心肌坏死认识的深入，2012 年 8 月 ESC/ACC/AHA（美国心脏病学院）/WHF 更新了心肌梗死全球统一定义[3]。现将这次更新的观点介绍如下。

2012 版心肌梗死定义和诊断标准中仍首选肌钙蛋白水平作为检测心肌梗死最为敏感的生化标志物，同时沿用 2007 版定义中心肌梗死的分型及诊断标准，不同点：① 2007 版心肌梗死定义标准为血清心肌标志物（主要是肌钙蛋白）升高（至少超过参考数值上限的 99 百分位值），并至少伴有一项临床指标：缺血症状；新发生的缺血性心电图改变；心电图出现病理性 Q 波；影像学证据显示有新的心肌活性丧失或新发的局部室壁运动异常。2012 版新增了冠状动脉造影或尸检证实冠状动脉内有血栓，其意义是强调心肌梗死后应积极行冠状动脉造影来验证心肌梗死的原因，并尽早开通梗死相关动脉。②在操作相关性心肌梗死的诊断中，更新了肌钙蛋白水平的要求和增加了附加条件。4a 型 PCI 相关性心肌梗死的肌钙蛋白水平，2007 版定义升高超过 3 倍参考数值上限的 99 百分位值；而 2012 版定义为基线肌钙蛋白水平正常的患者，在接受 PCI 治疗 48 小时内肌钙蛋白水平升高超过参考数值上限 99 百分位值 5 倍者或者基线水平升高的患者肌钙蛋白水平上升超过 20%，且保持稳定或逐渐下降者，同时需至少具备以下情况中的一项：心肌缺血症状；新出现的缺血性心电图改变或新出现的左束支传导阻滞；冠状动脉造影证实有血运障碍，如边支闭塞，持续性血流缓慢和（或）无血流、栓塞；有存活心肌新损失或新出现局部心肌运动异常影像学证据。4b 型支架内血栓相关性肌梗死 2012 版推荐了一种临时分类法，即 0 ~ 30 日发生的定义为早期，31 日至 1 年为晚期，1 年以上为极晚期。5 型 CABG 相关性心肌梗死在肌钙蛋白基线水平正常的患者，接受 CABG 术的第一个 48 小时内，肌钙蛋白阈值从 2007 版定义中的参考值上限第 99 百分位值的 5 倍增至 10 倍，同时也需至少具备以下情况中的一项：新出现病理性 Q 波或新出现的左束支阻滞或冠脉造影显示移植物或原有冠状动脉新出现闭塞，或有存活心肌新损失或新出现局部心壁运动异常的影像学证据。

2012 版心肌梗死全球统一定义特别强调了肌钙蛋白的高敏性和特异性。肌钙蛋白作为心肌的结构蛋白，多种原因可致其从心肌中释放，包括细胞凋亡、肌钙蛋白降解产物的释放、细胞通透性增加、细胞膜小泡的形成和（或）释放、心肌细胞坏死。临床上除心肌梗死外，还有多种因素可导致肌钙蛋白升高，新定义不仅增加了导致心肌生物标志物升高的影响因素，还将其进行了清晰的功能分类（表1），帮助临床医师更好地理解与掌握。

表 1   引起肌钙蛋白水平升高的各种原因所致的心肌损伤

心肌损伤类型	形成原因
心肌缺血性心肌损伤	斑块破裂
	冠脉腔内血栓形成
心肌缺血供氧失衡性心肌损伤	快速性和（或）缓慢性心律失常
	肥厚性心肌病
	心源性和（或）低血容量性和（或）感染性休克
	严重的呼吸衰竭、严重贫血
	高血压病（伴或不伴左心室肥大）
	冠脉痉挛、冠脉栓塞或血管炎
	冠脉内皮功能障碍（无实质性冠心病）
非心肌缺血性心肌损伤	心脏挫伤、外科手术、消融、除颤等
	横纹肌溶解（心脏相关）
	心肌炎、心脏毒性药物所致
其他原因所致的心肌损伤	心力衰竭、应激性心肌病
	严重的肺栓塞或肺动脉高压
	败血症和危重病患者、肾衰竭
	严重的神经系统疾病，如中风、蛛网膜下腔出血
	浸润性疾病，如淀粉样变，肉状瘤病
	剧烈运动

在临床实践中，临床医师都会遇到肌钙蛋白水平升高超过阈值的问题，界定肌钙蛋白升高属于心肌梗死还是心肌损伤，关键看其是否具有临床或影像学证据。2007 版常用的影像学技术主要是超声心动图和同位素心肌扫描。2012 版新定义推荐的技术有超声心动图组织多普勒和三维成像，可提高对局部心肌收缩运动评判的准确性；心脏核磁共振，可提高对陈旧性心肌梗死心肌纤维的判别；同时还介绍了血管内超声进行分子靶向检测的新技术。

2012 版新定义对心电图的诊断标准未作较大修改，绝大多数保留了 2007 版的诊断标准，但在急性心肌缺血心电图诊断标准中增加了男性 ST-T 段变化的年龄分层诊断标准：两个相邻导联上有新的在 J 点的 ST 段抬高，其切点为 V2-V3 导联上，≥ 40 岁男性为 0.2mV，< 40 岁男性为 0.25mV，成年女性为 0.15mV，其余导联男性和女性 J 点抬高的正常值上限均为 0.1mV。

2012 版心肌梗死诊断的技术指标和标准与 2007 版大致相同。但在 2012 版中首次提及了心脏手术和非心脏手术后心肌梗死的相关问题。与手术操作相关的心肌梗死，包括经皮穿刺瓣膜成形术、二尖瓣抓捕术和心律失常射频消融治疗所致的心肌梗死等。非心脏手术所致的心肌梗死，如 ICU 内发生的心肌梗死，以及心力衰竭相关的心肌缺血或心肌梗死等。上述心肌梗死都冠以了导致其发生的原因，告知临床医师心肌梗死在很多情况下都可以发生，在诊断和处理时一定要弄清楚诱因，达到正确治疗的目的。

参考文献

[1] Thygesen K，Alpert J S，White H D，et al. Universal definition of myocardial infarction[J]. Eur Heart J，2007，28（20）：2525—2538.

[2] 中华医学会心血管病学分会，中华心血管病杂志编辑委员会. 推荐在我国采用心肌梗死全球统一定义 [J]. 中华心血管病杂志，2008，36（10）：867—869.

[3] Thygesen K，Alpert J S，Jaffe A S，et al. Third universal definition of myocardial infarction[J]. Eur Heart J，2012，33（20）：2551—2567.

（本文发表于《江苏实用心电学杂志》2013 第 1 期）

专题笔谈：心律失常性心肌病

专题主持／王福军

编者按：从 Gallagher 首次提出心动过速性心肌病的概念至今已有30年。随着研究和观察的逐渐深入，对心律失常性心肌病的认识也在不断深化和完善。人们发现心律失常性心肌病并非是初期认为的少见病而是临床常见病；不仅心动过速可致心肌病，心动过缓、室性早搏、左束支阻滞等均可引起心肌病。可见，心律失常性心肌病是一组临床常见但又未引起足够重视的疾病，临床医生应当与时俱进地不断深入理解，全面认识。为此，我们邀请吉首大学第一附属医院王福军主任组织这期心律失常性心肌病专题，包括《努力提高心律失常性心肌病的认识和诊疗水平》《心动过缓性心肌病》《心动过速性心肌病》《预激性心肌病》《室性早搏性心肌病》《左束支阻滞性心肌病》和《心动过速性心房心肌病》7篇文章。

努力提高心律失常性心肌病的认识和诊疗水平

基金项目：湖南省卫生科技计划项目（2010NS0019）

王福军，罗亚雄，向红菊

（作者单位：湘西土家族苗族自治州人民医院）

摘要：心律失常性心肌病一直以来被定义为长期存在的心动过速损害左室功能，并导致心室扩大、心功能下降,最终引发心力衰竭的临床综合征;当患者的心率得到控制或快速性心律失常被纠正后,心功能可以部分或完全恢复,即心动过速性心肌病。随着心脏电生理的发展,人们发现能根治的心律失常种类越来越多,且不同类型的心律失常都能引起心肌病。因此,心动过速性心肌病的概念已发展和变化为心律失常性心肌病的概念。而各种类型心律失常性心肌病的引发机制不同,主要的治疗方法也不尽相同。

关键词:心律失常;心肌病;射频消融;人工心脏起搏;心脏再同步化

中图分类号:R541.7   **文献标志码:**A   **文章编号:**2095-9354(2015)01-0013-03

DOI:10.13308/j.issn.2095-9354.2015.01.003

Striving to increase understanding and raise diagnosis-treatment level of arrhythmia induced cardiomyopathy   Wang Fu-jun, Luo Ya-xiong, Xiang Hong-ju (The Second Department of Cardiology, Tujia-Miao Autonomous Prefecture of Xiangxi People's Hospital, the First Affiliated Hospital of Jishou, Jishou Hunan 416000, China)

Abstract: In the past, arrhythmiainduced cardiomyopathy has long been defined as a kind of clinical syndrome. Its pathogenic mechanism is longstanding tachycardia impairs left ventricular function which results in enlarged ventricle, declined cardiac function, and finally heart failure. After heart rate or tachyarrhythmia is controlled, cardiac function can be recovered partially or fully, and the clinical syndrome can also be called tachycardiainduced cardiomyopathy. With the progress of cardiac electrophysiology, more and more types of arrhythmias can be cured once and for all. Various types of arrhythmias are found which can induce cardiomyopathy. Therefore, the concept of tachycardiainduced cardiomyopathy has developed and been transformed into the concept of arrhythmia induced cardiomyopathy. Different types of arrhythmia induced cardiomyopathy differ in triggering mechanisms and mainstream therapies.

Key words: Arrhythmia; cardiomyopathy; Radiofrequency ablation; Artificial cardiac pacing; Cardiac resynchronization

最早的有关心律失常性心肌病(arrhythmia induced cardiomyopathy,AIC)的文献可追溯到1913年,是由 Gossage 等[1]报道的一例房颤所致的扩张型心肌病。直到1985年,Gallagher[2]首次提出心动过速性心肌病(tachycardia induced cardiomyopathy,TIC)的概念,之后长期将 AIC 定义为长期存在的心动过速损害左室功能,并引发心室扩大、心功能下降,最终引发心力衰竭的临床综合征;当患者的心率得到控制或快速心律失常纠正后,心功能可以部分或完全恢复。然而,随着心脏电生理的发展,能根治的心律失常种类越来越多,人们发现不同类型的心律失常都能引起心肌病,而引发机制却不同。因此,TIC 的概念已发展和变化为 AIC 的概念。2006年美国心脏协会(AHA)将其列入心肌病中的原发性获得性心肌病,2008年欧洲心脏病学会(ESC)将其列入扩张型心肌病中的非家族/非遗传性心肌病。

1　心律失常性心肌病的定义

近年来,随着心内电生理检查研究的发展和治疗水平的提高,各类心律失常得到有效根治,人们发现心室收缩不同步(如完全性左束支阻滞、右心室起搏、预激综合征)、R-R 间期不规整(如心房颤动、室性早搏)、各种快速性和缓慢性心律失常均可导致心脏扩大和心功能下降，这些显然不能用过去 TIC 的概念来解释[3]。因此，Tops 等[4]建议将 TIC 的定义扩展为 AIC，即因心律失常（心动过速或过缓、R-R 间期不规整、心室收缩不同步等）引起左室结构受损、功能下降，而在心室率控制或心律恢复正常后，心功能可以全部或部分逆转（逆转时间为数天 ~ 6 个月）。目前认为 AIC 包括心动过速性心肌病、心动过缓性心肌病、双心室或房室同步化不良性心肌病和心室率显著不齐性心肌病 4 种情况[5]。

1.1 心动过速性心肌病

心动过速性心肌病是最早认识的 AIC，常由房性心动过速、室性心动过速、持续性交界性反复心动过速等引起心脏扩大和心功能下降。也有文献包含快心室率心房颤动引起的心脏扩大和心功能下降。

1.2 心动过缓性心肌病

心动过缓性心肌病是因病态窦房结综合征、三度房室阻滞等缓慢心律失常引起的心功能下降与心力衰竭。也有文献认为频发室早或房早等引起的心功能下降与心力衰竭也属心动过缓性心肌病。

1.3 双心室或房室同步化不良性心肌病

此类心肌病由完全性左束支阻滞、心室自搏性心律、右室起搏、预激综合征等引起。这些心律失常主要造成房室同步不良或心室同步功能障碍，从而造成了心脏扩大和心功能下降。

1.4 心室率显著不齐性心肌病

引起此类心肌病最常见的心律失常是心房颤动。紊乱性房性心律失常、频发的房性或室性早搏等也可引起，由于丧失了整齐的 R-R 间期，进而能引起心室扩大及心功能下降，因此也可导致此类心肌病。

2 心律失常性心肌病的发生机制

2.1 能量耗竭、心肌缺血、氧化应激

持续的快速性心律失常提升心室壁张力和平均血压，导致心肌耗氧量增加，从而引起心肌能量储备耗竭、钠 – 钾泵活性和糖苷受体密度及亲和力下降。此外，快速性心律失常时心脏舒张期缩短，心肌供血时间缩短，导致心肌血流储备降低和心肌缺血；氧化应激所致的促氧化和抗氧化通路失衡，造成线粒体 DNA 的损伤[3]。

2.2 神经体液激活、β 受体下调

发生心律失常性心肌病时，心肌舒缩功能受损并引起心排血量减少，进而肾素 – 血管紧张素 – 醛固酮系统激活，引起心肌结构、功能的不良重构。

2.3 机械不同步

心房颤动 / 室性早搏 / 束支阻滞 / 右室起搏 / 预激综合征等可引起房室 / 室间 / 室内机械收缩功能不同步，这些心律失常持续存在或反复发作导致心脏充盈量和肺动脉压持续增加，左室收缩末期容积增大，体循环动脉压下降，继而心排血量进一步下降、心室舒张末期容积增加，引起射血分数下降和心功能下降。

Fenelon 等[6]根据患者有无基础心脏病将 AIC 分为单纯型和不纯型。单纯型指患者无结构性心脏病，在心脏扩大和心功能不全的发生发展中，心律失常是唯一致病因素。不纯型指患者存在器质性心脏病，在心脏扩大和心功能不全的发生发展中，心脏疾病和心律失常同为致病因素。

3 心律失常性心肌病的临床特点及诊断

AIC 可见于各年龄段，主要临床表现为持久性的心律失常伴有心脏扩大和心力衰竭；且当心律失常控制后，心室功能可得到有效改善，即 AIC 具有可逆性。临床诊断 AIC 主要根据病史及临床表现，是一种排除性、回顾性诊断。临床上符合以下几点时需考虑 AIC[7, 8]：①心律失常发生前心功能正常；②频发或持续的心律失常后心功能呈进行性下降，并可排除其他导致心功能减退的因素；③心律失常控制后，心功能得以改善和恢复。Fenelon 等[6]认为，对心脏扩大心力衰竭者，如长期存在频繁发作（10% ~ 15%）的心律失常（无休止性室上速、房扑、房颤、无休止性室速等），就应考虑存在 AIC 的可能。

4 心律失常性心肌病的治疗

治疗 AIC 的关键是及时纠正心律失常，最理想的是恢复窦性心律，不能恢复窦性心律者需控制心室率。治疗越早，治愈的可能性越大。AIC 的主要治疗方法有药物（适用于快速性心律失常）、射频消融（适用于快速性心律失常）、人工心脏起搏（适用于缓慢性心律失常）和心脏再同步化（适用于心室同步不良的心律失常）等[9]。

总之，随着 AIC 概念、表现类型的认识不断深入，及时提高临床医师相应的认识水平和诊疗水平，将有助于降低病死率、改善预后。

参考文献

[1] Gossage AM，Hicks JAB. On auricular fibrillation[J]. QJM, 1913（4）：435—440.

[2] Gallagher J J. Tachycardia and cardiomyopathy：the chickenegg dilemma revisited[J]. J Am Coll Cardiol, 1985, 6（5）：1172—1173.

[3] 段江波. 心律失常性心肌病 [J]. 临床心电学杂志，2014，23（3）：236.

[4] Tops L F, Schalij MJ, Bax JJ. The effects of right ventyicular apical pacing on ventricular function and dyssxnchrony：im-plications for therapy[J]. J Am Coll Cardiol, 2009, 54（9）：764—776.

[5] 谭学瑞，炅峰. 室早性心肌病发生机制的思考 [J]. 临床心电学杂志，2014，23（4）：284—287.

[6] Fenelon G，Wijns W, Andries E, et al. Tachycardiomyopathy：mechanisms and clinical implications[J]. PACE, 1996, 19（1）：96—106.

[7] 李学斌. 心动过速心肌病：一个独立的心血管疾病 [J]. 临床心电学杂志，2011，20（1）：1—2.

[8] 冷秀玉，伍贵富. 心律失常性心肌病 [J]. 新医学，2010，41（5）：331—333.

[9] 申玉静，张澍. 心动过速心肌病的研究进展 [J]. 中国分子心脏病学杂志，2014，14（3）：978—980.

（本文发表于《实用心电学杂志》2015 年第 1 期）

室性早搏性心肌病

基金项目：湖南省卫生科技计划项目（2010NS0019）

王福军，刘红霞，罗亚雄

（作者单位：湘西土家族苗族自治州人民医院）

摘要：长期频发室性早搏(尤其是＞10 000次/24 时)可引起心肌病，其临床特征类似于扩张型心肌病，消除室性早搏后心肌病变可以逆转，称为室性早搏性心肌病。这类心肌病的发病机制尚不清楚，可能与室性早搏导致心脏机械性收缩、电激动不同步，心室负荷过大，激活神经体液机制，心脏有效泵血量减少及舒张功能减退等有关。室性早搏的负荷是心肌病的重要影响因素。目前诊断室性早搏性心肌病，多是回顾性诊断。如消除室性早搏后心肌病变可逆转，即可确诊。恰当的药物或导管射频消融治疗能清除或减少室性早搏，改善心功能。

关键词：室性早搏；心肌病；射频消融；心律失常

中图分类号：R541.7　　**文献标志码：**A　　**文章编号：**2095-9354(2015)01-0024-04

DOI：10.13308/j.issn.2095-9354.2015.01.007

Premature ventricular contraction induced cardiomyopathy Wang Fu-jun, Liu Hong-xia, Luo Ya-xiong (The Second Department of Cardiology, Tujia-Miao Autonomous Prefecture of Xiangxi People's Hospital, the First Affiliated Hospital of Jishou, Jishou Hunan 416000, China)

Abstract: Longterm frequent premature ventricular contraction (PVC) (especially ＞ 10 000 times/24h) can cause cardiomyopathy, the clinical features of which are similar to those of dilated cardiomyopathy, and myocardial lesions can be reversed after the elimination of PVC. The disease is called PVC induced cardiomyopathy. Its pathogenesis is not clear, which is possibly related to mechanical heart contraction and asynchronism of electrical excitement resulting in overloaded ventricle, activated neurohumoral mechanism, reduced effective heart pump output, weakened diastolic function and other factors. The load of PVC proves to be the most important factor of cardiomyopathy. At present, diagnostic methods for PVC induced cardiomyopathy are mostly retrospective diagnosis. If myocardial lesions can be reversed after the elimination of PVC, the diagnosis for PVC induced cardiomyopathy can be confirmed. Appropriate medication or radiofrequency catheter ablation can reduce and even eliminate PVC, and therefore improve heart function.

Key words: Premature ventricular contraction; Cardiomyopathy; Radiofrequency ablation; Arrhythmia

　　室性早搏性心肌病（premature ventricular con-tractioninduced tachycardiomyopathy，PVC-ITCM）是指由于频发性室性早搏所引起的心脏结构和功能改变。1998 年 Duffee 等[1] 观察到 4 例左室射血分数≤ 40%、室性早搏＞ 2 万次/24 时的患者，服用胺碘酮或 β 受体拮抗剂后，室性早搏减少，左室功能明显改善，左室射血分数从 0.27 ± 0.10 恢复到 0.49 ± 0.17。这表明通过抑制室性早搏可明显改善左心室功能。2000 年 Chugh 等 [2] 首次证实射频消融消除室性早搏可逆转心肌病。据不完全统计，近 20 年来已对 500 多例频发室性早搏伴心力衰竭患者成功进行了射频消融治疗，结果许多患者心室功能明显改善。这提示频发室性早搏可导致心肌病，即 PVC-ITCM[3]。

目前尚不清楚 PVC-ITCM 准确的患病率，但临床上我们可能对此低估了。Niwano 等 [4] 通过 4 ~ 8 年的随访发现频发室性早搏患者（> 1 000 次 /24 时）存在左室功能进行性损害，左室射血分数逐渐降低，左室舒张末内径逐渐增大。

1 发病机制

室性早搏诱发心肌病的机制尚不明确，可能的机制如下 [3, 5-7]：①室性早搏时各节段心肌收缩同步性下降，引起心脏机械性收缩、电激动不同步，从而降低心脏收缩效率和增加心肌耗氧量；②室性早搏后长期的代偿间歇可致心室容量负荷过高，激活神经体液机制，引起心室重构；③室性早搏不能形成有效的心脏输出（每分钟 3 ~ 4 次室性早搏，即可损失约 1/3 的心脏搏出量），导致心脏有效泵血量减少，引起心肌缺血；④室性早搏可引起细胞离子通道改变和钙离子处理能力下降，细胞耗氧量增加，导致心肌舒张功能障碍；⑤在室性早搏时，不但 QRS 波增宽，还会出现正常复极顺序的反转，T 波反向，进而引起收缩失同步及室壁张力和心肌耗氧量增加，最终导致扩张性左室心肌病变及心力衰竭。

2 影响因素

2.1 室性早搏负荷

室性早搏负荷是指（室性早搏总数）/（24 小时总心跳数）。有研究表明室性早搏负荷与 PVC-ITCM 独立相关，当室性早搏负荷 > 24% 时发生心肌病的可能性较大；< 10% 时引起心肌病的可能性较小。也有研究发现室性早搏负荷 > 16% 时即存在发生心肌病的风险。有学者依据每日室性早搏次数将患者分为三组：< 1 000 次 /24 小时、（1 000 ~ 10 000）次 /24 小时和 > 10 000 次 /24 小时，心肌病的发病率分别为 4%、12% 和 34%。提示频发室性早搏，尤其是 > 10 000 次 /24 小时的患者更易出现左室功能障碍 [8-10]。

但是，目前尚未发现能够诱发心肌病的室性早搏负荷的明确界值；也还不清楚为何大多数频发室性早搏患者都有一个良性的过程，而只有 1/3 的患者发展为心肌病。可能的解释是 24 小时动态心电图记录的室性早搏数量并不能充分评估患者的室性早搏负荷。

2.2 室性早搏的起源部位

Del 等 [11] 回顾性分析了 70 例室性早搏消融患者，结果显示 17 例（24%）患者左室射血分数 < 50%。与左室射血分数 ≥ 50% 的患者相比，除了射血分数降低的患者很少有症状外，两组基线资料并无明显不同。进一步分析显示，左室射血分数降低的患者除了有更高的室性早搏负荷外，其室性早搏更多的是起源于右室。起源于右室的室性早搏造成左室兴奋和收缩延迟是否对心肌功能构成明显的血流动力学异常，目前还不清楚，但右室起搏更易诱发左心室功能不全，因此，这一结论理论上还是可信的。

2.3 病程

有研究表明左室收缩功能减退不但与室性早搏负荷有关，而且与室性早搏较长的持续时间有关。Sarrazin 等 [12] 报道，频发室性早搏后继发心室功能损害可能要 4 年以上。另有学者发现，从出现心慌症状至诊断为 PVC-ITCM 平均要 5 年。但大多数患者不知道出现频发室性早搏后多长时间会发生左室功能不全 [13]。

2.4 其他影响因素

有研究显示室性早搏 QRS 波时限 ≥ 140 毫秒是左室功能受损的独立预测因素。据 Sun 等 [14] 的研究结果，室性早搏联律期间 ≤ 600 毫秒的患者平均左室射血分数较低。Olgun 等 [15] 研究亦表明插入性室性早搏是诱发心肌病的独立预测因子。有报道称，室性早搏伴阵发性室性心动过速、多形性或多源性室性早搏患者也易发生 PVC-ITCM。Ban 等 [16] 认为，室性早搏伴逆转 P 波是左室功能障碍的独立预测因子。

3 临床表现

室性早搏患者可以表现出各种临床症状，心悸、胸闷、胸痛、先兆晕厥及晕厥，或表现为运动耐力下降，这可能与有效排血量减少有关。发生 PVC-ITCM 心力衰竭时，常有心悸、气短，心率多 > 100 次 / 分，且心悸多早于气短出现。除心律不齐外，体格检查结果往往正常，有肺淤血时双肺底可闻及湿啰音。

4 辅助检查

4.1 心电图及动态心电图

心电图能够显示室性早搏及其形态，但是室性早搏负荷需要通过连续（至少 24 小时）的动态心电图来评估。由于室性早搏负荷每天都有变化，所以单次 24 小时动态心电图并不一定能真实反映室性早搏负荷。如临床强烈怀疑频发室性早搏可能是左室功能不全的病因，可能需要 48 ~ 72 小时，甚至多个 24 小时动态心电图检测来确定。

4.2 超声心动图

室性早搏诱发的心肌病超声心动图特征包括：左室射血分数下降、左室收缩和舒张末期内径增大、弥漫性室壁运动异常及二尖瓣反流。二维斑点追踪成像技术能够发现左室射血分数尚正常情况下左室功能的细微改变。超声心动图还可以排除瓣膜病、节段性室壁运动异常、心肌异常等。

4.3 核磁共振成像

心脏核磁共振有利于排除致心律失常性右室心肌病；还可以探测心肌瘢痕，明确室性早搏是否由心肌瘢痕或纤维化所致。

5 诊断与鉴别诊断

PVC-ITCM 的诊断是排除性诊断，必须排除潜在疾病引起的频发室性早搏。目前临床上通常结合病史和治疗反应诊断 PVC-ITCM，其中频发室性早搏和心功能异常发生的时间顺序是心肌病诊断的重要线索，确诊的依据为室性早搏控制和消除后，心脏功能和结构形态明显或完全恢复。有以下临床特征时倾向于 PVC-ITCM：①无器质性心脏病及心血管并发症；②室性早搏出现在心功能受损之前；③动态心电图监测到室性早搏总数 ≥ 10 000 次 /24 小时，以 ≥ 20 000 次 /24 小时多见；④室性早搏常为单形性且以右室流出道和浦肯野纤维网来源常见；⑤控制室性早搏后，心功能可完全逆转、射血分数恢复正常或较基线值回升幅度 > 15%。

但是，器质性心脏病伴频发室性早搏和左室收缩功能减退时，左室收缩功能减退的原因不一定完全是器质性心脏病本身。Sarrazin 等 [12] 报道了 15 例陈旧性心肌梗死伴频发室性早搏且左室射血分数降低的患者，消融成功后，左室射血分数明显改善，由 0.38 ± 0.11 上升到 0.51 ± 0.09，提示室性早搏可能加重了心功能不全。频发室性早搏和心肌病之间相互恶化，也为临床上鉴别二者的因果关系增加了难度。

6　治疗

6.1　药物治疗

频发室性早搏患者如果有症状或左室射血分数呈逐渐下降趋势，药物治疗可以作为一线治疗，首选 β 受体拮抗剂，无效时可以考虑使用氟卡尼、索他洛尔或普罗帕酮。一旦发生左室功能异常，则只能选择 β 受体拮抗剂和胺碘酮。胺碘酮能有效控制室性早搏，且对心功能不全严重者较为安全，但心外不良反应较多，故难以长期应用（特别是对儿童）。药物治疗不是根除性治疗，有效率较低，患者的依从性和耐受性不佳 [17]。此外，当有左室功能异常时，血管紧张素转换酶抑制剂或血管紧张素 Ⅱ 受体拮抗剂也是需要使用的治疗药物。

6.2　非药物治疗

对于频发室性早搏伴明显症状或左室功能不全，在进行治疗方案选择时，导管消融可能优于药物治疗。导管消融是一种针对频发室性早搏病灶的根除性治疗手段，成功率高、安全性好，目前已成为各类室性早搏的有效治疗手段。导管消融治疗的适应证包括 [3, 5]：①频发的单形性室性早搏，症状明显，经药物治疗无效或不愿意接受长期药物治疗的患者（Ⅱa 类）；②频发单形性室性早搏引起心功能障碍（Ⅱa 类）；③单形性室性早搏易诱发室性心动过速者（Ⅱb 类）；④频发的无症状性室性早搏可以考虑进行消融，以避免进展为 PVC-ITCM（Ⅱb 类）；⑤非频发的无症状性室性早搏患者不适合导管消融（Ⅲ 类）。

一般室性早搏负荷至少降低 80% 可认定为消融治疗有效，但严格来说需完全消除室性早搏并且消融后没有诱发临床心律失常才认为消融治疗成功。消融后应随访 3 ~ 6 个月，观察患者临床情况、心功能改善情况并早期发现室性早搏复发。

7　预后

室性早搏在一般人群中发病率较高，无器质性心脏病患者一般预后良好。PVC-ITCM 患者使用抗心律失常药物或导管消融术消除室性早搏后能够逆转左室功能异常 [13]。

参考文献

[1] Duffee D F, Shen W K, Smith H C. Suppression of frequent premature ventricular contractions and improvement of left ventricular function in patients with presumed idiopathic di-lated cardiomyopathy[J]. Mayo Clin Proc, 1998, 73（5）：430—433.

[2] Chugh S S, Shen W K, Luria D M, et al. First evidence of premature ventricular complexinduced cardiomyopathy：a potentially reversible cause of heart failure[J]. J Cardiovasc Electrophysiol, 2000, 11（3）：328—329.

[3] 刘书旺，Yongmei Cha. 频发室性早搏导致的心肌病 [J]. 中国心脏起搏与心电生理杂志, 2012, 26（2）：101—104.

[4] Niwano S, Wakisaka Y, Niwano H, et al. Prognostic significance of frequent premature ventricular contractions originating from the ventricular outflow tract in patients with normal left ventricular function[J]. Heart, 2009, 95 （15）：1230—1237.

[5] 黄从新. 室性早搏诱发的心动过速性心肌病 [J]. 中国心脏起搏与心电生理杂志, 2010, 24（3）：189—190.

[6] 郑继锋, 庄晓华, 廖德宁. 室早诱发心肌病 [J]. 江西医药, 2012, 47（5）：442—446.

[7] Yao J, Yang R, Xu D, et al. Circumferential myocardial contraction patterns in patients with idiopathic frequent pre-mature ventricular complexes from the right ventricular out-flow tract[J]. Int J Cardiol, 2013, 166（1）：166—172.

[8] Niwano S, Wakisaka Y, Niwano H, et al. Prognostic significance of frequent premature ventricular contractions originating from the ventricular outflow tract in patients with normal left ventricular function[J]. Heart, 2009, 95 （15）：1230—1237.

[9] Kanei Y, Friendman M, Ogawa N, et al. Frequent premature ventricular complexes originating from the right ventricular outflow tract are associated with left ventricular dysfunction[J]. Ann Noninvasive Electrocardiol, 2008, 13（1）：81—85.

[10] Hasdemir C. PVC induced cardiomyopathy：the cut-off value for the premature ventricular contraction burden[J]. Europace, 2013, 15（7）：1063.

[11] Del Carpio Munoz F, Syed FF, Noheria A, et al. Charac-teristics of premature ventricular complexes as correlates of reduced left ventricular systolic function：study of the bur-den, duration, coupling interval, morphology and site of origin of PVCs[J]. J Cardiovasc Electrophysiol, 2011, 22（7）：791—798.

[12] Sarrazin J F, Labounty T, Kuhne M, et al. Impact of radio-frequency ablation of frequent post-infarction premature ventricular complexes on left ventricular ejection fraction[J]. Heart Rhythm, 2009, 6（11）：1543—1549.

[13] 王福军, 罗亚雄. 心肌病用药策略 [M]. 北京：人民军医出版社, 2014: 194—199.

[14] Sun Y, Blom NA, Yu Y, et al. The influence of premature ventricular contractions on left ventricular function in asymptomatic children without structural heart disease：an echocardiographic evaluation[J]. Int J Cardiovasc Imaging, 2003, 19（4）：295—299.

[15] Olgun H, Yokokawa M, Baman T, et al. The role of interpolation in PVC induced cardiomyopathy[J]. Heart Rhythm, 2011, 8（7）：1046—1049.

[16] Ban J E, Kim Y H. PVCinduced cardiomyopathy：the cut-off value for the premature ventricular complex burden[J]. Europace, 2013, 15（7）：1063—1064.

[17] 李楠, 任学军, 韩智红. 室性早搏诱发性心肌病研究进展 [J]. 中华实用诊断与治疗杂志, 2014, 28（3）：209—211.

（本文发表于《实用心电学杂志》2015 年第 1 期）

心动过缓性心肌病

基金项目：湖南省卫生科技计划项目（2010NS0019）

向红菊，詹洪吉，王福军

（作者单位：湘西土家族苗族自治州人民医院）

摘要：不仅持续性或反复性心动过速可引发心肌病，持久的缓慢性心律失常也可引起心肌病。心动过缓性心肌病的发病机制尚不明确，可能与心室舒张期显著延长、容量负荷过重、房室顺序收缩丧失、心室激动顺序改变、心室收缩不均一、心肌灌注不足等因素有关。诊断主要依据心动过缓病史、心脏扩大和心功能不全。主要治疗措施为植入永久性人工心脏起搏器(特别是三腔起搏器)，治疗后心功能可恢复正常。

关键词：心动过缓；心肌病；心力衰竭；人工心脏起搏

中图分类号：R541.7 　　**文献标志码：**A 　　**文章编号：**2095-9354(2015)01-0016-02

DOI: 10.13308/j.issn.2095-9354.2015.01.004

Bradycardiainduced cardiomyopathy 　Xiang Hong-ju, Zhan Hong-ji, Wang Fu-jun

(The Second Department of Cardiology, Tujia-Miao Autonomous Prefecture of Xiangxi People's Hospital, the First Affiliated Hospital of Jishou, Jishou Hunan 416000, China)

Abstract: Not only persistent or recurrent tachycardia, but also long-lasting bradyarrhythmia can induce cardiomyopathy. Its pathogenesis is not clear, which is possibly related to significantly prolonged ventricular diastole, overloaded volume, loss of atrioventricular sequential contraction, changes of ventricular activation sequence, heterogeneity of ventricular contraction, and myocardial hypoperfusion, etc. Diagnosis of the disease is mainly based on a medical history of bradycardia, cardiac dilatation, and cardiac functional insufficiency. By cardiac pacemaker (especially three chamber pacemaker) therapy, heart function can be back to normal.

Key words: Bradycardia; cardiomyopathy; Heart failure; Artificial cardiac pacing

心动过缓性心肌病（bradycardiainduced cardio-myopathy，BIC）是指由各种持续性缓慢性心律失常引起的心脏结构和功能改变。

1　病因

BIC 的病因是各种持续性缓慢性心律失常，包括病态窦房结综合征（如先天性、获得性病态窦房结综合征所致的持续性心动过缓或窦性心动过缓或交界性逸搏心律）；心室率缓慢的房室传导阻滞（如先天性、获得性高度或完全性房室传导阻滞）；缓慢心室率的心房颤动或心房扑动；药物引起的各类心动过缓（如不适当长期应用 β 受体拮抗剂、钙拮抗剂以及胺碘酮等抗心律失常药物）[1]。

2 发病机制

2.1 容量负荷过重

心室率缓慢时，心室舒张期显著延长、心室过度充盈，从而使心室舒张期容量负荷加重、心室舒张末期压力升高、心肌细胞能量需求及氧耗量增加，导致心脏明显扩大。根据 Frank-Staring 定律，容量负荷加重的早期可因代偿使心排血量增加，而持续的容量负荷过重则可造成心排血量减少、心功能下降而引发失代偿，最终导致心力衰竭。

2.2 房室顺序收缩丧失

高度或完全性房室传导阻滞、病态窦房结综合征中的慢－快综合征、过度延长的 P-R 间期、房室交界区逸搏心律伴室房逆转等心律失常，均可使房室活动关系发生异常改变，导致房室顺序收缩丧失。这样一来，一方面导致心室舒张末期进一步充盈，使心室舒张末期容积增加；另一方面造成房室同步收缩或心室收缩早于心房收缩，引起二、三尖瓣反流，导致肺循环和体循环的压力升高，从而引发心脏扩大和心力衰竭。

2.3 心室激动顺序改变

如房室传导阻滞的阻滞平面位于束支水平或房室结区水平，且伴有完全性束支阻滞，则可使心室激动的顺序发生改变，导致心室收缩不同步。这会降低心脏收缩效率并增加心肌耗氧量，使心功能下降而诱发心力衰竭。

2.4 心室收缩的不均一性

当出现病态窦房结综合征时，房室交界区性逸搏间期的变化以及慢频率心房颤动时心室率的不规整性，由于丧失了整齐的 R-R 间期，可使心室产生不均一性收缩。心室收缩间期的缩短会使心室舒张期充盈不良，导致心排血量下降；相反，心室收缩间期的延长则会使心室舒张期充盈过度，导致心室容量负荷过重，进而可能引起心室扩大及心功能下降。

2.5 心肌灌注不良

一般认为冠状动脉的灌注主要发生在心室舒张期，因此心室舒张期的延长有利于心肌供血，但严重缓慢的心室率则会使心肌组织的总有效灌注量减少，并可能使心肌长期处于缺血和能量供应不足的状态，从而共同参与心肌病变、心力衰竭的发生和 / 或发展 [1-4]。

3 临床表现

BIC 的临床表现主要有两方面，一是心动过缓的症状和体征，如乏力、头晕、黑蒙甚至晕厥；心尖搏动频率缓慢，心尖部第一心音常减弱，有时可闻及完全性房室阻滞的"大炮音"。二是左心和 / 或右心衰竭的症状和体征，如咳嗽、气促、水肿、双肺湿啰音、颈静脉充盈等。

4 辅助检查

4.1 心电图及动态心电图

可有窦性心动过缓，窦性停搏，房室交界区性逸搏心律或高度、完全性房室传导阻滞等缓慢性心律失常。

4.2 胸部 X 线检查

心影可增大，有肺淤血表现。

4.3 超声心动图

心腔扩大，以左心室扩大多见，室壁一般不变薄，且常有左室后壁或室间隔增厚改变，无节段性室壁运动减弱。对于完全性房室传导阻滞患者还可见房室间的不同步舒缩。左室射血分数常无显著降低（代偿性），但心脏指数可出现下降。

5 诊断与鉴别诊断

BIC 的诊断尚无统一标准，下列几点可作为诊断的参考[1, 4]：①有长期性的心动过缓病史；②心动过缓前心室结构和功能正常，持续性心动过缓后出现心室结构和功能的改变；③超声心动图显示心腔扩大，但左室射血分数基本正常；④起搏治疗后心腔及心功能可恢复正常。

诊断 BIC 时，需要排除与心动过缓相关的器质性心脏病，如先天性心脏病、缺血性心肌病、扩张型心肌病、高血压心脏病等。

6 治疗

6.1 药物治疗

BIC 的治疗药物包括提高心率的药物和治疗心力衰竭的药物。提高心率的药物有阿托品、麻黄碱、氨茶碱等，但这些药物作用不持久、效果不佳。也可使用一些提高心率的中成药，如心宝丸、参仙升脉口服液等。治疗心力衰竭时则按《2007 中国慢性心力衰竭诊断治疗指南》规范用药，但在起搏治疗前不宜使用 β 受体拮抗剂。

6.2 非药物治疗

心脏起搏器治疗是 BIC 的主要治疗措施[1, 5, 6]。对于诊断明确者，需及早植入人工心脏起搏器。不过，心脏起搏器植入方式的选择才是治疗的关键所在。因为有研究认为，右室单腔起搏器本身也可诱发心力衰竭，故 BIC 患者一般不予选用；无论有无心室内传导障碍，对于心力衰竭患者，单房双心室的三腔起搏方式可能最佳。

7 预后

BIC 患者在植入永久性人工心脏起搏器治疗后，心率可提高，从而可使心腔缩小、心功能恢复，预后良好。

参考文献

[1] 侯应龙. 心动过缓心力衰竭 [J]. 中国心脏起搏与心电生理杂志，2004，18（1）：66—68.

[2] 周建庆，黄元伟，高从光，等. 起搏治疗使扩大心脏恢复正常 9 例报告 [J]. 心脏杂志，2001，13（1）：75—76.

[3] 谭志强，梁翠莲，刘玉梅，等. DDDR 起搏器对心动过缓性心力衰竭心功能及生活质量的影响 [J]. 中国误诊学杂志，2004，4（8）：1260—1261.

[4] Mitrani R D, Simmons J D, Interian A Jr, et al. Cardiac pace-makers：current and future status[J]. Curr Probl Cardiol，1999，24（6）：341—420.

[5] 范标，季勇，王为群，等. 缓慢性心律失常起搏治疗前后心脏形态变化的比较研究 [J]. 中国综合临床，2003，19（5）：407—408.

[6] Gasparini M，Mantica M，Galimberti P，et al. Beneficial effects of biventricular pacing in patients with a "narrow"

QRS[J]. Pacing Clin Electrophysiol，2003，26（1 Pt 2）：169—174.

（本文发表于《实用心电学杂志》2015 年第 1 期）

心动过速性心房心肌病

基金项目：湖南省卫生科技计划项目（2010NS0019）

石　翔，吴晓琴，王福军

（作者单位：湘西土家族苗族自治州人民医院）

摘要： 反复发作性快速房性心律失常或心房颤动，可引起心房代谢重构、电重构、收缩重构及解剖重构等多方面的重构，导致心动过速性心房心肌病。及时复律治疗，能逆转心房重构，恢复心功能。

关键词： 心房心肌病；心律失常；心房重构；射频消融术

中图分类号： R541.7　　**文献标志码：** A　　**文章编号：** 2095-9354(2015)01-0030-02

DOI： 10.13308/j.issn.2095-9354.2015.01.009

Tachycardiainduced atrial cardiomyopathy

Shi Xiang[1], Wu Xiao-qin[2], Wang Fu-jun[2]

（1.Department of Geriatrics, 2.the Second Department of Cardiology, Tujia-Miao Autonomous Prefecture of Xiangxi People's Hospital, the First Affiliated Hospital of Jishou, Jishou Hunan 416000, China)

Abstract: Recurrent atrial tachyarrhythmia or atrial fibrillation can induce various remodeling such as atrial metabolic remodeling, electrical remodeling, contraction remodeling and anatomical remodeling, resulting in tachycardiainduced atrial cardiomyopathy. Timely cardioversion therapy can reverse atrial remodeling and recover cardiac function.

Key words: Atrial cardiomyopathy; Arrhythmia; Atrial remodeling; Radiofrequency ablation

心动过速性心房心肌病是指存在慢性反复发作性和快速房性心律失常，与心房扩大和心功能不全并存，当房性心动过速或心房颤动得到控制后，心房重构可以逆转，心功能能够恢复的心肌疾病[1,2]。动物实验研究[3]表明，快速心房起搏和心房颤动在完全性房室传导阻滞的情况下，可单独引起心房各方面的重构，引发类似心肌病的表现。在人类中亦发现心动过速诱发心房电重构、收缩重构及心动过速性心房心肌病者。心房颤动诱发心动过速性心房心肌病的假设已有 35 年[4]，活体心房颤动心房肌的首次研究始于 1968 年。Bailey 等[5]在风湿性心脏病二尖瓣病手术患者的左房活检中，观察到长期心房颤动患者伴有肌数量的缺失和心脏复律后的衰竭。1972 年，Davies 和 Pomerance[6]研究了 100 例死于心房颤动患者的尸检资料，发现在大多数心房颤动大于 1 个月的双心房扩大病例，其心房纤维组织的比例较肌组织多。1997 年，Frustaci 等[7]在 12 例长期心房颤动的心房活检中发现，所有病例均出现炎性浸润、心房肌细胞肥大、退变和纤维化异常。

1 发病机制

虽然心房扑动、房性心动过速也可能引起心动过速性心房心肌病，但是导致心动过速性心房心肌病的主要心律失常还是心房颤动，心房颤动心房肌的高除极频率（300～500次/分）所引起的心房肌紊乱类似于心室受到高频率刺激所致的心肌病。大量的动物实验表明，快速心房起搏或心房颤动可引起心房代谢重构、电重构、收缩重构及解剖重构等多方面的重构[4]。心房适应快速心率分为4个时程：代谢重构（数秒至数分）、电重构（数小时至数日）、收缩重构（数周）和解剖重构（数月至数年）。临床上心房扑动、心房颤动及房性心动过速均可引起心房解剖重构，如心房肌间质纤维化增生、心肌肥厚、去极化等，从而导致心房扩大和收缩功能丧失，引起心房性心肌病。在房性心动过速中，起源于右心耳的无休止性房性心动过速较其他房性心动过速更易引发心动过速性心房心肌病。

2 临床表现

心动过速性心房心肌病患者常有心悸、气促、胸闷、胸紧、运动耐力下降。患者的心悸症状多早于气促出现。心率多＞100次/分，节律不齐，双下肢水肿。

3 辅助检查

3.1 心电图和动态心电图
可明确诊断心房扑动、心房颤动及房性心动过速等心律失常。

3.2 胸部X线检查
双心房扩大在胸部X线片上可出现"心影普大"现象，严重时可见肺淤血征象。

3.3 超声心动图
主要表现为双心房扩张，可表现为双心房上下径的伸长，使心脏转位变形。

4 诊断与鉴别诊断

心动过速性心房心肌病的临床诊断标准如下[4, 8]：①存在慢性频繁发作（每天超过10%～15%）或无休止性心动过速、持续性快速性心房扑动或心房颤动，与心脏扩大和心功能不全并存。②超声心动图检查显示双心房扩大：左心房内径＞35mm（长轴切面），老年病例则以＞40mm为准；右心房内径＞45mm（四腔切面），左心室测定在正常范围内。③当房性心动过速或心房颤动得到控制时，扩大的双心房可以恢复或明显缩小，心脏功能恢复正常。心动过速性心房心肌病需与扩张型心肌病、高血压导致的心脏损害、风湿性心脏病、冠心病等相鉴别。

5 治疗

5.1 药物治疗
用药物治疗心动过速性心房心肌病，可选择普罗帕酮（无心力衰竭时）和胺碘酮（有心力衰竭时）转复心律。如果不能转复，可采用β受体拮抗剂、维拉帕米、地高辛或胺碘酮控制心室率。

5.2 非药物治疗

心动过速性心房心肌病的非药物治疗，主要包括电转复、导管射频消融术、外科消融术等，可根据病情选择应用。导管射频消融术安全、有效，已在临床广泛应用。

6 预后

心动过速性心房心肌病一旦发生解剖重构即为不可逆，因此任何慢性房性心律失常有复律条件者均应考虑予以复律。恢复窦律有利于心房重构的终止和康复。

参考文献

[1] 何益平，郭航远. 心房性心肌病心房重构的常见机制及治疗研究进展 [J]. 中国全科医学，2013，16（5C）：1695—1696，1701.

[2] Zipes D P. Atrial fibrillation. A tachycardiainduced atrial cardiomyopathy[J]. Circulation，1997，95（3）：562—564.

[3] Sun H，Gaspo R，Leblanc N，et al. Cellular mechanisms of atrial contractile dysfunction caused by sustained atrial tachycardia[J]. Circulation，1998，98（7）：719—727.

[4] 王维中，汪康平. 心动过速性心房心肌病 [J]. 国外医学·心血管疾病分册，2002，29（2）：86—89.

[5] Bailey G W，Braniff B A，Hancock E W，et al. Relation of left atrial pathology to atrial fibrillation in mitral valvular disease[J]. Ann Intern Med，1968，69（1）：13—20.

[6] Davies M J，Pomerance A. Pathology of atrial fibrillation in man[J]. Br Heart J，1972，34（5）：520—525.

[7] Frustaci A，Chimenti C，Bellocci F，et al. Histological substrate of atrial biopsies in patients with lone atrial fibrillation[J]. Circulation，1997，96（4）：1180—1184.

[8] 王维中. 心动过速诱发的心房心肌病 3 例报告 [J]. 老年医学与保健，2001，7（4）：1245—1246.

（本文发表于《实用心电学杂志》2015 年第 1 期）

心动过速性心肌病

基金项目：湖南省卫生科技计划项目（2010NS0019）

周照顺，赵恩朋，王福军

（作者单位：湘西土家族苗族自治州人民医院）

摘要：心动过速性心肌病是长期心动过速或快速性心律失常所引起的心脏扩大和心力衰竭。发病机制尚不明确，可能与血流动力学改变、心脏机械重构和心肌电重构等有关。可逆性是该病重要的临床特征，即快速性心律失常控制后，损害的心功能得到恢复。药物及导管射频消融可有效治疗心动过速性心肌病。

关键词：心动过速；心肌病；射频消融；心律失常

中图分类号：R541.7　　**文献标志码：**A　　**文章编号：**2095-9354(2015)01-0018-04

DOI: 10.13308/j.issn.2095-9354.2015.01.005

Tachycardia induced cardiomyopathy Zhou Zhao-shun[1], Zhao En-peng[2], Wang Fu-jun[2]

(1.Emergency Department, 2.the Second Department of Cardiology, Tujia-Miao Autonomous Prefecture of Xiangxi People's Hospital, the First Affiliated Hospital of Jishou, Jishou Hunan 416000, China)

Abstract: Tachycardia-induced cardiomyopathy is expressed by cardiac dilatation and heart failure resulted from longterm tachycardia or tachyarrhythmia. Its pathogenic mechanism is not clear, which is possibly related to hemodynamic changes, cardiac mechanical remodeling and myocardial electrical remodeling, etc.Reversibility is a significant clinical feature of the disease, that is, the impaired heart function recovers after tachyarrhythmia is controlled. Drugs and radiofrequency catheter ablation can treat tachycardiainduced cardiomyopathy effectively.

Key words: Tachycardia; Cardiomyopathy; Radiofrequency ablation; Arrhythmia

心动过速性心肌病（tachycardiainduced cardiomyopathy，TIC）是指由各种持续性或反复发作的快速性心律失常（如房性心动过速、不适当窦性心动过速、交界性心动过速、室性心动过速、房颤与房扑等）所致的心脏结构和功能改变。早在 1913 年，Gossage 等[1]首次报道一例房颤合并快速心室率的年轻患者发生了难以解释的左室扩大和心力衰竭。1962 年，Whipple 等[2]通过快速心房或心室刺激建立了第一个心动过速致心肌病的动物模型。1971 年，Coleman 等[3]首次报道心动过速可能导致进行性心脏扩大和心力衰竭。1974 年，Engel 等[4]首次报道一例持续性室上性心动过速历时 15 年的患者，其心脏进行性扩大、自觉症状逐渐加重、左室射血分数下降，服用盐酸普萘洛尔后心率稳定在 100 次 / 分，症状消失，扩大的心脏也逐渐缩小。1985 年，Gallagher[5]正式将这一由长期心动过速或快速性心律失常引起的疾病命名为"心动过速诱发的心肌病"，即 TIC。

1　病因

TIC 的病因就是各种持续或反复发作的快速性心律失常，主要包括[6]：①室上性快速性心律失常：房性心动过速（如自律性房性心动过速、房内折返性心动过速、紊乱性房性心动过速）、心房扑动、心房颤动、房室或房室结折返性心动过速、持续性交界区反复性心动过速等；②室性快速性心律失常：特发性室性心动过速（右室流出道室性心动过速、左心室室性心动过速）、束支折返性室性心动过速、无休止性室性心动过速；③非阵发性窦性心动过速等。

持续或反复发作的快速性心律失常能否导致 TIC 取决于快速性心律失常持续时间的长短、心率水平、节律是否整齐，以及有无基础心脏病及其严重程度。一般认为，如快速性心律失常每天发作持续时间超过全天的 10% ~ 15%，则可诱发心肌病。

2　发病机制

TIC 的发病机制尚不完全清楚，可能与下列因素有关[7-10]。

2.1　血流动力学改变

快速性心律失常能够引起严重的收缩和舒张功能不全，表现为左、右心室心排血量显著减少、心室舒张末期容积增大及左、右心房压显著升高，射血分数下降，最终发展为终末期心力衰竭。

2.2 心肌机械重塑

心肌机械重塑是由一系列复杂的分子和细胞机制导致的心肌结构、功能和表型的变化。快速性心律失常可引起下列改变，从而导致心肌机械重塑。

2.2.1 神经体液失调 快速性心律失常主要引起体内多种神经内分泌因子活性的改变，表现为血浆利钠肽、内皮素 -1 水平、血管紧张素、肾素活性、肾上腺素、去甲肾上腺素及血浆醛固酮水平不同程度地升高。

2.2.2 心肌能量代谢异常 持续的快速性心律失常使心肌细胞能量储备耗竭、Na+-K+-ATP 酶活性下降及能量利用障碍。

2.2.3 心肌缺血及心肌血流分布变化 快速性心律失常可致心肌毛细血管床结构及功能改变和冠状动脉血流储备能量减弱，诱发心肌缺血。

2.2.4 心肌收缩储备能下降 慢性心动过速导致心肌细胞膜 β 肾上腺素能受体密度下调，血浆儿茶酚胺浓度在静息状态和低强度运动时升高，高强度运动时降低，对正性肌力作用刺激的反应迟钝，心肌收缩储备能降低和对容量负荷反应能力下降。

2.2.5 细胞外基质重塑 快速性心律失常时心肌缝隙连接蛋白 -43 水平显著下降，与结缔组织重塑密切相关的基质金属蛋白酶 -2 水平增加，金属蛋白酶组织抑制剂 -2 水平下降。

2.2.6 心肌细胞凋亡增加 快速性心律失常可致心肌细胞肥大、不同程度的纤维化，甚至发生肌溶解及细胞凋亡。

2.3 心肌电重塑

快速性心律失常时钠、钾、钙等离子通道发生重构，心肌细胞内向钠流显著增加，影响细胞内钠 / 钙离子比例平衡。外膜下、中层及内膜下心肌钾离子通道强度明显降低。肌浆网表面钙通道活性和钙转运明显异常，最终影响心肌细胞收缩功能。

3 临床表现

TIC 可见于任何年龄段人群，从新生儿、幼儿到老年均有报道。文献 [8]、[11] 的研究中收录的 TIC 患者多为成年人，多为 50 ~ 60 岁。但也有学者认为，青年人 TIC 发病率较高。TIC 是否存在性别差异尚不清楚，但研究收录的患者中男性约占 2/3[8, 11]。TIC 发生时间跨度较大，从发现快速性心律失常后几周到 20 年不等，这与心室率的快慢和患者对快速性心律失常的耐受性有关。单纯型 TIC 患者对慢性心动过速的耐受性较好，可有较长的无症状期；不纯型 TIC 患者容易产生症状。

TIC 的发生高度依赖于快速性心律失常的心室率，心室率越快，发生心肌病越早，症状也出现得越快。快速性心律失常的心室率常 > 100 次 / 分。快速性心律失常持续时间越长，TIC 的可能性越大。同样，每天心动过速的持续时间越长，也越容易导致心肌病。

TIC 患者的临床症状可表现为胸闷、气促、咳嗽、咯痰、尿少、乏力、倦怠、体力下降、食欲不振、下肢水肿等，严重时不能平卧、夜间阵发性呼吸困难等。TIC 患者的心功能多在 II、III 级，同时常伴有明显的心悸，心悸多早于气促出现，也有部分患者出现黑蒙、晕厥等心动过速相关症状。当快速性心律失常终止后，心功能和心脏扩大能够部分或完全恢复。通常在快速性心律失常得到有效控制的 1 个月后，左心室功能开始改善，6 ~ 8 个月后达恢复的最大程度。

4 辅助检查

4.1 心电图和动态心电图

有助于诊断心律失常的类型和严重程度。还可有心房、心室增大的表现。

4.2 胸部 X 线

心影普大,肺门影增浓,肺血增多,或表现为胸腔积液。

4.3 超声心动图

TIC 的超声心动图改变与扩张型心肌病(dilated cardiomyopathy,DCM)相似,表现为心腔扩大、心室壁变薄、心肌运动减弱、瓣膜反流、左心室射血分数降低,有的可见心包积液。有研究[12]显示,TIC 患者左心室要小于 DCM 患者。左心室舒张末内径 ≤ 61mm 预测 TIC 的敏感性是 100%,特异性是 71.4%;射血分数 ≤ 30% 及左心室舒张末径 ≤ 66mm 预测 TIC 的敏感性是 100%,特异性是 83.4%。所有 TIC 患者射血分数改善 ≥ 15%,而 DCM 患者没有改善(射血分数 ≥ 5%)。相对于 DCM 的慢性进程,TIC 的快速进程仅有左心轻度增大。

5 诊断与鉴别诊断

TIC 的诊断是一种排除性、回顾性诊断。诊断 TIC 的主要依据是发生快速性心律失常、心脏扩大、心功能不全的时间顺序,结合心脏影像学检查、心电图、冠状动脉造影等以及快速性心律失常终止后心功能可恢复。临床上符合以下几点需考虑心动过速性心肌病的可能[6-8]:①快速心律失常发生前心功能正常;频繁或持续的快速性心律失常后心功能进行性下降,并可排除其他导致心功能减退的因素;快速性心律失常或心室率控制后,心功能得以改善和恢复;②有器质性心脏病及心力衰竭者发生快速性心律失常也应考虑存在心动过速性心肌病的可能,因为心律失常和心功能不全两者之间可能形成恶性循环;③病史不清,就诊时既有心功能不全又有心律失常者,如心律失常控制后心功能改善有助于诊断,但心律失常控制后心功能不改善则诊断困难。

虽然可逆性是 TIC 最重要的临床特征,但并非 100% 的患者都能表现出可逆性。①部分患者快速性心律失常造成的心肌损害可能发展至不可逆阶段;② TIC 可能发生在其他器质性心脏病基础上,快速性心律失常可能使存在的左心室功能障碍进一步恶化,器质性心脏疾病也可能掩盖心功能改善。此外,部分患者快速性心律失常病史不清或快速性心律失常初期无明显不适,直至出现心力衰竭后才就医。这些情况的存在给 TIC 的诊断带来一定困难。所以,临床上要提高对 TIC 的警惕,凡是有证据的心室功能障碍患者应考虑是否存在潜在性快速性心律失常;凡是有左室功能障碍伴有持续性心动过速的患者应怀疑 TIC。

诊断 TIC 尚需与 DCM、甲状腺功能亢进性心肌病、致心律失常性右心室心肌病等相鉴别。DCM 合并快速性心律失常时,心律失常以室性为主,多在病程晚期,药物治疗常不能改善;而 TIC 的心肌病变多发生于心动过速之后,控制心率后可以部分或完全恢复正常。Jeong 等[13]指出,治疗前的超声心动图所测的左心室舒张末期内径大小有助于两者的鉴别诊断。心动过速的发生和持续时间对于明确诊断至关重要。甲状腺功能亢进引起心动过速,心动过速反过来与甲状腺激素对心肌的毒性作用相协同,共同参与甲状腺功能亢进性心肌病的发生。这可通过是否合并甲状腺功能亢进的其他表现及实验室检查协助排除诊断。致心律失常性右心室心肌病的临床表现及影像学检查结果明显不同于 TIC,因此较易鉴别。

6 治疗

6.1 心律失常的药物治疗

药物控制心律失常主要用于：①某些婴幼儿或儿童，如药物疗效好，无明显不良反应，可考虑先行药物治疗，这样可适当延迟进行射频消融术，避免因年龄太小接受介入治疗可能出现的并发症；②射频消融术前辅助治疗；③用于某些不愿或不能行射频消融术或外科手术治疗的患者。药物的选择应遵循个体化原则，室上性心律失常可以选择洋地黄类、钙拮抗剂及 β 受体拮抗剂，也可以选择Ⅲ类抗心律失常药物；室性心动过速主要选择Ⅲ类抗心律失常药物。无潜在冠状动脉疾病的患者可以选择Ⅰa和Ⅰc类抗心律失常药物[6-9, 14]。

其实在临床实践中，可供 TIC 患者选择的抗心律失常药物十分有限。由于 TIC 患者就诊时绝大多数已有心力衰竭，因此只有胺碘酮、β 受体拮抗剂和洋地黄类药物可以选择。新近报道称，伊伐布雷定通过抑制起搏电流，减慢心率，成功治疗了 TIC。

6.2 心力衰竭的药物治疗

由于心律失常的控制需要一个过程，而心律失常纠正后心功能恢复也需要一定时间，因此在治疗心律失常的同时还要治疗心力衰竭。此外，心功能的改善也有利于窦性心律的恢复和维持。要遵循《2007 中国慢性心力衰竭诊断治疗指南》规范使用抗心力衰竭药物，包括利尿剂、正性肌力药物、血管紧张素转化酶抑制剂、血管紧张素Ⅱ受体拮抗剂、醛固酮拮抗药、β 受体拮抗剂等。

6.3 非药物治疗

6.3.1 射频消融术　射频消融术能有效根治快速性心律失常，是目前治疗快速性心律失常最理想的方法，也是 TIC 最主要的治疗方法。射频消融对折返性室上性心动过速，如房室或房室结内折返性心动过速的根治成功率达 97.8%，特发性室性心动过速可达 97.2%，心房扑动、心房颤动的成功率为 50% ~ 90%。

6.3.2 外科手术　目前不常用，仅用于药物治疗无效且不能进行射频消融治疗者或因合并其他疾病需开胸手术者。

6.3.3 其他　如心脏电复律、心房颤动患者房室消融加植入频率应答型起搏器治疗及抗心动过速起搏器等，可根据病情酌情选择。

7 预后

既往已有多项报道证实，TIC 患者的心功能可于心室率控制后或射频消融治疗后恢复正常，预后较好。但动物实验显示，TIC 的动物模型在心动过速终止后仍持续存在左室扩张、左室肥厚、心肌细胞肥大等心脏结构异常。临床研究也发现，TIC 在心动过速控制后，临床心功能及左室射血分数均恢复正常，但其左室舒张末及收缩末内径、左房直径均显著高于对照组。因此，有学者主张对于 TIC 心动过速终止后的患者，仍应考虑继续使用血管紧张素转换酶抑制剂等药物治疗。

此外，TIC 的预后还取决于其分型。单纯型患者预后相对较好，而不纯型患者预后相对较差。

参考文献

[1] Gossage A M, Hicks J A B. On auricular fibrillation[J]. QJM, 1913（4）：435—440.

[2] Whipple G H, Sheffield L T, Woodman E G, et al. Reversible congestive heart failure due to chronic rapid stimulation of the normal heart[J]. Proc N Ensl Cardiovasc Soc, 1962, 20（1）：39—40.

[3] Coleman H N 3rd, Taylor R R, Pool P E, et al. Congestive heart failure following chronic tachycardia[J]. Am Heart J, 1971, 81（6）：790—798.

[4] Engel T R, Bush C A, Schaal SF. Tachycardia-aggravated heart disease[J]. Ann Intern Med, 1974, 80（3）：384—388.

[5] Gallagher J J.Tachycardia and cardiomyopathy：the chicken-egg dilemma revisited[J]. J Am Coll Cardiol, 1985, 6（5）：1172—1173.

[6] 李学斌. 心律失常性心肌病 [J]. 中国实用内科杂志, 2012, 32（7）：498—501.

[7] 李学斌. 心动过速心肌病：一个独立的心血管疾病 [J]. 临床心电学杂志, 2011, 20（1）：1—2.

[8] 冷秀玉, 伍贵富. 心律失常性心肌病 [J]. 新医学, 2010, 41（5）：331—333.

[9] 黄刚, 段跃辉. 心动过速心肌病研究进展 [J]. 心血管病学进展, 2008, 29（2）：224—227.

[10] Shannon R P, Komamura K, Shen Y T, et al. Impaired regional subendocardial coronary flow reserve in conscious dogs with pacinginduced heart failure[J]. Am J Physiol, 1993, 265（3Pt2）：H801—H809.

[11] 杨新春. 心动过速心肌病的诊断 [J]. 临床心电学杂志, 2011, 20（1）：3—4.

[12] 王世德, 衣为民, 黄卫. 心动过速心肌病影像学表现 [J]. 临床放射学杂志, 2008, 27（1）：39—41.

[13] Jeong Y H, Choi K J, Song J M, et al. Diagnostic approach and strategy in tachycardiainduced cardiomyopathy[J]. Clin Cardiol, 2008, 31（4）：172—178.

[14] Vaksmann G, D' Hoinne C, Lucet V, et al. Pemanent junctional reciprocating tachycardia in children：a multicentre study on clinical profile and outcome[J]. Heart, 2006, 92（1）：101—104.

（本文发表于《实用心电学杂志》2015 年第 1 期）

aVR 导联在心电图诊断中的价值

向芝青[1]，王福军[1]，沙永红[2]

（作者单位：1. 湘西土家族苗族自治州人民医院；2. 吉首大学医学院）

中图分类号：R540.41　　　**文献标识码**：A　　　**文章编号**：1008-0740(2009)18-05-0397-03

常规体表 12 导联心电图（ECG）是简便、廉价、有效的无创性检查手段。但其诊断主要依靠 aVR 导联以外的其他导联，aVR 导联一直被旷置。Palhm 等发现，仅有 6% ~ 20% 的 ECG 分析者会注意 aVR 导联。近年来文献报道，aVR 导联在冠心病心肌梗死（MI）、急性心包炎、急性肺栓塞、心室肥大、心律失常等应用中有着不可忽视的重要价值。本文对其应用价值综述如下。

1 在冠心病 MI 中的价值

1.1 在可疑下壁 MI 中的应用价值

正常心电图 QRS 波在 aVR 导联大多以 Q 波开始，呈 Qr 型、QS 型或 qr 型。可能系正常人额面 QRS 环的主体部分位于左下方，故在 aVR 导联轴正侧的投影向量为零或太小而未显示出 r 波。下壁 MI 后，左心室膈面的心肌失去正常心肌除极所产生的向下电动力，额面心电向量图 QRS 环初始 0.04 秒向量向上，投影在 Ⅱ、Ⅲ、aVF 负侧产生 Q 波，投影在 aVR 导联正侧形成 r 波。因此，遇到可疑下壁 MI 时注意 aVR 导联，如有起始 r 波，反映起始向量向上，下壁 MI 的可能性较大。

1.2 在罪犯血管定位中的价值

临床观察发现，急性下壁 MI 时，如 Ⅱ、Ⅲ、aVF 导联 ST 段抬高的同时伴发 aVR 导联 ST 段抬高，则其罪犯血管通常为左回旋支；不伴 aVR 导联 ST 段抬高，则为右冠状动脉。有报道，急性前壁 MI 时如合并 aVR 导联 ST 段抬高或下壁 Ⅱ、Ⅲ、aVF 导联 ST 段压低，则罪犯血管多为左前降支近端。程何祥等[1] 研究表明，心电图 $ST_{aVR} \geq ST_{v1}$ 能够较准确地判断左主干闭塞。另有研究显示急性前壁 MI 伴 ST_{aVR} 压低 ≥ 1 mm，提示冠状动脉左回旋支闭塞[2]。有研究显示心电图出现 aVR、V_1 导联 ST 段抬高 > 1 mm，且 aVR 导联 ST 段抬高 > V_1 导联，V_{4-6} 导联 ST 段下移 ≥ 2mm，Ⅱ、Ⅲ、aVF 导联 ST 段下移 ≥ 1mm 对诊断左主干或前降支近端明显狭窄有很好的阳性预测价值。岑梅珠等[3] 研究表明急性前壁 MI 者，如果 aVR 导联 ST 段抬高或下移可能提示有严重的左主干病变或严重的多支病变，预示有大面积的心肌缺血或坏死，预后较差，应及早进行冠状动脉介入治疗。有报道，单纯右室梗死发生时由于常规不做 V_{3R}、V_{4R}、V_{5R} 导联，可能导致漏诊，如果常规 aVR 导联 ST 段抬高，则提示右室梗死的存在。

1.3 在评价 MI 范围中的价值

有文献报道[4] 前壁和（或）高侧壁 MI 患者，如果 aVR 导联 ST 段压低表明左前降支供血区域的心尖及下侧壁缺血广泛而严重，预示梗死范围较大。aVR 导联 ST 段抬高伴有多导联 ST 段压低，其中以 $V_5 \sim V_6$ 导联压低最明显，提示前降支次全闭塞引起广泛左室、心内膜下心肌缺血。下壁、正后壁或侧壁 MI 时，如果 aVR 导联 ST 压低，反映 MI 面积大。尸检发现，前壁急性 MI 伴有 aVR 导联 ST 压低者，13% 累及右心室且影响预后。

1.4 在判断患者预后中的价值

Jose 等[5] 研究表明，急性 MI 者中，aVR 导联 ST 段抬高程度与冠状动脉病变的严重程度和住院期间死亡率呈明显正相关。陈锋等[6] 报道，aVR 导联 ST 段抬高的急性非 ST 段抬高型 MI 者在急性期以及随访 1 年内病死率高于 aVR 导联不抬高或 aVR 导联 ST 段抬高幅度较低者，且往往血管病变较重，预后亦较差。另有学者认为，急性前壁 MI 伴 aVR 和 aVL 导联 ST 段抬高，不仅反映梗死范围大和心功能差，且提示左室肥大和室壁瘤发生率高、预后差。吴素华等[7] 研究显示根据初次非 ST 段抬高型急性 MI 者入院时 aVR 导联 ST 段抬高情况可预测短期预后与复发性缺血事件和心力衰竭密切相关。在预测这些 MI 后不良事件方面，aVR 导联 ST 段抬高比其他导联 ST 段压低更有价值。在非 ST 段抬高型 MI 时，aVR 导联 ST 段抬高能提供近期预后不良的信息，患者则可从早期介入治疗中获益[8]。

2 在急性心包炎诊断中的价值

急性心包炎的诊断以往只重视 ST 段的偏移，目前认为 PR 段偏移具有重要临床意义。急性心包炎损伤的 ST 向量指向左、下、前，故除 aVR、V_1 导联外，其余导联 ST 段均抬高。由于额面 ST 向量指向 Ⅱ 导联，故 Ⅱ 导联 ST 段抬高最明显，Ⅲ 导联接近等电位线。损伤的 PR 段向量与 ST 向量恰好相反，指向右、上、后，故 aVR 导联 PR 段抬高，其余导联压低。PR 段偏移可能是急性心包炎最早期出现的心电图异常，甚至是唯一可见到的心电图改变[9]。遇到可疑心包炎者，仔细观察 PR 段有无偏移十分重要。

3 在急性肺栓塞诊断中的价值

刘红等[10]通过对 42 例肺栓塞者的心电图观察发现，这种改变虽是非特异性的，但能特异性地反映肺动脉高压的改变，尤其是 aVR 导联。对于溶栓后无条件再次做肺灌注扫描者，心电图（尤其是 aVR 导联）可以观察溶栓效果，相对于 V_{1-3} 导联 T 波倒置的改变。肺动脉栓塞时 aVR 导联 ST 段抬高的阳性率高，持续时间较长。另有研究表明[11]，aVR 导联 R 波的动态改变，在急性肺栓塞中具有较高的敏感性和特异性，R 波幅度和肺动脉压呈正相关。急性肺栓塞时肺动脉突然堵塞致肺动脉压骤增，右室负荷迅速增加伴右心扩张，致额面 QRS 向量向右向前增大，投影在肢体导联上表现为 R_{aVR} 振幅增大，还可伴 ST 段抬高。与其他导联比较所受的干扰因素少，故能较准确地反映肺动脉压高低，如结合其他改变及病史基本能准确、及时作出诊断，避免延误诊治。

4 在心室肥大诊断中的价值

陈青萍[12, 13]报道，S_{aVR} 电压、$R_{aVL} + S_{V3}$ 电压及两者电压标准联用是一个方便、不受太多条件限制诊断左心室肥大（LVH）的理想指标。$S_{aVR} + \sum R_{aVL、aVF} > 23mm$，$S_{V1-3} > 40mm$ 诊断 LVH 相对较好，而 $S_{aVR} + \sum R_{aVL、aVF} + S_{V1-3}$（C 值）标准中各导联之间为 60° 角，包含了左上、左侧及左下的空间向量。因此，C 值标准能较好地代表各种不同病因引起的 LVH 的真实空间向量，可弥补其他标准的某些不足，是一项诊断 LVH 的理想新标准。但苏等[14]认为 S_{aVR} 应 < 15mm，当 ≥ 15mm 时应如同肢导其他诊断指标一样，在诊断 LVH 时具有较好的特异性。其优势在于肢体导联不受电极安放位置、呼吸、心脏移位的影响，而且受电轴的影响亦甚少，在前后随访的可比性上更有价值。当右心室肥大时，aVR 导联 r 波 ≥ 0.5mV 或 R/Q ≥ 1，是诊断右心室肥大重要可靠的指标。

5 在心律失常诊断中的应用价值

5.1 窄 QRS 波心动过速的鉴别诊断

窄 QRS 波心动过速时，aVR 导联出现倒置的逆行 P 波，可能是起源于界嵴的局灶性右心房性心动过速。aVR 导联出现直立的逆行 P 波，可能是房室结折返性心动过速或房室折返性心动过速。其敏感度为 100%，特异度为 93%。柳梅[15]报道，如果 aVR 导联 ST 段抬高，则可能为房室折返性心动过速，这可能不是心室复极引起的心前导联或下壁导联 ST 段的对应性改变，而是心动过速时逆行 P 波导致的 ST 段畸形。房室结折返性心动过速是由于逆行 P 波向量几乎与 aVR 导联垂直，因此大多无 aVR 导联 ST 段抬高。

5.2 宽 QRS 波心动过速的鉴别诊断

以 aVR 导联 QRS 波群形态鉴别诊断的宽 QRS 波心动过速之新四步法（图 1）简单、快速、较准确，其准确率、敏感性、特异性分别为 91.5%、96.5%、75%。这主要基于室性心动过速（VT）时，QRS 波群在 aVR 导联起始除极的方向和速度，与室上性下传的起始不同，室上性心动过速伴束支阻滞时，起始部的快速间隔波动及随后心室主要激动的传导方向，都背离 aVR 导联的形成波。

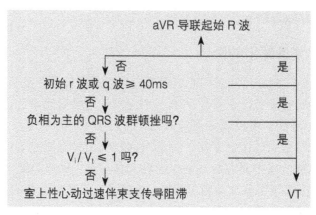

图 1

5.3 VT 起源点的判断

Kamakura 等[16]研究表明，当 aVR 导联 QRS 波群振幅绝对值大于 aVL 导联时，VT 起源点多位于右室流出道后侧方。当其小于 aVL 导联时，则 VT 起源点多偏于右室流出道前方。Kuchar 等[17]对 MI 后心室起源点 VT 的体表心电图特征研究表明，判断 VT 起源点可依靠 aVR 和 V_4 导联，起源于左心室心底部者，aVR 和 V_4 导联 QRS 波群多为负向，而起源于心底部者，此两导联 QRS 波群多为正向。

5.4 在恶性心律失常中的价值

Watson 等对 18 例高危猝死的肥厚型心肌病研究中发现，当 aVR 导联有明显的正向 R 波，且 R 波振幅 > 0.3mV，同时伴心前区 R 波发育不良或 R 波缺失时，电生理检查可诱发 VT/心室颤动。

5.5 在窦性心律、交接区心律及右位心等鉴别诊断中的价值

窦性心律时，P_{aVR} 倒置是绝对的，V_5、V_6 导联 P 波是直立的。这样可排除左心房上后部起源的房性异位心律。当 P_{aVR} 直立、P-R 间期正常时，首先排除左右手反接所致，其次要考虑右位心的可能；P_{aVR} 直立伴 P-R 间期缩短时，则应考虑交接区心律的可能。

6 在左前分支传导阻滞诊断中的价值

Warner 等曾提出三导联同步记录时的左前分支传导阻滞的新诊断标准，此标准仅以 aVR 及 aVL 两个导联作判断。即为：① aVR 及 aVL 导联 QRS 波群均以 r 波（或 R 波）结束（称为终末 R 波）；② aVR 导联终末 R 波晚于 aVL 导联终末 R 波的波峰。此标准更简便、易操作且敏感性及特异性高。当下壁导联出现病理性 Q 波，同时满足此诊断标准时，可准确诊断下壁 MI 合并左前分支阻滞。

7 在左室射血分数（LVEF）计算中的价值

有研究报道，根据公式 $LVEF = \beta_1 aVR$（R 波与 S 波振幅之和，mV）$+ \beta_2$ 年龄（$\beta_1 = 0.264$，$\beta_2 = 0.645$），从心电图上计算出不稳定型心绞痛者 LVEF，与超声心动图所得 LVEF 值无统计学差异（$P < 0.05$），可用于估测不稳定型心绞痛者的左室功能。公式采用 aVR 导联 R 波和 S 波振幅作为变量，这是由于 aVR 导联在缺血性心脏病的诊断过程中有不可忽视的重要价值。根据 LVEF 值进行危险分层，对于不稳定型心绞痛者或非 ST 段抬高型 MI 患者是否需要紧急行冠脉血运重建治疗有重要参考意义。

参考文献

[1] 程何祥，贾国良，王海昌，等. 心电图 ST_{aVR} 与 ST_{V1} 抬高的差值对判断冠状动脉左主干与左前降支急性闭塞的价值 [J]. 临床心血管病杂志，2003，19（11）：647—664.

[2] 张彦周，孙同文，贾百泉，等. aVR 导联对急性下壁心肌梗死患者梗死相关血管判断的价值 [J]. 临床心血管病杂志，2005，21（4）：214—216.

[3] 岑梅珠，黄林贤，胡志华. 急性前壁心肌梗死患者 aVR 导联 ST 段变化的临床意义 [J]. 中西医结合心脑血管杂志，2008，6（3）：350—351.

[4] 赵绮. 对心电图 aVR 导联的再认识 [J]. 实验与检验医学，2008，26（6）：653—654.

[5] Jose A，Jaume F，Cristina M，et al. Prognostic value of lead the aVR in patients with a first non-ST-segment elevation acute myocardial infarctio[J]. Circulation，2003，108：814—819.

[6] 陈锋，刘志远，董艳明，等. 心电图 aVR 导联对急性非 ST 段抬高型心肌梗死临床预后的判断 [J]. 实用医学杂志，2008，24（11）：1936—1937.

[7] 吴素华，马虹，董吁钢，等. aVR 导联 ST 段抬高预测前壁心肌梗死患者的预后 [J]. 中华内科杂志，2006，45（8）：671—672.

[8] Bitigen A，Karavelioglu Y，Kaynak E，et al. A case of myocardial infarction due toacute left main coronary artery occlusion presenting with peculiar electrocardiographic changes[J]. Int Cardiovasc Imaging，2006，22（3—4）：343—347.

[9] 吴祥，杜晓马，蔡思宇. 急性心包炎 PR 段偏移的临床意义 [J]. 中华心律失常学杂志，2003，7：251.

[10] 刘红，于红艳，安淑贤，等. aVR 导联在急性肺栓塞中的意义 [J]. 实用心脑肺血管杂志，2006，14（8）：617—618.

[11] 徐瑞聪. 心电图 aVR 导联 R 波改变在肺栓塞诊断中的价值 [J]. 中国实用内科杂志，2003，23（6）：374—375.

[12] 陈青萍，邓梓谦，张凤玲，等. S_{aVR} 与 $R_{aVL} + S_{V3}$ 在诊断左心室肥大中的价值 [J]. 实用心电学杂志，2008，17（6）：409—410.

[13] 陈青萍，黄学成，尚晓斌，等. $S_{aVR} + \sum R_{aVL, aVF} + S_{V1 \sim 3}$（C 值）[J]. 实用心电学杂志，2009，18（6）：24—25.

[14] 但苏，寒勋衢，寒卫星，等. 临床心电图诊断标准及鉴别诊断 [J]. 北京：中国医药科技出版社，1994，57—58.

[15] 柳梅，黄从新. aVR 导联 ST 段抬高对窄 QRS 波心动过速的鉴别及旁道定位作用 [J]. 实用医学杂志，2006，（1）：27—29.

[16] Kamakura S，Shmizu W，Matsuo K，et al. Localizing of optimal ablation site of idiopathic ventricular tachycardia from right and left ventficular outflou tract by body surface ECG[J]. Circulation，1998，98（15）：1525—1533.

[17] Kuchar D L，Ruskin J N，Garan H. Electrocardiographic location of the site of origin of ventricular tachycardia in patients with prior myocardial infarction[J]. J Am Coll Cardiol，1989，13（4）：893—900.

（本文发表于《实用心电学杂志》2009 年第 5 期）

预激综合征对 QRS 中间及终末向量的影响

向芝青，蒋　勇，田君华，安俊华，王福军

（作者单位：湘西土家族苗族自治州人民医院）

中图分类号：R541.77　　　**文献标识码：**A　　　**文章编号：**1008-0740(2009)18-03-0213-01

预激综合征（WPW）无创心电图的诊断和旁路定位主要依据 QRS 波群初始向量，即预激波的分析。近年研究发现，WPW 不但可以引起 QRS 波群初始向量的改变，还可以引起 QRS 波群中间向量和终末向量的改变。

1　临床研究

有相关报道典型 WPW 似伴右束支传导阻滞（RBBB），经食道心房调搏时预激波消失，QRS 波群终末粗钝同时消除，说明 QRS 终末改变与经旁道下传心室预激有关。部分报道[1]示 1 例 B 型 WPW 者经处理，以 1mg 阿托品加入 10% 的葡萄糖注射液 20mL 中，缓慢静脉注射（3 分内注完），3 分末行常规心电图描记发现预激波消失，Ⅰ、Ⅱ、Ⅲ、aVL、aVF 及 V_5、V_6 导联 S 波从无到有，$V_1 \sim V_3$ 导联 S 波由深变浅，说明心室除极终末向量有改变。此后，有学者进行了大样本研究，报道 87 例显性房室旁道中，经射频消融术后 72 例 QRS 终末向量发生改变。部分作者[2, 3]通过 129 例显性 WPW 者射频消融术前、后心电图对比，发现 129 例显性 WPW 均影响 QRS 波中间及终末向量，aVL（和 Ⅰ）导联，Ⅲ（和 aVF）导联及 V_1 导联中间向量和终末向量改变均与旁路部位有明显的关系。aVL、Ⅰ、Ⅱ、Ⅲ、aVF、V_1 导联 QRS 波群中间及终末向量的变化趋势与预激向量方向基本一致，表明显性 WPW 影响 QRS 波群初始向量的同时，均影响中间及终末向量。

2　发生机制

WPW 的 QRS 波是旁道和正道下传心室形成的单源性心室融合波，只要旁道能下传形成心室融合波，即可影响 QRS 终末向量。由于心室除极过程的连续性，其中间向量必定也会发生改变。所以典型 WPW 者 QRS 波群初始粗钝部分的结束并不意味着经旁道下传心室除极的结束，而是代表经正道下传心室快速除极的开始。同时由于房室旁道的心室端多位于心室基底部，所以其不仅可影响 QRS 波群起始向量，并且可能影响 QRS 波群的最大向量和终末向量。这些特点正在逐步引起临床重视。其机制可能为：①旁路的"直接作用"：旁路激动区的扩展可持续到心室除极结束；②旁路的"后续影响"：旁路除极区在心室除极结束前"熄灭"，但预激区已使心室除极顺序产生不同于正常的时间差，故仍可继续改变综合向量的顺序，这种影响直到心室除极结束，使终末向量发生改变。

3　临床意义

观察 QRS 波群中间及终末向量的改变，将有助于预激波不明显的 WPW 的诊断和定位。

国外有作者报道[4]3 例左侧旁路其心室激动的唯一表现是假性不完全性 RBBB 图形，所有患者 P-R 间期、QRS 波时间正常，均未见预激波，体表心电图仅表现为窦性心律时假性不完全性 RBBB，成功消融后 3 例假性不完全性 RBBB 图形均消失，提示假性不完全性 RBBB 图形为旁路下传引起的。这种 QRS 波群终末向量的微小变化可能成为旁道前传功能的重要诊断线索。刘仁光将此类旁路定义为不完全潜在性旁路。WPW 引起 QRS 波群中间及终末向量的改变与旁路部位有关，与预激波的方向基本一致。这将有助于弥补仅依预激波在 WPW 诊断和旁路定位中的不足，如能明确患者窦性心律与房室折返性心动过速发作时（QRS 波正常）的中间及终末向量的不同，将有助旁路前传功能的判断和旁路部位的分析。有报道称 97.8% 的右心室旁束 I 导联无终末 S 波；在右心室旁束中，aVR 导联终末 R 波与 aVL 导联终末 S 的分布呈相反关系。若 aVR 导联出现终末 R 波仅见于右心室中、后部旁束，若 aVL 导联出现终末 S 波仅见于右心室前、中部旁束。这为右心室旁束的前后定位提供了一项反指征。左前壁旁束和左前间隔旁束有电轴右偏，右侧壁、右后壁、中间隔右侧、后间隔及部分左后壁的旁束皆有电轴左偏，电轴改变是额面 QRS 波最大向量方位改变的反映，时相上正处于心室除极的中间阶段。左前壁、左后壁、左后间隔等旁束皆有胸导联过渡区右移甚至消失，右前壁、右后壁皆有过渡区左移。过渡区移位反映了水平面 QRS 波环主体的方位改变，也是心室除极中间阶段异常的表现。

4 结论

在 WPW 心电图分析中，重视初始向量的同时应关注中间及终末向量的变化，有助于提高显性旁路的诊断率。但终末向量的影响因素较多，在分析中应注意：①房室折返性心动过速频率过快时可伴室内差异传导改变终末向量；②房室结折返性心动过速时 P' 波落在 QRS 波终末易误认为 QRS 终末改变，此时在 QRS 波时再找不到 P' 波有助鉴别；③终末向量较小，方向改变易发现，但其振幅变化，特别是当其方向与 QRS 波主波方向一致时常被忽略，此时结合 QRS 波的振幅变化有助于诊断；④应注意排除呼吸影响，至少要观测 3 组 QRS 波作综合分析。

参考文献

[1] 段琳，段兰英. 预激综合征改变心室除极全过程 1 例 [J]. 心血管康复医学杂志，2001，10（3）：269.

[2] 严衍玲，刘仁光，李占全. 预激综合征对 QRS 中间向量的影响 [J]. 中国心血管病研究，2004，2：768—771.

[3] 严衍玲，刘仁光，李占全. 预激综合征对 QRS 终末向量的影响 [J]. 中国心脏起搏与电生理杂志，2004，18：453—455.

[4] Lau E W, Green M S, Bimie D H, et al. Preexcitation masking underlying aberrant conduction：an atriofascicular accessory pathway functioning as an ectopic right bundle branch[J]. heart rhythm，2004，1：497—499.

（本文发表于《实用心电学杂志》2009 年第 3 期）

病例报告与个案分析

变态反应性心肌炎 2 例报告

王福军

（作者单位：湖南省凤凰县民族中医院）

变态反应性心肌炎国内仅见少数报道，我们遇到 2 例，报告如下。

例 1 男性，28 岁。因患急性上呼吸道感染给予复方新诺明口服，服药 2 片后约 2 小时感全身皮肤瘙痒、胸紧、心悸。体查：面色潮红，躯干及四肢可见风团样皮疹及抓痕，双肺呼吸音清晰，心率 94 次 / 分，律不齐，有频发早搏，每分钟 10 ~ 15 次。余均无异常。心电图示窦性心律、频发室性早搏，T_{II}、T_{III}、T_{aVF}、T_{V5} 低平。立即给予异丙嗪 25 毫克肌注，地塞米松 10 毫克稀释后静注。30 分钟后，患者全身瘙痒、胸紧、心悸等症缓解。2 小时后描记心电图恢复为窦性心律，T 波正常。

例 2 男性，17 岁，因突起全身皮肤瘙痒，脐周腹痛伴腹泻水样便及心悸 3 小时来诊。体查：神清，血压 90/60 毫米汞柱，全身皮肤潮红，可见风团样皮疹。双肺呼吸音清晰，心率 124 次 / 分，律不齐，有频发早搏，每分钟 30 次。腹平软，脐周轻压痛，肠鸣音活跃。余均无异常。心电图示窦性心动过速（130 次 / 分），频发室性早搏，部分成三联律，偶发房性早搏，T 波普遍低平。立即用利多卡因 50 毫克和地塞米松 10 毫克分别稀释后静注并肌注扑尔敏 10 毫克。20 分钟后，患者自觉症状减轻，早搏次数减少，1 小时后早搏消失，皮疹、腹痛等症缓解。3 小时后描记心电图为窦性心律，T 波正常。

讨论 本 2 例均在突发风团样皮疹的同时发生短暂心律失常及心电图 ST 段与 T 波异常，抗过敏治疗后迅速消失。故诊断为变态反应性心肌炎。本文 1 例由药物变应引起，另 1 例未能寻得诱因。本病发病机理较为复杂，可为 I 型变态反应，也可为 II 型变态反应。其病理改变主要是嗜酸性细胞性心肌炎症。本病的治疗以抗过敏治疗为主，必要时可使用抗心律失常药物。一般认为，本症如能及时正确处理，预后良好。有人认为本病少见，但我们认为，今后如能对急性荨麻疹等过敏性疾病患者做常规心电图检查，可能会发现更多的变态反应性心肌炎病例。

（本文发表于《实用医学杂志》1988 年第 3 期）

中毒性休克综合征一例报告

王福军

（作者单位：湖南省凤凰县民族中医院）

中毒性休克综合征（toxic shock syndrome，TSS）是一种新近才认识的，以发热、低血压、皮疹、皮肤脱屑和多系统器官功能损害为特征的临床综合征。国内报告不多，我们曾遇到1例。

男性，16岁，因右足背外伤7日，发热4日，腹泻、皮疹3日，抽搐半小时入院。

患者右足背不慎被竹签刺伤，当时未治疗。伤后3日出现畏寒、发热、腰腿痛、双足部肿胀，以右足为甚。伤后第4日皮肤出现广泛性红色斑疹，不痒，无水泡，同时伴有腹泻，为墨绿色水样便，每日4～6次，无呕吐。入院前半小时突然出现四肢阵发性抽搐。

查体：体温39.5C，脉搏112次/分，呼吸25次/分，血压9.31/6.65KPa（70/50毫米汞柱）。神志清楚，烦躁不安，皮肤可见弥漫红斑及脱屑，眼睑轻度浮肿，眼结膜充血，颈有轻度抵抗，双肺呼吸音正常、心律齐、心音低钝，腹平软，肝肋下2cm质软、有触痛。右足背可见长约3cm的软组织裂伤，局部肿胀，伤口周围有少许脓性分泌物，左足踝关节及足背亦有轻度肿胀。

实验室检查：血红蛋白120g/L，白细胞16.4×10^9/L，中性粒细胞0.87，淋巴细胞0.11，嗜酸性粒细胞0.02，血小板135×10^9/L。黑色稀便，镜检白细胞2～6/HP，隐血试验阴性。尿黄色透阴，蛋白（+），镜检（-）。血二氧化碳结合力22.1mmol/L，尿素氮8.8mmol/L。肝功能正常。心电图示窦性心动过速，T_{II}、T_{III}、T_{aVF}低平。

临床诊断为TSS。予以补液、扩容、纠酸及用青霉素、庆大霉素、红霉素、地塞米松等药物治疗并及时清创。住院第7日全身皮肤大片剥脱，尤以手足为甚，体温逐渐降至正常，皮疹消退，其他症状亦日渐缓解。住院30日痊愈出院。

讨论：本病约90%发生于月经期使用阴道棉塞的健康青年女性，但亦可见于不同性别及年龄者，一般多有局部金黄色葡萄球菌感染。目前认为该病由金黄色葡萄球菌毒素中毒引起。Tofte等制定的诊断条件为：（1）体温≥38.9℃；（2）皮疹及皮肤脱屑；（3）低血压，收缩压<90毫米汞柱；（4）有3个或3个以上器官系统的临床或实验室异常，如消化道、肝、肌肉、黏膜、心、肾、血管或中枢神经系统。

本例虽系男性，但其临床及实验室检查符合上述诊断中毒性休克综合征之条件。因此，我们认为可以诊断为中毒性休克综合征。

（本文发表于《东方医药杂志）》1990年第4期）

硫酸镁治疗Ⅲ度房室传导阻滞、尖端扭转型室速一例

王福军

（作者单位：湖南省凤凰县民族中医院）

患者女性，25岁。因反复发作性晕厥2周，加重2日来诊。查体：神清，心率40次/分、律不齐，无杂音。心电图：Ⅲ度房室阻滞（A-VB），频发室性早搏、短暂尖端扭转型室性心动过速（扭转室速）、Q-T间期延长。

入院后即予异丙肾上腺素等药物治疗，仍反复出现扭转型室速，遂以25%硫酸镁20mL加入10%葡萄糖液100mL中静滴，20～25滴/分，每6～8小时一次，用药一次后未再发生扭转室速，继续用药3次后恢复为正常窦性心律。

关于Ⅲ度A-VB合并扭转型室速的药物治疗，常以异丙肾上腺素为首选，但本例在用异丙肾上腺素无效时，改用硫酸镁却获显效。镁盐在此可能具有以下作用：①抑制钙离子内流，使复极化3相和整个动作电位时间缩短，从而改善了复极延迟；②部分室速的发生与复极化4相的振荡后电位升高有关。镁盐可抑制钙离子内流和释放，降低振荡后电位；③镁盐能激活ATP酶的活性，改变细胞膜的离子转运，使心肌各部复极一致，阻断折返途径。镁改善房室传导的机理尚不清楚。有报告，房室交界区细胞内失钾或缺血、缺氧时可致房室阻滞，而镁盐是激活ATP酶的重要物质，后者可使钾内流增加，改善心肌细胞的供血，故补镁后，房室交界区细胞内失钾纠正，心肌细胞的缺血、缺氧得到恢复，房室传导功能获得改善。

（本文发表于《中国循环杂志》1987年第4期）

一种特殊临床类型的急性肾炎——肾外症状性肾炎（附2例报告）

王福军

（作者单位：湖南省凤凰县民族中医院）

急性肾炎的某些病例尿无明显异常改变或改变很轻微，仅有浮肿，高血压、心力衰竭等肾外症状者称肾外症状性肾炎。本型肾炎的发病率虽低，但易误诊或漏诊。现将我们遇到的2例，报告如下。

例1 男性，9岁。因全身浮肿、尿少1周来诊。患儿于1周前发现面部浮肿，逐渐延及全身，尿量减少，伴有头晕、头痛、上腹部胀痛、食欲减退、恶心欲吐等症状，无血尿、发热、咳嗽等。发病前2周唇周有少许脓性疱疹，未经特殊治疗。查体：体温38.6℃，脉搏94次，呼吸26次，血压130/90毫米汞柱。全身水肿，以颜面为甚，咽无充血，心肺无异常。肝右肋下2cm，剑下3cm，有压痛。双下肢有凹陷性水肿。余均无异常。实验室检查：尿常规3次均正常，尿

爱迪氏计数 1 次正常。血沉 38 毫米 / 小时，抗 "O" ＞ 800 单位。血尿素氮 23mmol/L。经卧床休息、低盐饮食，青霉素、双氢克尿塞治疗，10 日后自觉症状及体征均基本消失。

例 2 男性，13 岁。因浮肿、尿少 10 日加重伴气促 2 日来诊。患者于 10 日前起颜面浮肿、逐渐延及全身，尿量减少伴乏力、厌食、恶心、呕吐及头痛。近 2 日来上述症状加重，同时出现咳嗽、咳稀白痰，呼吸急促等症状。发病前 10 日曾患脓疱疮，经用青霉素治疗已愈，体检：体温 37℃，脉搏 120 次，呼吸 36 次，血压 144/100 毫米汞柱。颜面及全身浮肿。咽部充血，扁桃体不肿大。双肺呼吸音粗，双下肺可闻少许湿啰音。心界不大，心率 120 次，律齐、无病理性杂音，腹平软，肝右肋下 3cm 质中等硬度、有触痛。双下肢凹陷水肿。余无其他异常体征。实验室检查：尿常规 5 次均正常，血尿素氮 32mg%，血沉 48 毫米 / 小时，抗 "O" ＞ 800 单位。经卧床休息、无盐饮食，青霉素、速尿、双氢克尿噻、利血平、西地兰等药物治疗。2 周后自觉症状和体征均消失。

讨论

肾外症状性肾炎是急性肾炎的一种特殊临床类型。其发病率各学者报告不一致，约为 1.9% ~ 11%[1]。本型无尿异常的原因尚难满意解释。Berawn 认为在急性肾炎时蛋白从肾小球滤过增加及肾小管再吸收减少。如果肾小管再吸收的蛋白质超过肾小球滤过的蛋白量或滤过与重吸收恰好平衡，即可表现为尿蛋白阴性[1, 2]。也有人认为可能与蛋白检查方法的敏感性有关[3]。但这些均不能满意地解释无血尿的原因。

肾外症状性肾炎的确诊有赖于肾活检。但目前国内肾活检尚未普及，因此有人根据临床表现和实验室检查结果提出了以下诊断标准，主要条件：①前驱感染史。如急性扁桃体炎，猩红热及脓疱疮等链球菌感染史；②不同程度浮肿；③肾外症状。如高血压、心衰等。次要条件：①抗 "O" 或 / 和血沉增高；② CH_{50} 或 C_3 降低；③循环免疫复合物增高。如主要条件具备 1 ~ 2 项及次要条件具备 1 项即可诊断本病。本文 2 例之表现可符合上述标准。

本型肾炎的治疗方法与典型急性肾炎一样。其预后一般良好，但亦有因心衰致死的报告。

参考文献

[1] 何威逊，郑足珍，罗运九. 肾外症状性肾炎 13 例 [J]. 临床儿科杂志. 1986, 4（1）：17.

[2] 涂明华. 肾外症状性肾炎 1 例报告 [J]. 实用医学杂志. 1986, 2（1）：24.

[3] 曹绍基，赵延祜，马海燕等. 尿无或轻微异常急性肾小球肾炎 26 例分析 [J]. 临床儿科杂志. 1986, 4（1）：19.

（本文发表于《临床医学杂志》1987 年第 6 期）

慢频率依赖性Q-T间期矛盾性缩短1例

王福军，向芝青，蒋　勇

（作者单位：湘西土家族苗族自治州人民医院）

中图分类号：R541.7　　　**文献标识码：**A　　　**文章编号：**1008-0740(2004)13-05-0382-01

患者男，63岁。临床疑诊为急性心肌梗死，入院后12小时突发心脏骤停。复苏过程中描记心电图（图1），图1A示QRS波宽大，R-R匀齐，频率100次/分，其前无相关P波，考虑为室性自主性心动过速，Q-T间期320毫秒，图1B形态与图1A不同，但仍宽大，心动过速频率减慢至75次/分，提示心室起搏点下移，Q-T间期240毫秒（相关心率最低Q-T间期值为300毫秒），显示Q-T间期缩短。

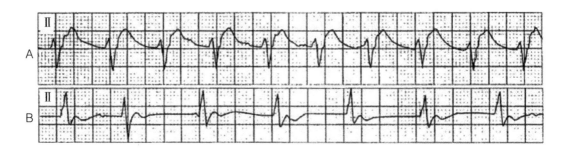

图1　室性自主性心动过速

（A：心率100次/分，Q-T 0.32秒；B：心率75次/分，Q-T 0.24秒）

讨论

心电图Q-T间期的长短与心率密切相关。即心率慢时Q-T间期延长，心率快时Q-T间期缩短。本例室性自主心动过速频率为100次/分时Q-T间期正常，而当频率减慢至75次/分时，则出现Q-T间期缩短，符合慢频率依赖性Q-T间期矛盾性缩短的特征。

慢频率依赖性Q-T间期矛盾性缩短是短QT综合征的一种表现形式。这种一过性矛盾性Q-T间期缩短常常是由心脏外因素所致，受自主神经功能调节。心脏自主神经张力异常增高，导致$I_{k, Ach}$电流激活可能是慢率依赖性Q-T间期矛盾性缩短的机制[1]。本例为心脏骤停复苏过程中出现，可能是抢救时机械和药物刺激引起心脏自主神经功能过度亢进所致。

过去，对于Q-T间期延长较为重视，认为是识别心律失常猝死高危人群的心电图指标。近年已认识到，Q-T间期缩短，也是心律失常危险性增加的表现。有报告[1]，24小时平均QTc延长和缩短者与平均QTc正常者（400～440）毫秒相比，猝死的危险性增加了2倍，平均QTc延长的相对危险度为2.3，平均QTc缩短的相对危险度为2.4。有学者认为[2]，在排除早期复极综合征、洋地黄效应、高血钙、甲状腺功能亢进及迷走神经张力过高，且一定临床疾病背景情况下，Q-T间期缩短应该是一种严重的心电现象，甚至是患者临终心电图表现之一。本文病例短Q-T间期出现于心脏骤停复苏时，与文献[2]观点相符。

Q-T间期的正常上限目前已经确定。然而，关于Q-T间期的正常下限值尚无一致意见，一般可参考文献[3]绘制的QTc正常范围图判定。

参考文献

[1] 洪江. 短Q-T综合征的心电图表现[J]. 临床心电学杂志，2003，12（4）：277—279.

[2] 方炳森，龚仁泰. Q-T间期缩短的危重症5例报告[J]. 心电图学杂志，2003，22（2）：89—90.

[3] 黄宛. 临床心电图学[M]. 第5版. 北京：人民卫生出版社，1998；568—569.

（本文发表于《实用心电学杂志》2004年第5期）

硝苯地平治疗变异型心绞痛致肠麻痹1例

尹春娥，詹洪吉，王福军

（作者单位：湘西土家族苗族自治州人民医院）

中图分类号：R541.4　　　文献标识码：A　　　文章编号：ISSN.2095-6681.2015.27.194.02

DOI：10.16282/j.cnki.cnll-9336/r.2015.27.110

1 病例资料

患者男，60岁。因反复胸痛2个月，半月前加重，伴晕厥1次，入院。患者2个月前无明显诱因出现胸骨后疼痛，较剧烈，疼痛时伴双上肢尺侧麻木，每次持续约1～2分钟症状缓解，发作与活动无关。近半个月来疼痛持续时间延长，约10分钟左右才缓解，疼痛性质、程度不变。入院前1天，患者胸痛时突发晕厥1次，当时意识不清，持续约3～5分钟清醒，无大小便失禁及抽搐。既往无高血压病、糖尿病病史。入院时体查：血压130/80mmHg，脉搏44次/分。两肺呼吸音清楚。心界不扩大。心率44次/分，律齐，心尖部可闻及2/6级收缩期吹风性杂音。腹部平软，无压痛，肝脾肋下未扪及，肠鸣音正常。入院时查心电图示窦性心动过缓及交界性逸搏心律，甘油三酯：3.01mmol/L，NT-proBNP：1 975.58pg/mL，血常规、凝血功能、肝肾功能、电解质、血糖、肌钙蛋白及心肌酶正常。胸片未见异常。心脏彩超示双房扩大，左室舒张功能减退。肝胆胰脾及门静脉彩超未见异常。临床诊断：冠心病，不稳定型心绞痛，病态窦房结综合征。治疗上给予低分子肝素钙抗凝，氢氯吡格雷片抗血小板，单硝酸异山梨酯扩张冠状动脉，贝那普利改善心肌重构，氟伐他汀调脂治疗。入院第3天动态心电图示窦性心动过缓，窦性停搏，交界区逸搏及逸搏心律，室性逸搏及逸搏心律，偶发性室性早搏和房性早搏；II、III、aVF、$V_{4\sim5}$导联ST段于11：33-11：35、7：22-7：25之间出现弓背向上抬高伴T波倒置（图1），修正诊断为变异型心绞痛，因考虑患者合并病态窦房结综合征,心率慢,不宜使用地尔硫䓬,而给予硝苯地平 10mg 口服,用药后患者胸痛症状消失、次日行永久起搏器植入术。术后第 2 天（服用硝苯地平第 3 天），患者开始腹胀,呈进行性加重趋势,肛门排气减少,未排便。术后第 3 天患者出现腹部胀痛,肛门无排气、排便,体查腹部膨隆,未见肠形及蠕动波,腹肌紧张,全腹轻压痛、无反跳痛,叩诊呈鼓音,肠鸣音明显减弱。腹部平片（图 2）：腹内肠管散在较多积气,以结肠为主,部分小肠隐见,少许显示,但肠管无扩张、肠管内未见明确液平,双膈下未见游离气体。

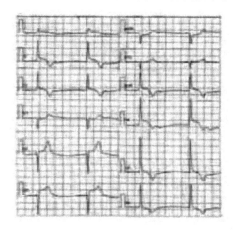 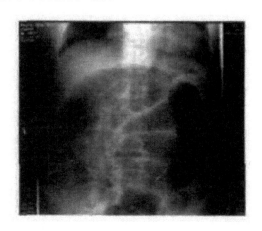

图 1　患者心电图　　　　　　　　　　图 2　患者的腹部平片

　　根据患者临床出现腹胀、肛门排气、排便停止,结合腹部平片可诊断"肠麻痹",但患者无消化系统疾病和腹部手术史,结合相关文献[1, 2]考虑"肠麻痹"是硝苯地平所致,立即停用硝苯地平并予禁食、胃肠减压、乳果糖经胃管注入给药等治疗,停药第 2 天患者腹胀明显减轻,无腹部胀痛,肛门开始排气,予拔出胃管,流质饮食。停药第 3 天患者腹胀完全缓解,肛门排便、排气正常,腹部平软,肠鸣音正常,改为正常饮食并改用地尔硫䓬治疗,此后随访 1 个月无腹痛、腹胀、胸痛等不适。

2　讨论

　　硝苯地平是二氢吡啶类的钙拮抗剂,具有抑制 Ca^{2+} 内流作用,能松弛血管平滑肌,扩张冠状动脉,增加冠脉血流量,提高心肌对缺血的耐受性,临床用于治疗冠心病心绞痛,特别是变异型心绞痛。同时能扩张周围小动脉,降低外周血管阻力,从而使血压下降,亦用于各类高血压病的血压控制。硝苯地平对胃肠道平滑肌也有抑制作用。因此,当出现对胃肠道平滑肌的抑制作用时,可出现腹胀、便秘,甚至肠麻痹、肠梗阻等消化系统不良反应。且其严重程度与剂量呈正相关,即剂量越大胃肠道不良反应越严重[3]。

参考文献

[1] 郭燕妮, 黄健. 硝苯地平控释片过量致不完全性肠梗阻 1 例 [J]. 新医学, 2004, 35（10）：591.

[2] 梁国庆. 硝苯地平致肠麻痹 1 例 [J]. 新医学, 1997, 28（10）：516.

[3] 杨娟. 钙离子拮抗剂在心血管疾病中的不良反应 [J]. 工企医刊, 2010, 23（3）：73.74.

（本文发表于《中西医结合心血管病杂志》2015 年第 27 期）

左束支传导阻滞性心肌病一例

罗　丹，罗亚雄，王福军

（作者单位：湘西土家族苗族自治州人民医院）

中图分类号：R318.11 R542.2　　**文献标识码：**C　　**文章编号：**1007-2659(2016)01-0091-02

DOI： 10.13333/.CnKI.CJCPe.2016.01.026

网络出版时间：2016-1-2908：47

网络出版地址：HTTP://w.cnki.net/cms/etall/2.1421.R.20160129.0847.005.html

摘要：患者女性，60岁。因发现左束支传导阻滞10余年，反复活动后胸闷、气促伴咳嗽、咳痰半年入院。心脏彩超：左室舒张末期内径61mm，左室射血分数(LVEF)0.18。冠状动脉造影示未见有意义狭窄病变。临床诊断：左束支传导阻滞性心肌病，在药物治疗基础上给予三腔心室同步起搏治疗，术后半年获得超反应，症状消失，LVEF0.62，左室舒张末期内径45mm。

关键词：心血管病学；左束支传导阻滞；心肌病；心脏再同步化治疗；心电图

　　患者女性，60岁。因发现左束支传导阻滞10余年，反复活动后胸闷、气促伴咳嗽、咳痰半年入院。患者自诉10年前体检时查心电图发现完全性左束支传导阻滞，心脏彩超未见异常，也无自觉症状，未予治疗。近半年来出现活动后胸闷、气促，伴有咳嗽、咳痰，咳嗽在夜间平卧后明显，痰多为白色泡沫痰，偶有粉红色痰，多次就诊当地医院，考虑"冠心病心功能不全、肺炎"，予抗感染、纠正心力衰竭等治疗，症状反复发作。既往有高血压病病史1年，未监测血压及正规服用降压药。入院体格检查：血压120/70mmHg，颈静脉无充盈，双肺呼吸音低、未闻及明显干湿性啰音。心界轻度向左扩大，心率78次/分，律齐，各瓣膜区未闻及杂音。双下肢无明显水肿。血常规、凝血功能、心肌酶、肝功能、甲状腺功能均正常，cTnI阴性，NT-proBNP 494.42pg/mL。心电图：窦性心律，完全性左束支传导阻滞，QRS波时限148毫秒（图1）。肺部CT：左下肺部感染。动态心电图：窦性心律，偶发性房性早搏；偶发多源性室性早搏（部分呈"梗死型"）；完全性左束支阻滞；原发性并继发性ST-T改变。心脏彩超（图2A）：左心扩大（左室舒张末期内径61mm，收缩末期内径52mm，左室后壁厚度5mm）、静息状态下广泛左室壁运动减弱、不协调；左室射血分数（LVEF）0.18，e峰间隔距离（EPSS）：28mm；二尖瓣大量返流、主动脉瓣少量返流；左室舒张功能减退。冠状动脉造影未见有意义的狭窄。初步诊断为左束支传导阻滞性心肌病，而行三腔心室同步起搏治疗（CRT植入术），术后心电图示QRS波时限变窄为120毫秒（图3）并给予厄贝沙坦、美托洛尔等药物治疗。半年后复诊，患者症状消失，心脏彩超（图2B）LVEF0.62，左室舒张末期内径45mm，收缩末期内径30mm，左室后壁厚度8mm，左室舒张功能减退。临床诊断左束支传导阻滞性心肌病。

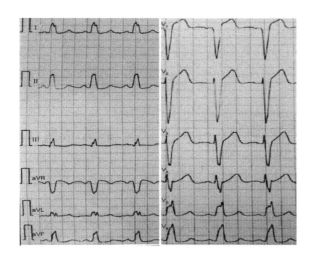

图 1　患者入院时心电图

窦性心律，完全性左束支传导阻滞，QRS 波时限 148 毫秒

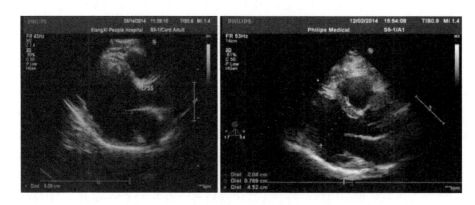

图 2　患者心脏彩超

A：入院时左室舒张末期内径 61mm，左室射血分数（LVEF）0.18；
B：CRT 植入术后半年 LVEF0.62，左室舒张末期内径 45mm

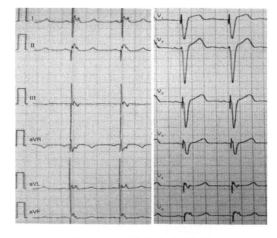

图 3　CRT 植入术后心电图

QRS 波时限变窄为 120 毫秒

讨论

完全性左束支传导阻滞可引起心室内多层面的电与机械活动不同步，导致血流动力学障碍，久之则损害左室收缩与舒张功能，使心室扩张和心功能下降，称之为左束支传导阻滞性心肌病[1]。左束支阻滞性心肌病的诊断，需满足3个条件[2]：①确诊特发性左束支阻滞：经心电图证实患者存在左束支阻滞，但最初诊断时不伴其他心血管病因，心功能正常；②逐渐发生心肌病：特发性左束支阻滞诊断后，经很长时间才逐渐引起左室扩张与肥厚，左室重构以及心功能进行性下降，甚至心力衰竭，这一过程中仍不存在其他明显的病因；③纠正左束支阻滞，心肌病逆转：左束支阻滞性心肌病在原发病因（左束支阻滞）的影响消除后能获得逆转，心功能可恢复正常或明显改善。去除左束支阻滞不良影响的方法是CRT，治疗后能获得超反应，LVEF有望提高15%以上，或LVEF的绝对值 > 0.45或完全正常[3]。

本例患者10年前发现完全性左束支传导阻滞，当时无任何症状，心功能正常。最近半年出现心力衰竭而在CRT后半年，患者症状消失，超声心动图指标明显改善，治疗后获得超反应，符合左束支传导阻滞性心肌病的诊断标准，可诊断为左束支传导阻滞性心肌病。

诊断左束支传导阻滞性心肌病有两个关键要素[4]，一是完全性左束支传导阻滞必须是真性左束支传导阻滞。完全性左束支阻滞，其传统的诊断标准包括QRS波时限 ≥ 0.12秒，左胸V_5、V_6导联的QRS波增宽伴有R波切迹（波峰间期 > 40毫秒），V_1导联的QRS波或者为QS波，或在R波后有深而宽大S波，并伴有继发性ST-T改变。2011年Strauss等[5]提出真性左束支阻滞的新概念，即在原心电图诊断标准的基础上又提出3条诊断新标准：① QRS波形态：V_1导联的R波 < 1mm呈rS波或QS波，aVL导联的q波 < 1mm；② QRS波时限：男性 > 140毫秒，女性 > 130毫秒；③ QRS波切迹或顿挫：在I、aVL、V_1、V_2、V_5、V_6等导联中至少有两个或两个以上导联存在QRS波切迹或顿挫。真性左束支阻滞诊断一旦成立，则提示患者左束支传导功能完全丧失，相反则说明左束支仍有残存传导。二是完全性左束支阻滞必须是特发性，即存在心电图完全性左束支阻滞的患者，排除其伴有器质性心血管病因、心功能正常。本文病例的临床及心电图符合这两个关键要素。

参考文献

[1] 郭继鸿. 左束支阻滞性心肌病 [J]. 临床心电学杂志，2013，22（4）：299.

[2] 王福军，罗亚雄. 心肌病用药策略 [M]. 北京：人民军医出版社，2014：205—210.

[3] 江尕学，李强，白明，等. 真性左束支传导阻滞预示心脏再同步化治疗超应答发生 [J]. 中国心脏起搏与心电生理杂志，2014，28（1）：16.

[4] 向芝青，田君华，王福军. 左束支阻滞性心肌病 [J]. 实用心电学杂志，2015，24（1）：28.

[5] Strauss D G，Selvester R H，Wagner G S．Defining left bundle braqnch block in the era of cardiac restnchronization therapy[J]. Am J Cardid，2011，107：927.

（本文发表于《中国心脏起搏与心电生理杂志》2016年第1期）

双腔起搏器植入术后上腔静脉综合征一例

周　芳[1]，尹春娥[2]，王福军[2]

（作者单位：1.吉首大学医学院；2.湘西土家族苗族自治州人民医院）

摘要：永久性人工心脏起搏器植入术后上腔静脉综合征虽较少报道，但相关静脉的狭窄或血栓形成却时有发生，由于侧支循环的建立，大多无症状而未被发现。本例患者在植入永久起搏器后两年，出现颜面部浮肿、颈静脉怒张、上胸壁静脉曲张，上腔静脉CT成像(CTV)见上腔静脉局限性闭塞，符合双腔起搏器植入术后上腔静脉综合征诊断。

关键词：心血管病学；起搏器植入术；上腔静脉综合征

中图分类号：R540.4　　**文献标志码：**C　　**文章编号：**2095-9354(2017)02-0146-02

DOI：10.13308/j.issn.2095-9354.2017.02.015

患者男，76岁，因颜面部浮肿10月余，于2016年10月4日入院。2014年2月28日因病态窦房结综合征于我院经左锁骨下静脉行双腔永久起搏器植入术，呈DDD、VAT模式起搏。术后服用硫酸氢氯吡格雷片、阿托伐他汀钙片、酒石酸美托洛尔、单硝酸异山梨酯缓释片等药物治疗。10余月前开始出现颜面部浮肿，以眼周明显，晨起加重，下午减轻。既往有高血压病3级（极高危组）、腔隙性脑梗死、胆囊结石病史，对青霉素、磺胺类过敏。入院时查体：血压120/60mmHg，脉搏60次/分，颜面浮肿，颈静脉怒张，上胸壁可见静脉曲张，左侧胸壁可见起搏器囊袋，两肺呼吸音低，未闻及干湿性啰音，心界无扩大；听诊：心率60次/分，律齐，心音正常，心脏各瓣膜听诊区未闻及杂音；腹平软，肠鸣音正常；双下肢无明显水肿。入院查心电图示窦性心律，人工心脏起搏心律。N末端脑钠肽前体、肌钙蛋白定量均在正常范围内，肌红蛋白119.1ng/mL。肝功能、肾功能、甲状腺功能正常，免疫功能监测及风湿三项无异常。上腔静脉CT成像（CTV）：上腔静脉约于主动脉弓水平处狭窄、闭塞，管腔未见造影剂进入，闭塞段长约2.0cm，右侧前、后胸壁、脊柱旁及纵隔内可见多发迂曲、增粗的血管影，汇入奇静脉，奇静脉扩张，最宽约1.3cm，并汇入上腔静脉狭窄段以下平面，考虑为上腔静脉局限性闭塞所致上腔静脉综合征；左侧锁骨下静脉、上腔静脉、心脏瓣膜区及心脏内可见导管影，左侧胸壁可见人工心脏起搏器影。临床诊断：双腔永久起搏器植入术后，上腔静脉综合征。

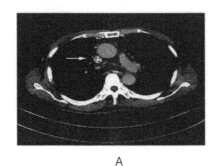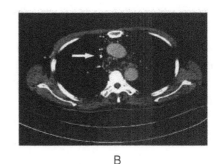

A   B

图 1   上腔静脉 CT 轴位图

与 A 的上腔静脉（箭头方向）相比，B（不同层面）的上腔静脉明显变窄

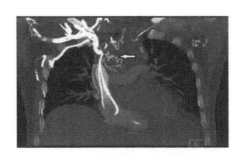

图 2   上腔静脉增强冠状成像图

可见多发迂曲、增粗的侧支循环（箭头方向）

讨论

实施永久性人工心脏起搏器植入术后，约有 30% ~ 40% 的患者发生相关静脉的狭窄或有血栓形成[1]，起搏器术后静脉狭窄和血栓形成的报道虽较少见，而实际比预期的更常见，由于侧支循环的建立，大多无症状而未被发现。上腔静脉综合征具有 5 大临床特征[2]：头痛、颜面及上肢水肿、进行性呼吸困难、浅表皮下侧支循环形成和颈静脉怒张。常见原因有：血栓形成、纤维性狭窄、感染、电极残留或破损[2]。根据上腔静脉综合征梗阻部位不同，临床一般分 3 种类型[3]，①奇静脉入口以下阻塞：此型症状较重，上半身静脉血可经奇静脉、半奇静脉及其他侧支流入下腔静脉；②奇静脉和上腔静脉均阻塞：此型症状亦较重，上半身静脉血主要通过侧支进入奇静脉、半奇静脉、腰静脉，而后进入下腔静脉，也可经胸腹壁静脉流入髂外静脉、下腔静脉；③奇静脉入口以上部位阻塞：此型症状一般较轻，上半身静脉血可由颈外浅静脉和锁骨下静脉经侧支进入奇静脉和半奇静脉，然后在梗阻下方进入上腔静脉，本例属于此型。相应的治疗包括以下几种，①一般处理：取头高脚低位、给氧；②抗凝：防止再度血栓形成及栓塞的发生；③溶栓：对于有血栓栓塞证据或抗凝效果不佳患者，强调越早越好；④上腔静脉成形术及支架置入术；⑤外科手术治疗[3]。本病例患者经内科治疗后效果不佳，通过介入球囊扩张治疗最终达到了治疗目的。

参考文献

[1] 黄新苗, 王胜强, 赵仙先, 等. 永久性心脏起搏器安置术后并发上腔静脉综合征一例 [J]. 介入放射学杂志, 2004, 13 (5): 416.

[2] 于海波, 许国卿, 高阳, 等. AAIR 起搏器植入术后上腔静脉严重狭窄球囊扩张治疗 1 例 [J]. 临床军医杂志, 2016, 44 (6): 657—658.

[3] 马旭辉, 康卫国, 明汇, 等. 上腔静脉综合征临床概况 [J]. 肿瘤防治研究, 2008, 35 (2): 144—146.

（本文发表于《实用心电学杂志》2017 年第 2 期）

高钾血症使持续性房颤转复窦律1例

谭梦琴[1], 周 芳[1], 王福军[2]

（作者单位：1.吉首大学医学院；2.湘西土家族苗族自治州人民医院）

关键词：高血钾症；房颤；窦性心律

中图分类号：R541.7 R540.4+1   文献标识码：A   文章编号：1005-0272(2019)01-039-02

临床资料

患者，男性，76 岁。因晕厥 5 小时于 2018 年 7 月 23 日入院。患者曾多次就诊于本院，诊断为扩张型心肌病、持续性房颤（图 1A）、高血压病 3 级、高血压肾病、慢性肾功能不全、痛风。长期服用阿托伐他汀、呋塞米片、厄贝沙坦片、比索洛尔片、螺内酯片、地高辛片、华法林片，病情控制尚可。5 小时前无明显诱因感心悸、胸闷，随即晕厥 1 次，持续时间不详。入院体查：T：35.8℃，P：74bpm，R：20bpm，Bp：135/56mmHg，神志清楚。全身皮肤干燥，颜面无水肿。颈软，静脉无充盈。两肺呼吸音粗，未闻及干湿性啰音。心界扩大，心率 74bpm，律齐，心音低钝，心尖部闻及 3/6 级收缩期杂音。腹平软，双下肢无水肿。心电图（图 1B）示：窦性心律，帐篷样 T 波改变。血电解质：钾 8.06mmol/L，氯 110.0mmol/L；肾功能：尿素 15.8mmol/L，肌酐 260.1 μmol/L，尿酸 μmol/L。心脏超声：左心及右房扩大，主动脉瓣大量反流，左室整体收缩功能减退，LVEF48%，二、三尖瓣少量反流，左室舒张功能减退。入院诊断：高钾血症、扩张型心肌病、心脏扩大、持续性房颤、心功能 II 级、高血压病 3 级、很高危组、高血压肾病、慢性肾功能不全、痛风。立即停口服药物：地高辛、厄贝沙坦片及螺内酯片，行心电监护，予以呋塞米 20mg 静推及静滴各 1 次，50% 葡萄糖注射剂 50mL ＋胰岛素注射液 8u 微量泵入；5% 葡萄糖注射液 100mL ＋葡萄糖酸钙针 10mL 静滴；碳酸氢钠注射液 125mL 静滴等降血钾处理。动态复查电解质，7 月 23 日 05：56、13：59，测得血钾浓度分别为 6.95mmol/L、4.5mmol/L，24 日 11：39 为 5.64mmol/L，25 日 11：15 为 4.9mmol/L，之后所测血钾均在正常范围内。7 月 24 日 17：10 行动态心电图检查，记录 23 小时 35 分，全程窦性心律，房性早搏，记录的初始数小时 V_4 ~ V_6 导联 T 波高尖，后逐渐转为低平，T

波改变与血清钾变化相符，7 月 26 日心电监护示房颤心律，又恢复至本次起病前的心房颤动。

讨论

本例患者多次在我院行常规心电图及动态心电图检查，均为心房颤动，已经确诊为持续心房颤动 2 年余。此次入院血钾升高达 8.06mmol/L，考虑因慢性肾功能不全，又长期服用保钾利尿剂所致。心电图突然转为窦性心律，并持续至血清钾完全正常后再次转为心房颤动，考虑与高钾血症有关。血清钾正常值为 3.5 ~ 5.5mmol/L，> 5.5mmol/L 即为高钾血症。血清钾增高不仅影响心肌细胞复极，随着钾浓度的增高，也可影响心肌细胞的兴奋性和传导性。在复极方面：细胞膜对钾离子的通透性增加，3 相复极时间缩短，心电图表现为 T 波高尖；另一方面由于血钾升高导致跨膜离子梯度减小，膜静息电位负值减小，动作电位 0 相上升速度及幅度降低，导致心肌细胞兴奋性及传导性降低或消失。各部位心肌对高血钾的反应程度不同，心房肌电活动对高血钾高度敏感，首先抑制心房肌纤维，导致心房静止，激动经结间束传至房室交界区，心电图出现窦室传导[1]。当心房颤动或心房扑动时，由于高血钾导致心房肌兴奋性、传导性降低，减轻了心房肌传导纤维的不应性离散，同时加重了心房肌纤维的传导障碍，使单项阻滞变为双向阻滞，终止了房内折返的发生，心房颤动得以终止，从而最高节律点窦房结夺获心房，转复为窦性心律[2]。高钾血症转复持续性心房颤动的作用通常为一过性，随着血清钾浓度恢复正常，对心房肌纤维的兴奋性和传导性抑制作用消失，心房颤动亦卷土重来[3]。在临床工作中，高钾血症并不少见，尤其对于肾功能不全、长期应用 ACEI 或 ARB 类与醛固酮受体拮抗剂联合治疗期间需定期检测血钾，以避免高血钾的发生，一旦发生应及时处理。

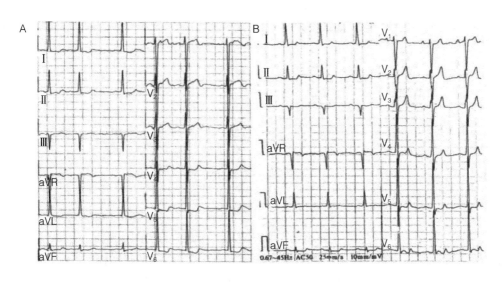

图 1 心电图

A：为 2018-04-23 检查的常规心电图，P 波消失，代之以大小不等的 f 波，R-R 间期不规则，频率 71bpm，左心室肥大，I、II、aVL、V_4 ~ V_6 导联 ST 段呈下斜型或水平型下移 0.1 ~ 0.2mV，伴 T 波负正双向，QT 间期正常；B：为入院时的常规心电图，可见窦性 P 波规律出现，频率 72bpm，相比较图 B，I、II、aVL、V_4 ~ V_6 导联 ST 段下移程度减轻或恢复至基线，T 波也由负正双向转为直立，形态尖锐，基底部变窄，虽然振幅不高，但仍为典型的帐篷 T 波，V_4 ~ V_6 导联 U 波倒置

参考文献

[1] 郭继鸿. 心电图学 [M]. 北京：人民卫生出版社，2002：295—301.

[2] 朱同新，刘克俭. 高血钾致房颤转为窦性心律伴一度房室传导阻滞酷似房室分离分析 [J]. 内科急重症杂志，2009，15：111—112.

[3] 刘学义，高君，张晓新. 高血钾致持久性房颤转为持久窦性心律 1 例 [N]. 齐齐哈尔医学院学报，2008，29：1281.

（本文发表于《临床心电学杂志》2019 年第 1 期）

下壁导联的 de Winter ST-T 改变一例

王福军，詹洪吉，尹春娥，向芝青

（作者单位：湘西土家族苗族自治州人民医院）

中图分类号： R542.2^{+}2 R540.4^{+}1　　**文献标识码：** C　　**文章编号：** 1007-2659(2021)01-0082-02

DOI： 10.13333/j.cnki.cjcpe.2021.01.021

摘要： 患者男性，55 岁，剑突下疼痛 22 小时入院。描记心电图示窦性心律，心率 74 次 / 分，QRS 时限正常，Ⅱ、aVF 导联 ST 段在 J 点处呈上斜性压低，T 波直立高耸；Ⅲ导联 QRS 呈 QR 型，ST 段轻度上抬，T 波正负双向。下壁导联酷似 de Winter ST-T 改变，急诊冠状动脉造影示：右冠状动脉中段完全闭塞，TIMI 血流 0 级。

关键词： 心血管病学；急性心肌梗死；下壁导联 de Winter ST-T 改变

　　患者男性，55 岁，剑突下疼痛 22 小时，加重 18 小时就诊。患者于入院前 22 小时饱餐后感剑突下疼痛和饱胀感，患者未引起重视，4 小时后疼痛加重，难以忍受就诊于当地医院，描记心电图（图 1）示窦性心律，心率 74 次 / 分，QRS 时限正常，Ⅱ、aVF 导联 ST 段在 J 点处呈上斜性压低，T 波直立高耸；Ⅲ导联 QRS 呈 QR 型，ST 段轻度上抬，T 波正负双向，V$_1$ 导联 ST 段轻度斜直型抬高，T 波正负双向；aVR 导联 ST 段轻度抬高。Ⅰ、aVL、V$_3$ ~ V$_6$ 导联 ST 段轻度压低。心电图诊断：①窦性心律；②下壁导联酷似 de Winter ST-T 改变。肌钙蛋白 0.8ng/mL，考虑急性心肌梗死，予以口服阿司匹林 300mg，硫酸氢氯吡格雷 300mg 后转送本院。3 小时左右到达本院，到达本院时剑突下疼痛已明显减轻。入院后心电图（图 2）示：窦性心律，心率 68 次 / 分，Ⅱ、aVF 导联 ST 段已基本恢复正常，Ⅱ导联 T 波振幅明显降低，aVF 导联 T 波轻度倒置，Ⅲ导联 T 波倒置，aVR、V$_1$ 导联 ST 段恢复正常，V$_1$ 导联 T 波振幅明显降低。原 ST 段轻度压低的导联，ST 段亦恢复正常。肌钙蛋白 1.889ng/mL，肌酸激酶 548U/L，肌酸激酶同工酶 83.10U/L。考虑急性心肌梗死，行急诊冠状动脉造影（图 3）示：右冠状动脉中段完全闭塞，TIMI 血流 0 级，左回旋支远端弥漫性狭窄约 90%，TIMI 血流 3 级；

左前降支中段管状狭窄约 50%，D1 近段狭窄约 90%，TIMI 血流 3 级。术中开通右冠状动脉，植入药物支架 1 枚，TIMI 血流恢复 3 级。

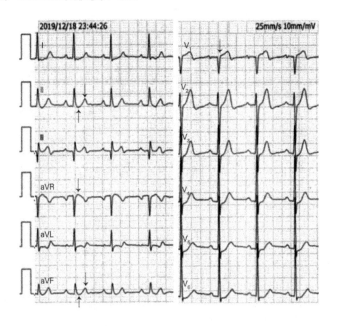

图 1　当地医院胸痛时，下壁 de Winter ST-T 改变心电图

Ⅱ、aVF 导联 J 点上斜型 ST 段压低（箭头），T 波向上（箭头），aVR、V₁ 导联 ST 段轻度抬高（箭头）

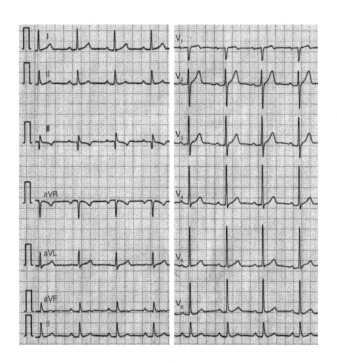

图 2　患者入院时胸痛明显减轻时的心电图

ST 恢复至基线，T 波改变减轻

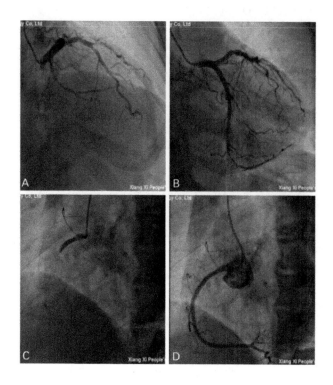

图 3　冠状动脉造影结果

A：左前降支中段管状狭窄约 50%，D1 近段狭窄；B：左回旋支远端弥漫性狭窄约 90%，TIMI 血流 3 级；C：右冠状动脉近中段完全闭塞，TIMI 血流 0 级；D：术中开通右冠状动脉，植入药物支架 1 枚，TIMI 血流恢复 3 级

讨论

2008 年 de Winter 等 [1] 首次报道了一种 ST 段不抬高，但与前降支近段闭塞相关的心肌梗死超急性心电图表现，其特点为：①胸前 V_1 ～ V_6 导联 "J 点" 压低 1 ～ 3mm，ST 段呈上斜性下移，随后 T 波对称高尖；② QRS 波群通常不宽或轻度增宽；③部分患者胸前导联 R 波上升不良；④多数患者 aVR 导联 ST 段轻度上抬。此后，文献称之为 de Winter ST-T 改变，且报道不断增多 [2-4]，已引起临床医师和心电学工作者关注和重视。

近两年国外学者 [5、6] 报告了 2 例急性冠状动脉综合征的病例，心电图表现在下壁导联出现类似于 de Winter ST-T 改变的心电图，冠状动脉造影显示为右冠状动脉近中段闭塞。本文病例在胸痛时的心电图表现与国外这 2 例报告极为相似，在 Ⅱ、aVF 导联出现典型的 de Winter ST-T 改变，但在 Ⅲ 导联 ST 轻度上抬，T 波呈正负双向，然而冠状动脉造影结果同样显示为右冠状动脉近中段闭塞。

通过本文病例和 2 例国外病例报告，临床医师和心电学工作者应该认识到 de Winter ST-T 改变这种独特性的心电图变化不仅局限于胸前导联，也可能发生在下壁导联。发生于胸前导联的 de Winter ST-T 改变，提示冠状动脉前降支近中段闭塞，但亦有发生于左主干及回旋支病变时 [4]；而下壁导联的 de Winter ST-T 改变，提示右冠状动脉近中段闭塞。与胸前导联的 de Winter ST-T 改变一样，下壁导联的 de Winter ST-T 改变也相当于 ST 段抬高型心肌梗死，应给予早期再灌注治疗。

参考文献

[1] De Winter R J，Verouden N J，Wellens H J，et aL．Interventional Cardiology Group of the Academic MedicaL center．A new ECG sign of proximal LAD occlusion[J]．N Engl J Med，2008，359：2071．

[2] 向芝青，安俊华，王福军．de Winter ST-T 改变和 Wellens 综合征心电图改变交替出现一例 [J]．中国心脏起搏与心电生理杂志，2016，30（1）：93．

[3] 薛刚，陶亮亮，王连生．急性心肌梗死心电图 de Winter ST-T 改变1例并文献复习 [J]．江苏医药，2017，43（8）：603．

[4] 徐宁，尤颖，王雄关．de Winter 综合征冠状动脉闭塞特点分析 [J]．中国心脏起搏与心电生理杂志，2019，33（5）：419．

[5] Karna S，Chourasiya M，Chaudhari T，et aL．de Winter sign in inferior leads：a rare presentation[J]．herrviews.org on Thursday，May 9，2019，IP：202.177.173.189．

[6] Tsutsumi K，Tsukahara K．Is the diagnosis ST-segment elevation or non-ST-Segment elevation myocardial infarctton？[J]．Circulation，2018，138：2715．

（本文发表于《中国心脏起搏与心电生理杂志》2021 年第 1 期）

心房扑动并交替文氏型房室阻滞伴 QRS 波 2∶1 交替 1 例

蒋 勇，向芝青，王福军

（作者单位：湘西土家族苗族自治州人民医院）

患者女，47 岁。临床诊断：结节性甲状腺肿，甲状腺功能亢进性心脏病。心电图 Ⅱ 导联（图 1）示：P 波消失，代以大小一致，均齐的锯齿状扑动波（F 波），Ⅱ、Ⅲ、aVF 导联 F 波倒置，心房率 350 次 / 分，为 I 型心房扑动。QRS 波呈室上性，R 波电压呈 2∶1 电交替，R-R 间期呈 0.36 秒与 0.32 秒交替出现，平均心室率 175 次 / 分，说明传导系统中存在两个阻滞区域，F 波在上部呈 4∶3 文氏传导，下部呈 2∶1 阻滞，符合 C 型交替性文氏阻滞。经静脉推注异搏定 5mg 等药物，未能转复为窦性心律而进行食管电刺激转复。以 S_1S_1 500 次 / 分刺激 7 次后出现心房颤动（Af），持续 16 秒转为窦性心律（图略）。经用他巴唑治疗，4 个月后甲状腺功能亢进症状、体征及心脏异常全部消失。

讨论

甲状腺功能亢进性心脏病并发的心律失常，以 Af 为多见，心房扑动（AF）少见，多为一过性，且多过度为 Af。AF 的发生机制目前多认为系环形激动所致，仍属于折返性心动过速。临床上大约有半数房扑病例其心室活动是不规则的，常由于分层阻滞所致。分层阻滞是由于传导系统的不同部位，有不同的不应期及传导特性，因此传导系统的不同层次，可同时存在程度和方式不同的传导障碍而导致多种心律失常现象 [1]。其中最常见的有交替性文氏现象。Kosowhy 等将交替性文氏现象分为 A 型和 B 型，A 型即上层为 2∶1 阻滞，下层为文氏阻滞，文氏周期结束时形成连续 3 次激动未下传。B 型即上层为文氏阻滞，下层为 2∶1 阻滞，每个文氏周期结束时形成连续 2 次激动未下传。但当 2∶1 阻滞区在下部，上部的文氏周期激动为偶数时，如本例所示，下部为 2∶1 阻滞，上部为 4∶3 文氏周期，终止一个文氏周期时未下传的 1 次激动，正好也是 2∶1 传导未下传的 1 次激动，其后两个阻滞区域同时脱离绝对不应期得以再次下传，一些学者称之为 C 型交替性文氏周期[2]。此外，本例还可见 QRS 波电交替。心脏电交替是指来自同一起源点的节律出现波形、振幅的交替性变化。其产生机制可能与心脏在胸腔中的位置、心脏不应期与传导速度、心排出量交替性变化，以及心肌缺血区域的除极与复极速度与程序发生交替性改变等有关。本例 QRS 波呈 2∶1 电交替，可能与心率过快时出现室内传导系统某部分不应期超过心动周期造成该传导系统 2∶1 阻滞有关[3]，一般临床无重要意义，恢复窦性心律后多消失。

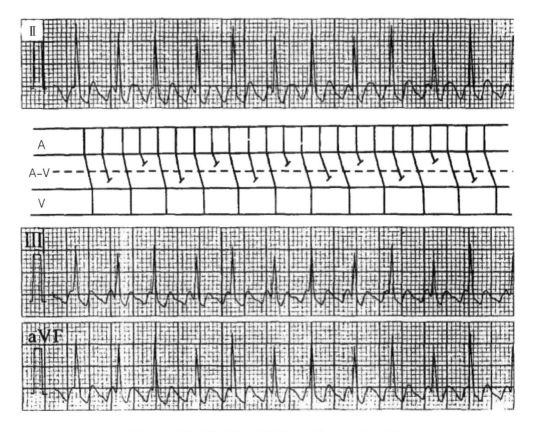

图 1 心房扑动并交替文氏型房室阻滞 QRS 波电交替

参考文献

[1] 黄宛. 临床心电图学 [M]. 第 5 版. 北京：人民卫生出版社，1998：171—172.

[2] 张念智，赵伟，高树成. 交替性文氏周期 2 例 [J]. 心电学杂志，1999，18（2）：100.

[3] 陈新. 临床心律失常学 [M]. 北京：人民卫生出版社，2000：503—509.

（本文发表于《实用心电学杂志》2003 年第 5 期）

附录一　天道酬勤

学习培训经历

学历教育

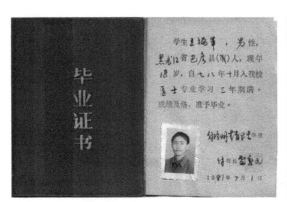

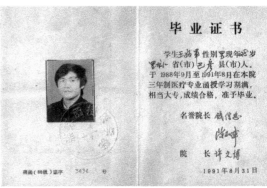

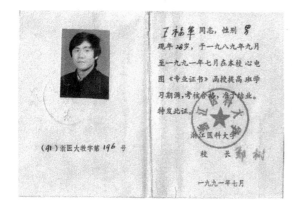

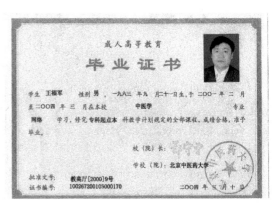

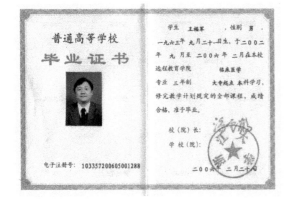

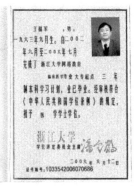

入學祝詞

歡迎你們，自強不息、奮發向上的新同學！
歲月悠悠，積澱著你們對祖國醫學的追隨，大浪淘沙，展現了你們為之不斷進取的風采，社會的競爭，讓你們深刻體會到知識的力量，時代的呼喚，使你們走進了中醫藥最高學府，北京中醫藥大學歡迎你們——中醫藥事業的繼承者和創新者！

中醫藥網絡教育把祖國醫學和現代計算機網絡技術完美地結合起來，從而開創了中國中醫藥教育的新天地，其開放性保證了接受教育不受時間和空間的限制，其交互性有益於即時探討中醫學的奧妙，其共性便捷於對最富資源豐的充分利用，其協作性有利於羣策羣力之方力量、互相協作、共同提高，其自主性將使你真正成為學習的主人。毋庸置疑，中醫藥網絡教育就是未來中醫藥教育的方向。

"中國對世界是有很大貢獻的，我看中醫是一项"，偉人的評定，給我們以自豪和勇氣，網絡科技的內涵，給我們以能量和激情，期我們將自己化作閃光的宇符，去書寫網絡教育在中醫藥發展史上濃墨重彩的華章。

北京中醫藥大學
網絡教育學院

新生入學通知書

王福軍 同學：

經審核，錄取你入我校網院 中醫 專業學習。請于 2001年6月8 日至 2001 年 6月10日，憑此通知書報到。

北京中醫藥大學
網絡教育學院
2001 年 6 月 1 日

編號：J18104172

№ 0060187

浙江大学远程教育学院

入学通知书

王福军 同学：

经审核，你录取在我校远程教育学院 临床医学 专业(学制 3 年)学习，请持此通知书、身份证、学历证书 于 7 月 4 日至 7 月 5 日来我校 教学站)报到。

2002年 6 月 18 日

其他培训学习

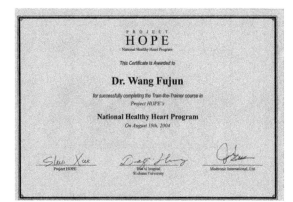

世界健康基金会中国健康心脏教育项目（教员班）

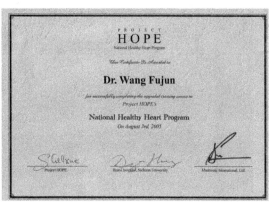

世界健康基金会中国健康心脏教育项目
（心内科主任班）

中晋高医学基础知识函授班

结 业 证

中华医学会广西玉林地区分会

王福军同志参加我分会举办的《中晋高医学基础知识函授班》学习，为期半年，经考核成绩及格，给予结业。

中华医学会广西玉林地区分会
一九八六年 四月

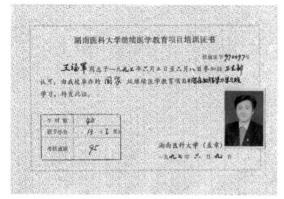

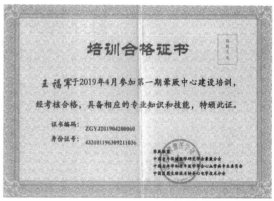

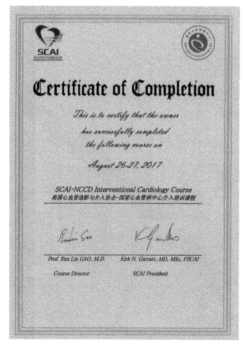

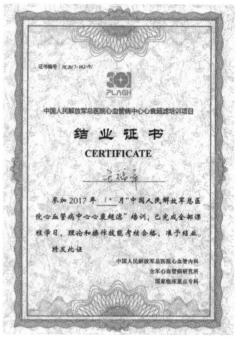

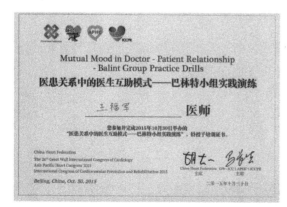

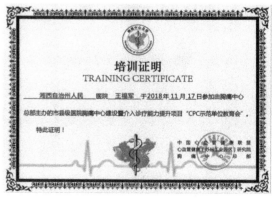

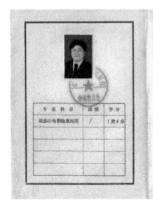

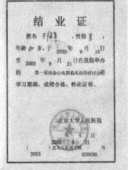

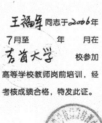

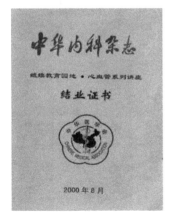

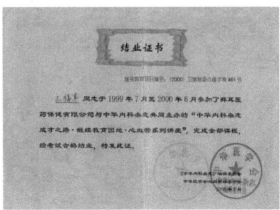

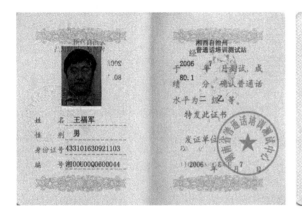

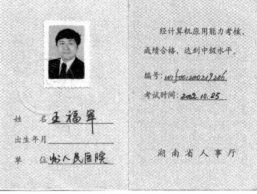

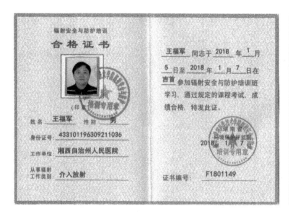

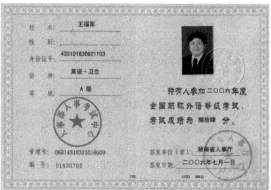

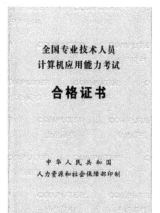

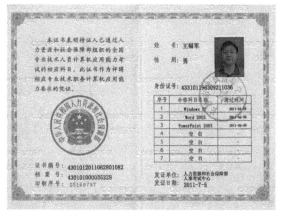

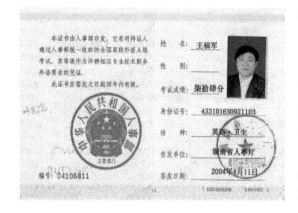

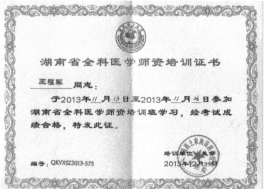

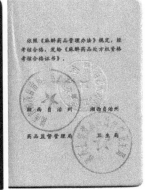
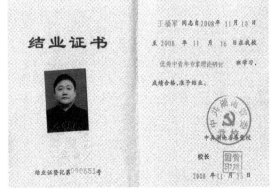

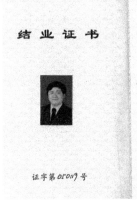
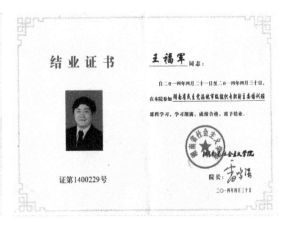

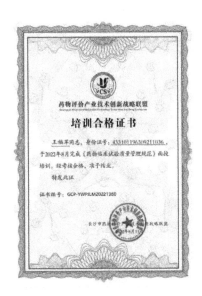

任职资质

从业资质

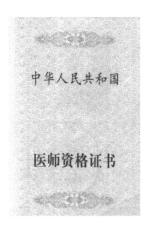
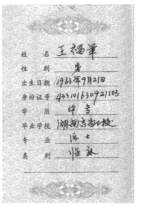
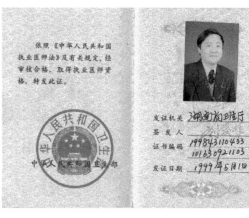

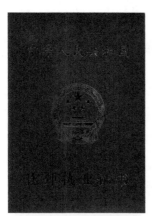
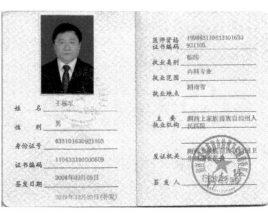

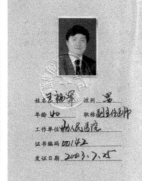
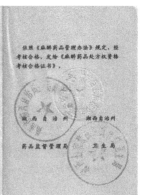

教学资质

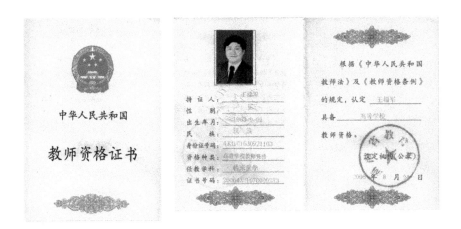

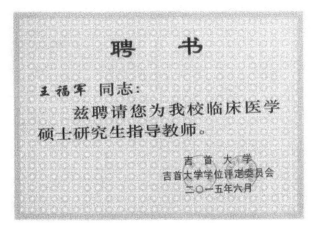

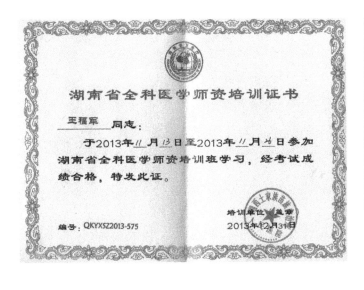

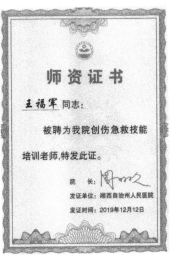

职称变迁

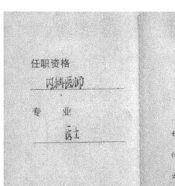
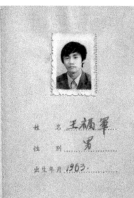
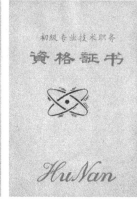
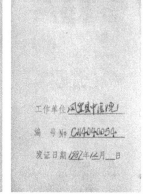

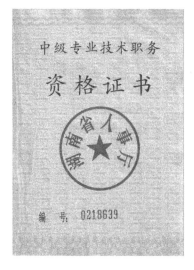
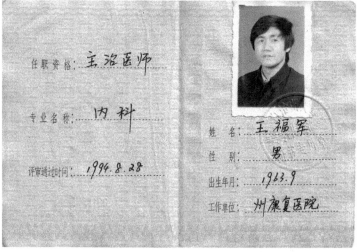

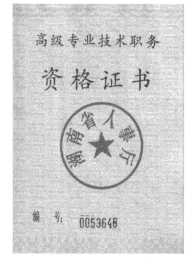
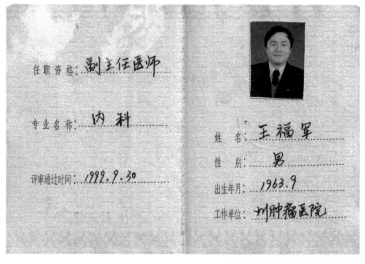

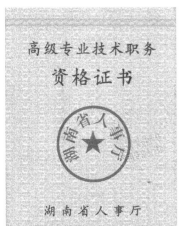

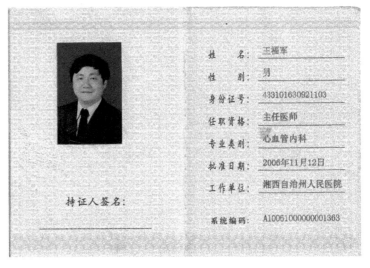

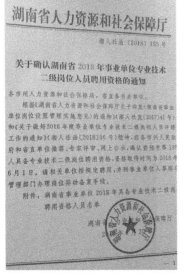

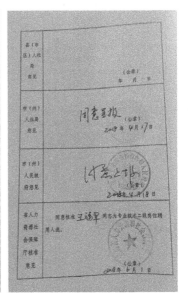

学术兼职

学术组织任职

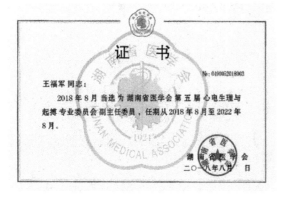

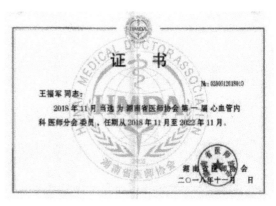

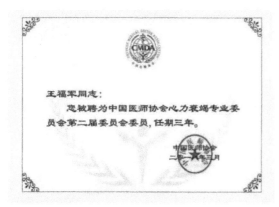

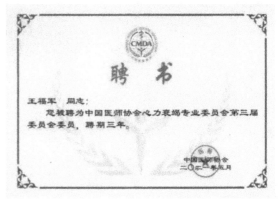

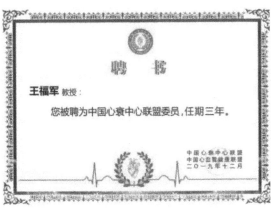

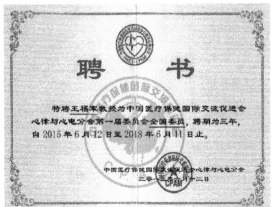

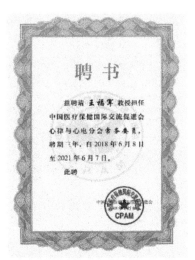

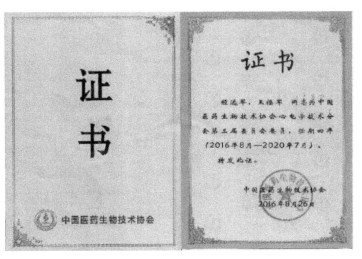

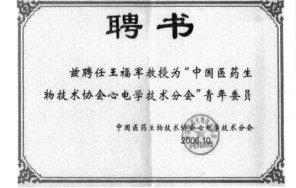

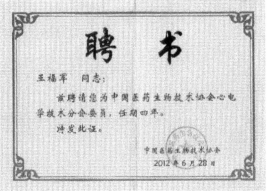

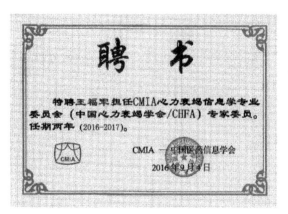

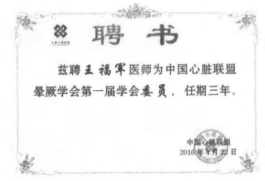

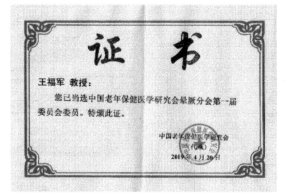

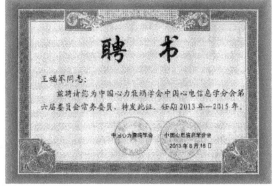

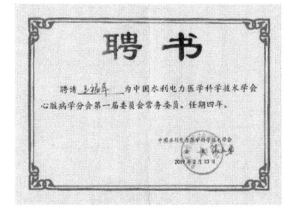

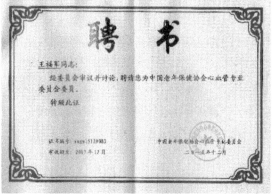

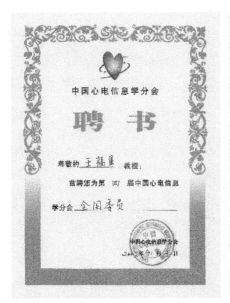

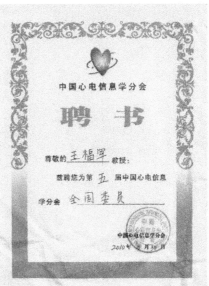

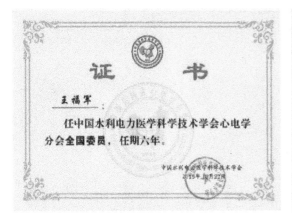

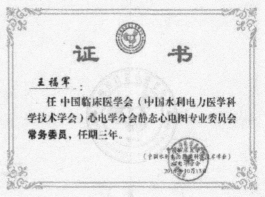

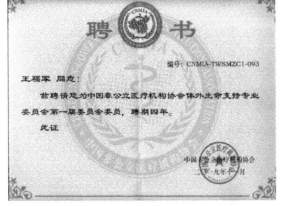

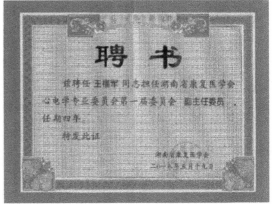

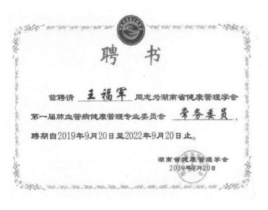

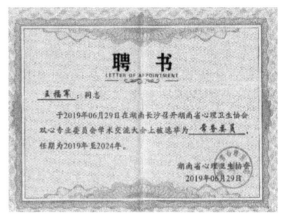

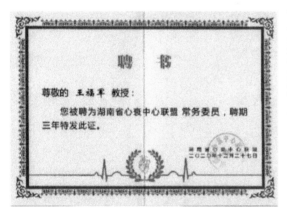

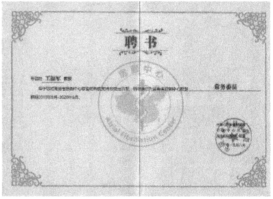

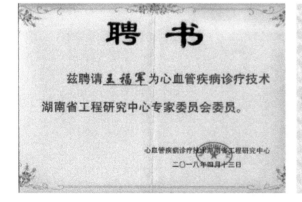

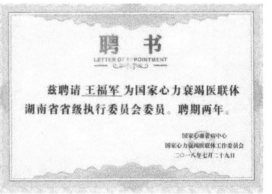

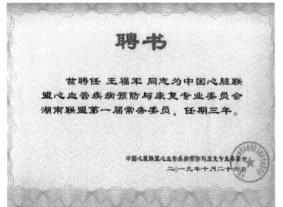

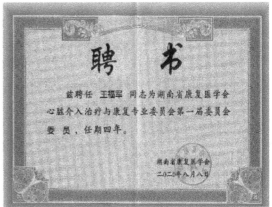

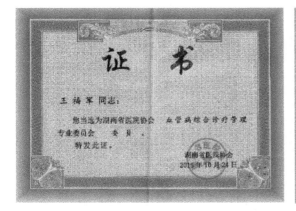

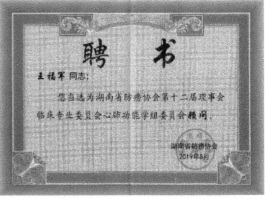

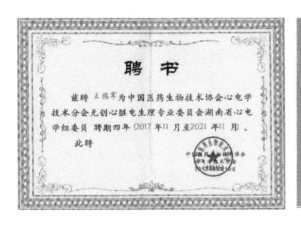

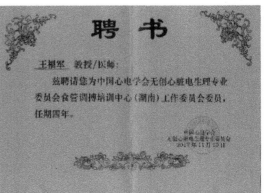

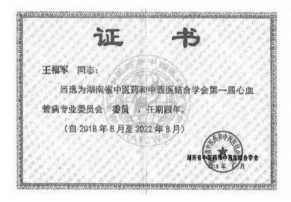

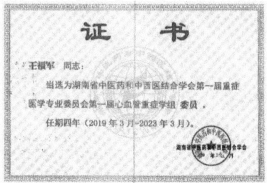

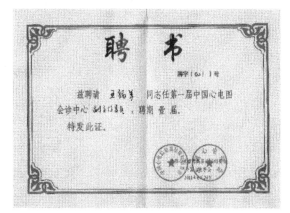

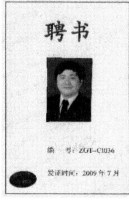

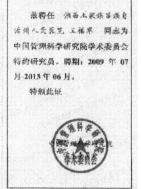

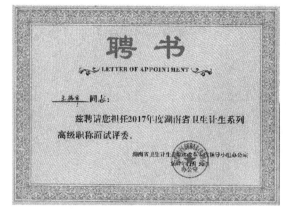

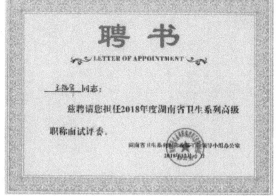

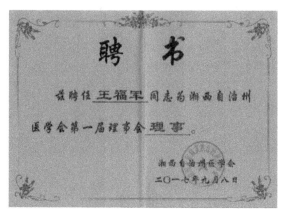

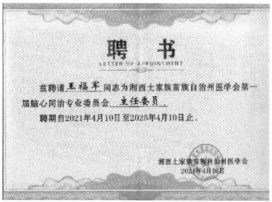

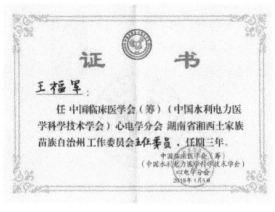

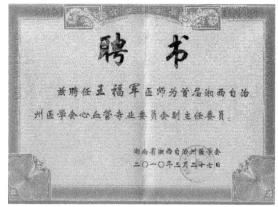

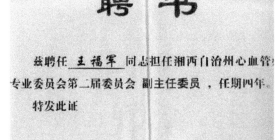

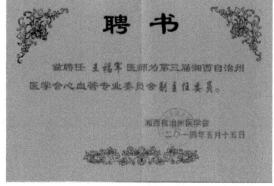

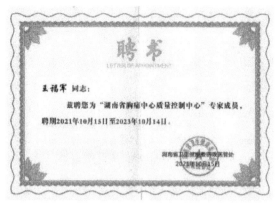
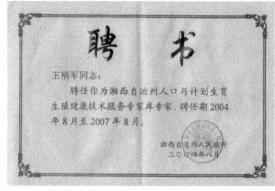

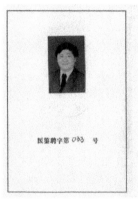
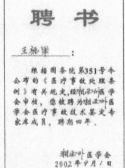
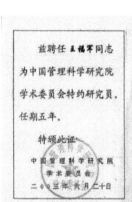
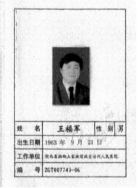

杂志编辑委员会任职

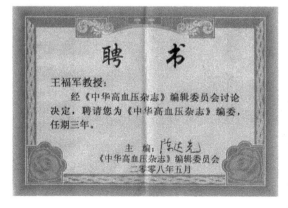
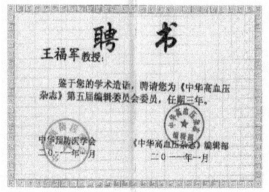

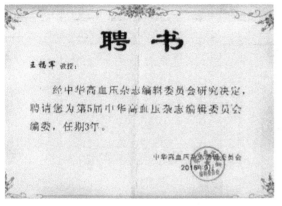

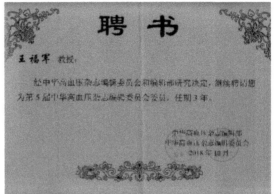

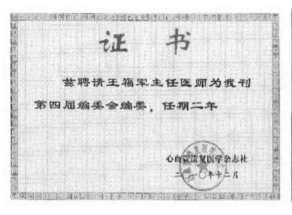

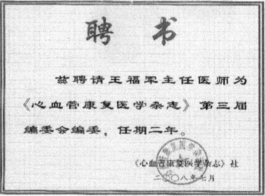

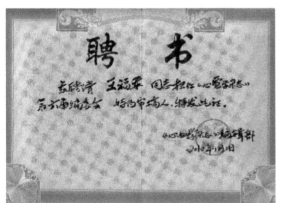

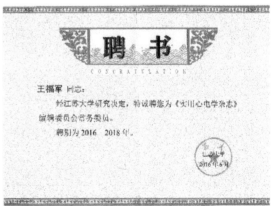

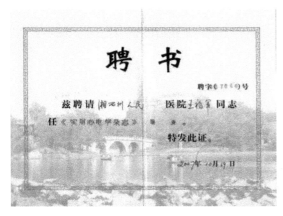

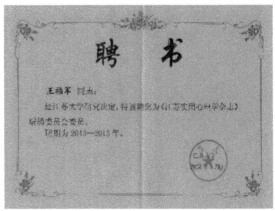

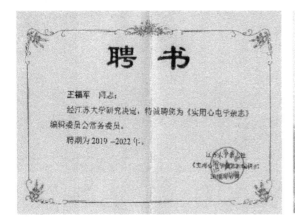

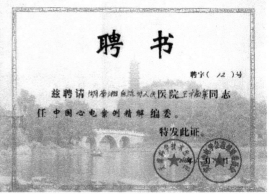

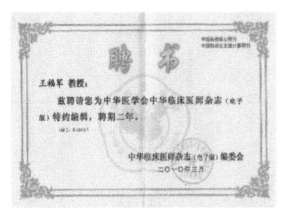

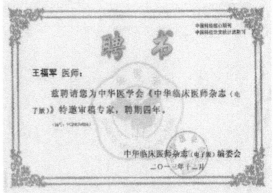

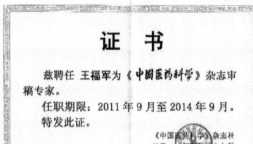

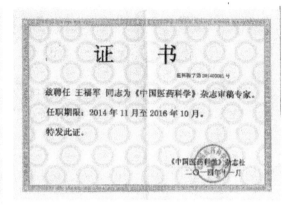

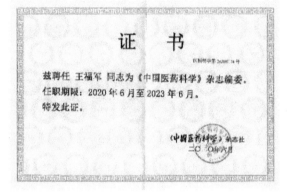

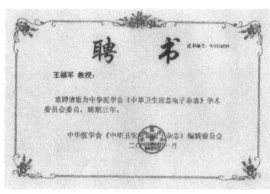

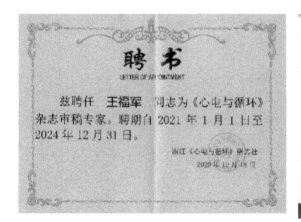

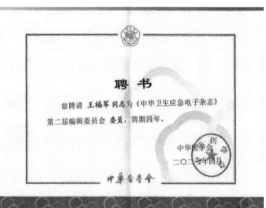

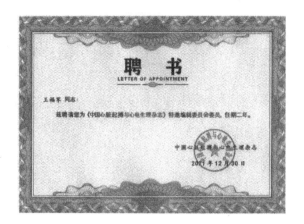

著书立说

编著或主编

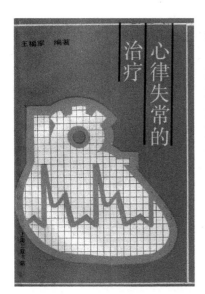

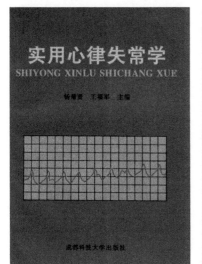

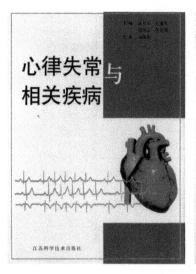

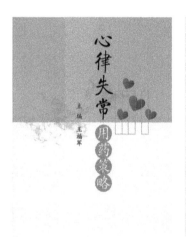

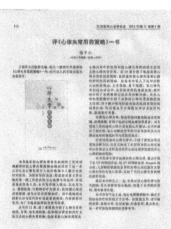

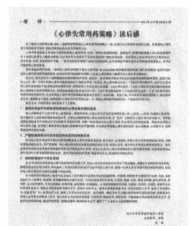

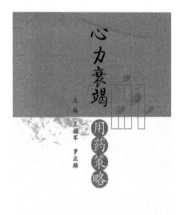

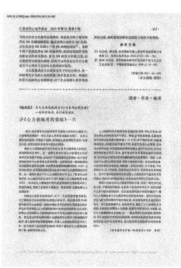

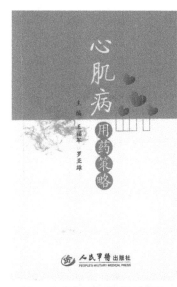

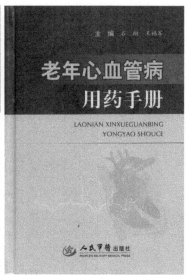

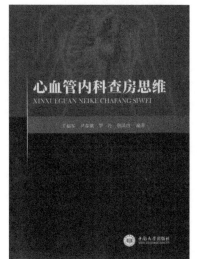

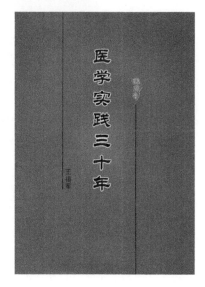

副主编

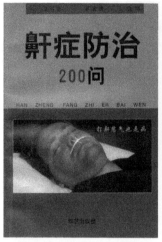

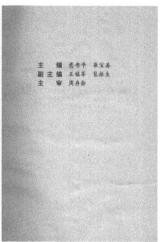

主　编　慈书平　崔宝善
副主编　王福军　裴报生
主　审　周存余

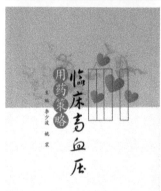

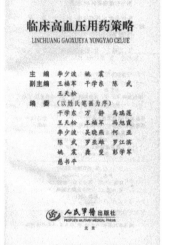

临床高血压用药策略
LINCHUANG GAOXUEYA YONGYAO CELUE

主　编　李少波　姚震
副主编　王福军　干学东　陈武
　　　　王天松
编　委　（以姓氏笔画为序）
　　　　干学东　万静　马瑞莲
　　　　王天松　王福军　冯旭霞
　　　　李少波　吴晓燕　何亚
　　　　陈武　罗亚雄　罗江滨
　　　　姚震　龚雯　影学军
　　　　慈书平

人民军医出版社
PEOPLE'S MILITARY MEDICAL PRESS
北京

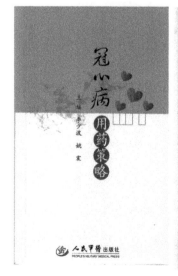

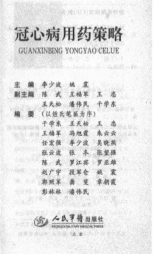

冠心病用药策略
GUANXINBING YONGYAO CELUE

主　编　李少波　姚震
副主编　陈武　王福军　王忠
　　　　王天松　潘伟民　干学东
编　委　（以姓氏笔画为序）
　　　　干学东　王天松　王忠
　　　　王福军　冯旭霞　朱云云
　　　　任宏强　李少波　吴晓燕
　　　　张云波　张冬　张翌撰
　　　　陈武　罗江滨　罗亚雄
　　　　赵广宇　段军仓　姚震
　　　　郭照军　龚雯　章朝霞
　　　　彭林林　潘伟民

人民军医出版社
PEOPLE'S MILITARY MEDICAL PRESS
北京

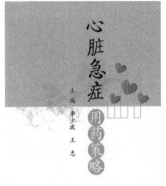

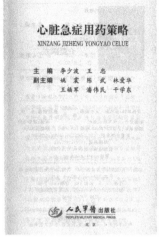

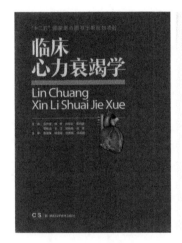

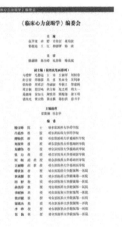

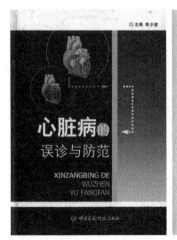

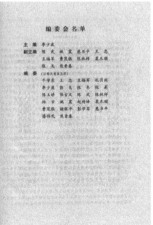

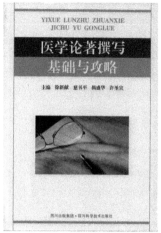
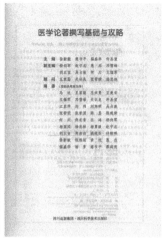

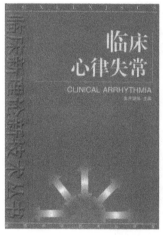
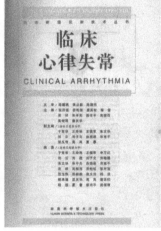

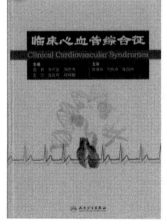
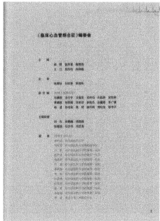

参编学术著作

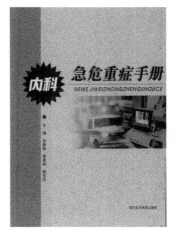 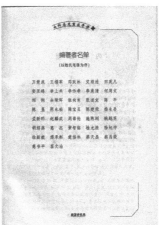

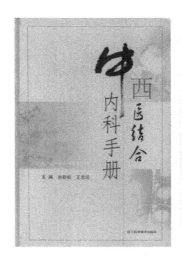 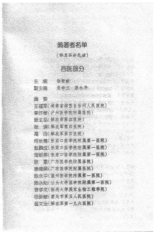

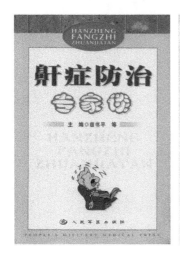 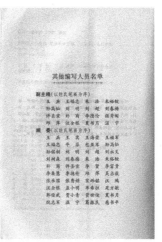

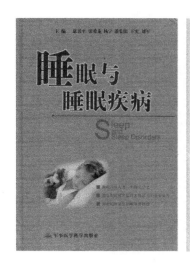

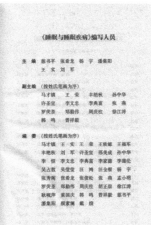

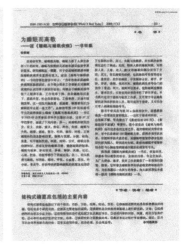

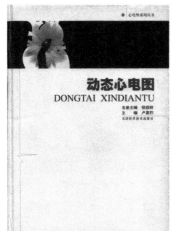

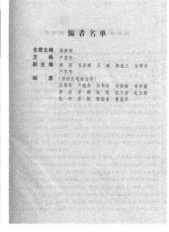

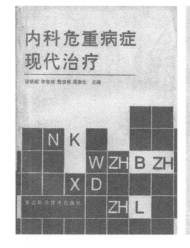

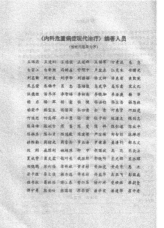

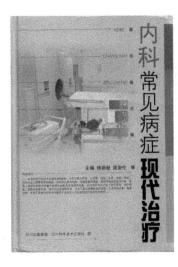
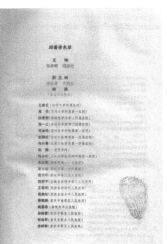
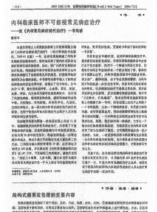

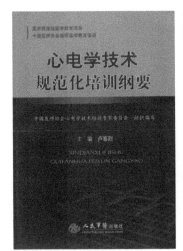
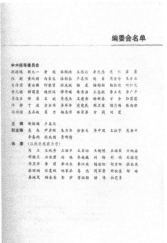

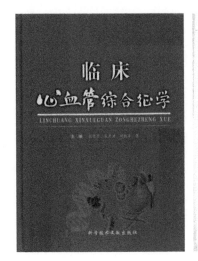
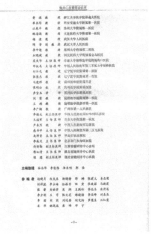

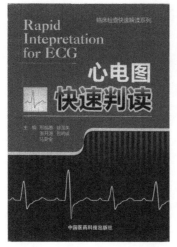
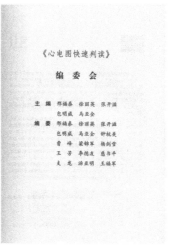

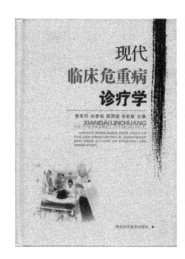
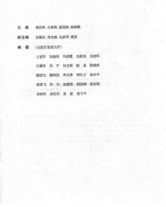

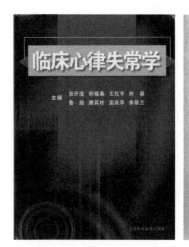
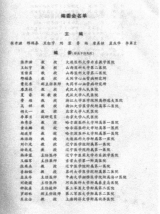

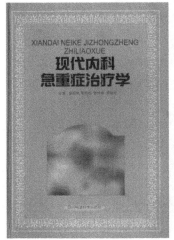

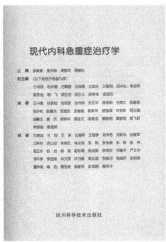

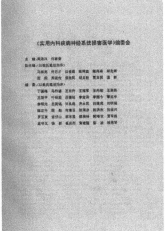

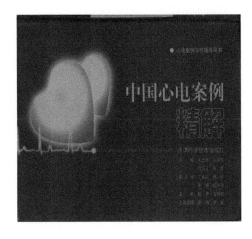

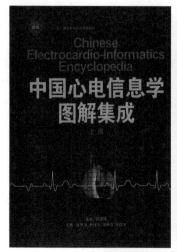

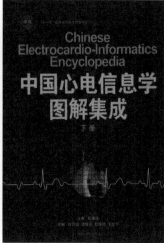

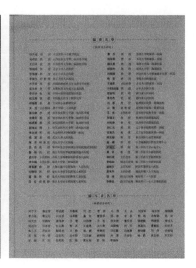

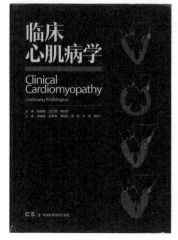

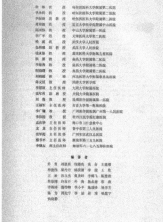

参编科普著作

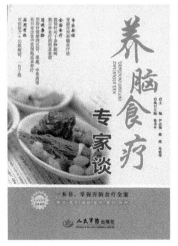
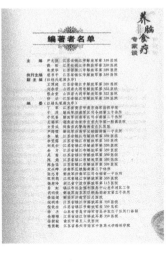

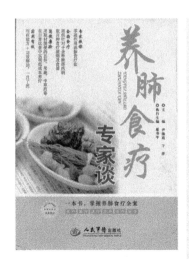
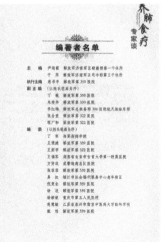

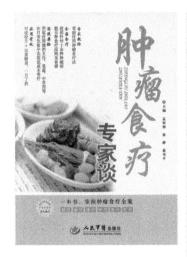
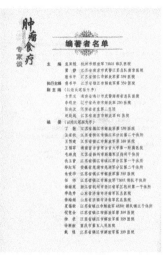

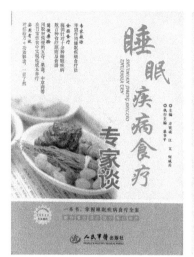
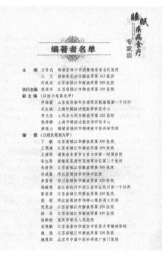

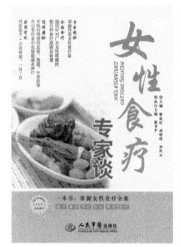
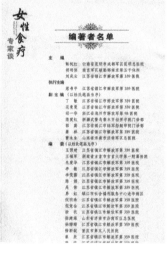

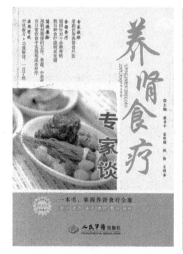
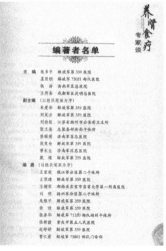

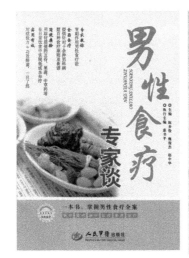

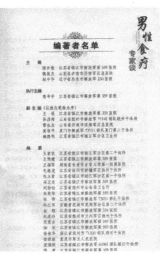

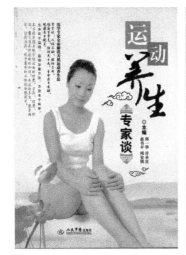

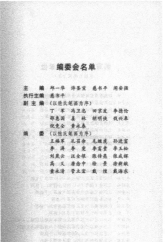

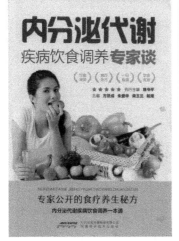

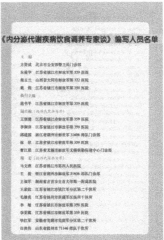

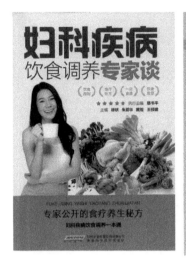
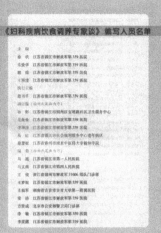

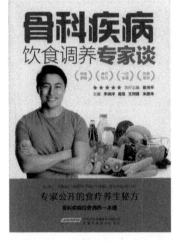
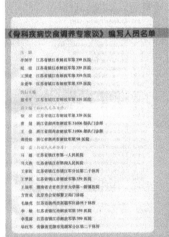

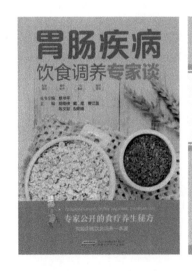

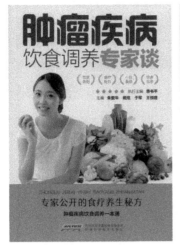
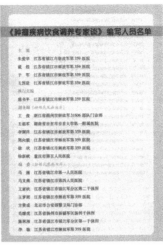
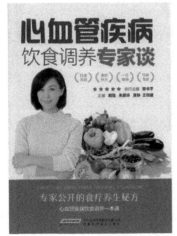
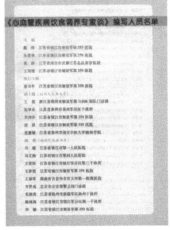
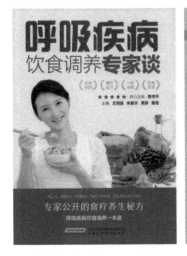
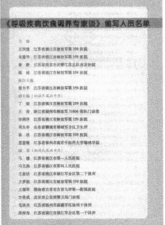

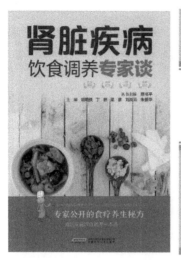

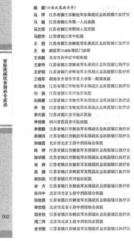

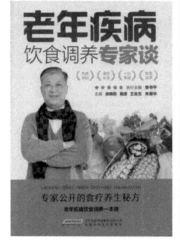

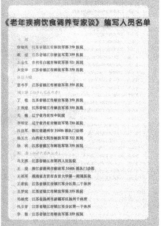

荣誉时分

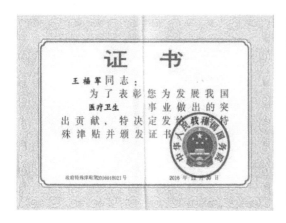

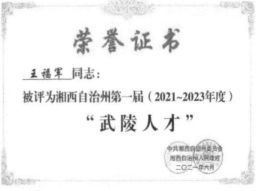

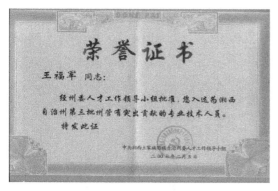

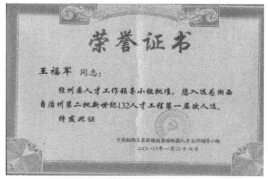

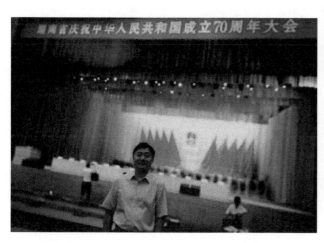

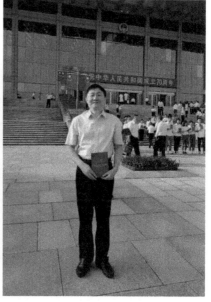

王福军主任医师作为湘西州人才专家代表受邀出席湖南省庆祝中华人民共和国成立 70 周年大会

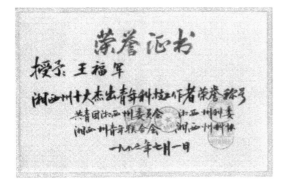
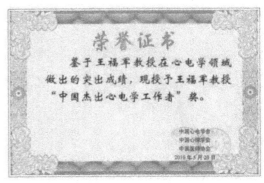

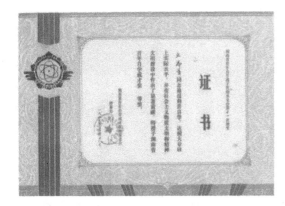
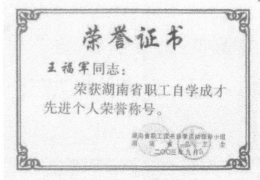

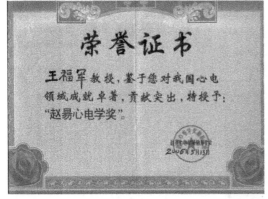
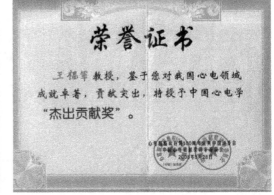

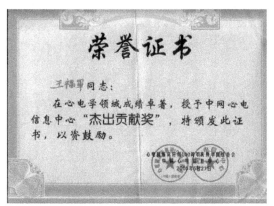

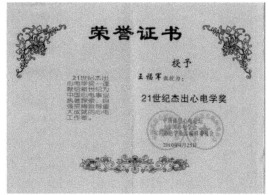

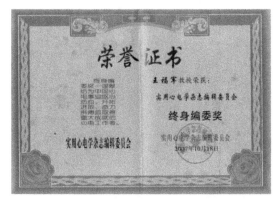

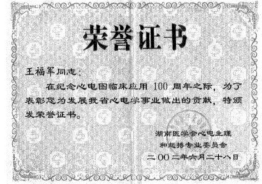

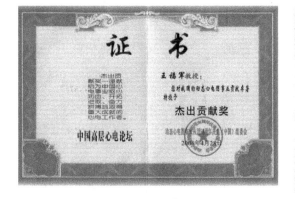

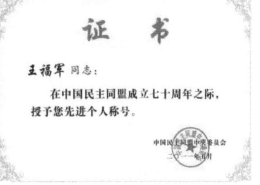

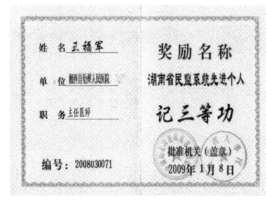

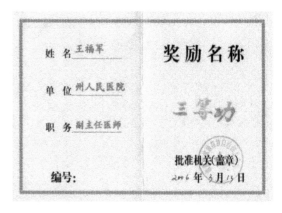

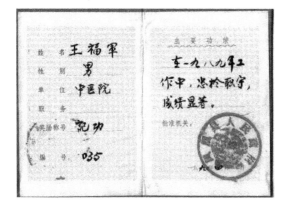

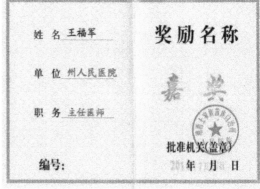

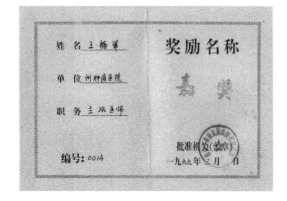

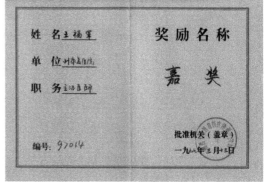

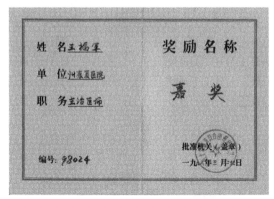

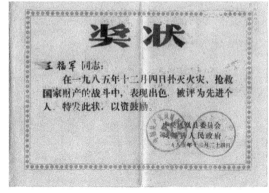

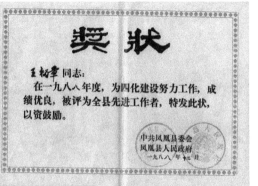

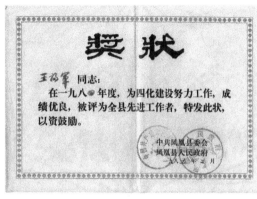

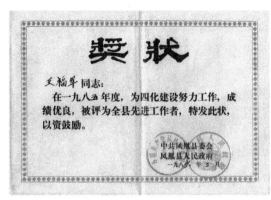

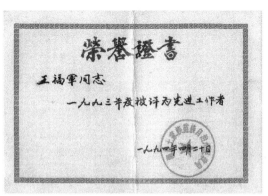

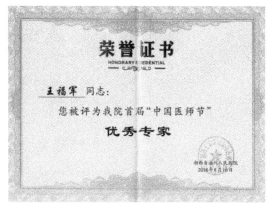

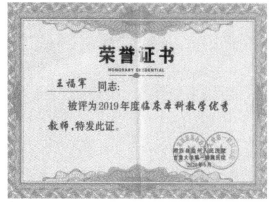

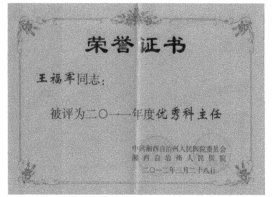

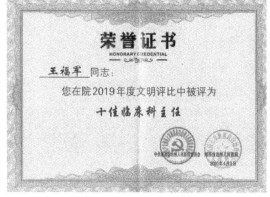

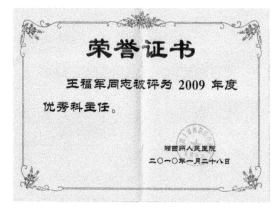

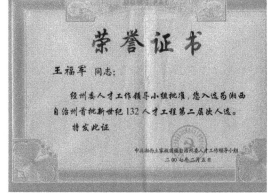

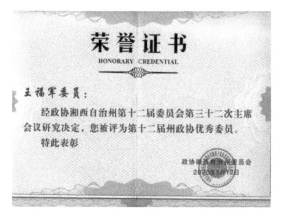

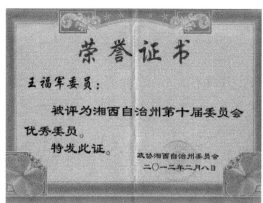

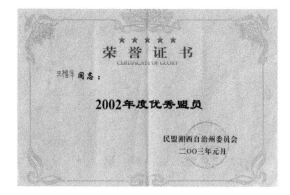

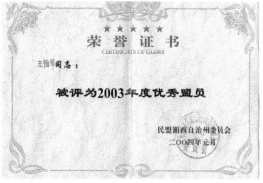

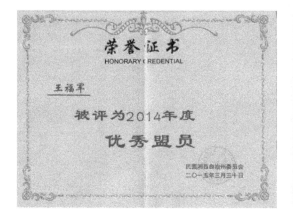

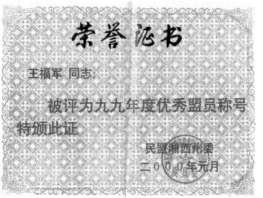

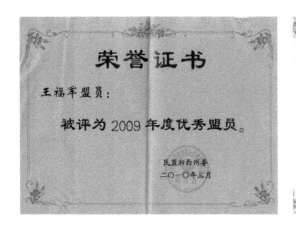

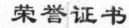

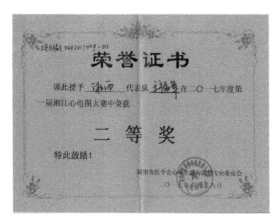

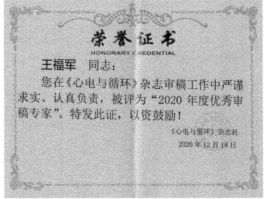

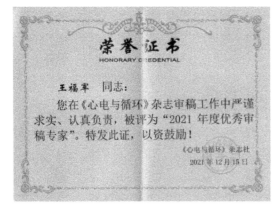

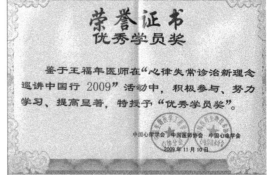

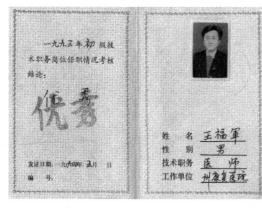

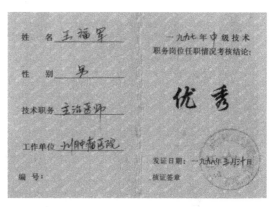

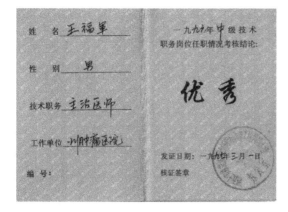

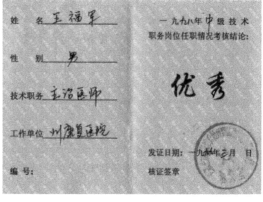

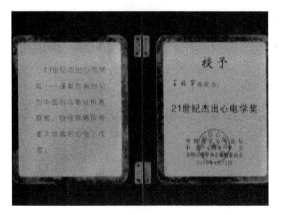

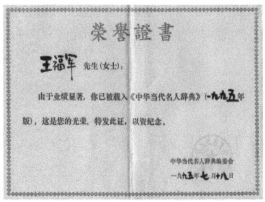

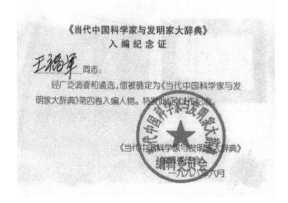

科研成果与优秀论文

科研成果

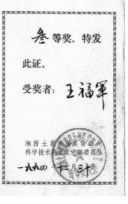

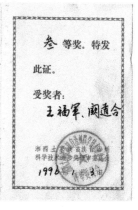

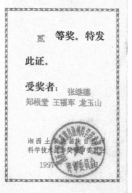

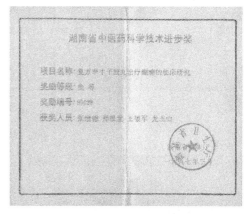

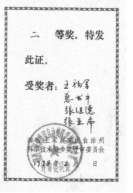

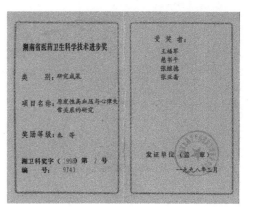

根据湘西土家族苗族自治州科学技术进步奖励条例规定，授予 癫痫的病因及治疗研究

壹 等奖。特发此证。

受奖者： 张继德 王福军 蒙庆生 杨通宝 石再和

湘西土家族苗族自治州科学技术进步奖评审委员会

1999年

根据湘西土家族苗族自治州科学技术进步奖励条例规定，授予 谷维素治疗早搏的临床研究

叁 等奖。特发此证。

受奖者： 王福军 慈书平 朱灿 田英凡 张继德

湘西土家族苗族自治州科学技术进步奖评审委员会

2000年

根据湘西土家族苗族自治州科学技术进步奖励条例规定，授予 心律失常与相关疾病关系的系列研究

贰 等奖。特发此证。

受奖者： 王福军 慈书平 田英凡 刘文华 茅建华

湘西土家族苗族自治州科学技术进步奖评审委员会

2001年

为表彰在促进科学技术进步工作中做出重大贡献者，特颁发此证书，以资鼓励。

获奖项目 心律失常与相关疾病临床研究

证书号 022083

获奖者： 王福军

奖励等级 二等奖

奖励日期 二○○六年

镇江市人民政府

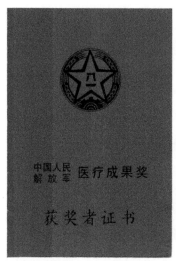

中国人民解放军 医疗成果奖

获奖者证书

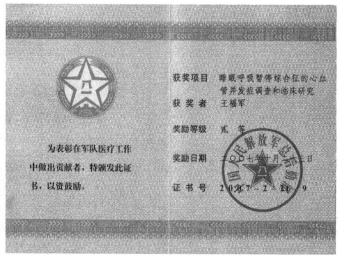

为表彰在军队医疗工作中做出贡献者，特颁发此证书，以资鼓励。

获奖项目 睡眠呼吸暂停综合征的心血管并发症调查和临床研究

获奖者 王福军

奖励等级 贰等

奖励日期 二○○七年

证书号 2007-2 9

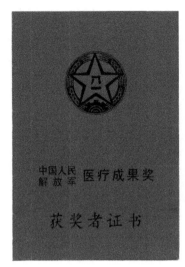

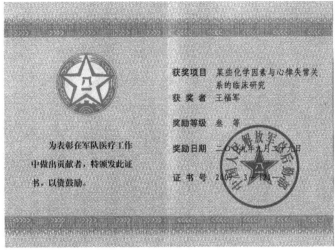

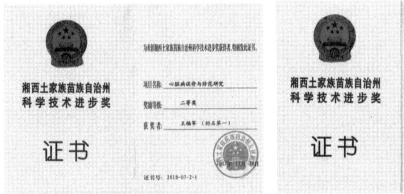

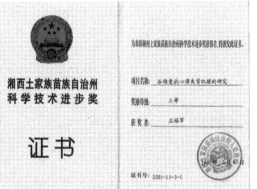

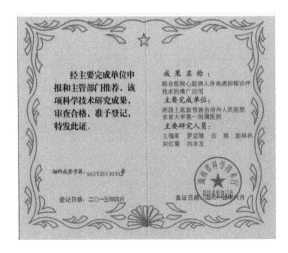

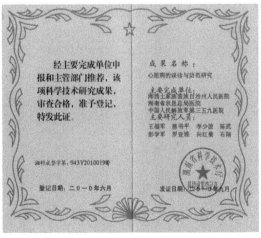

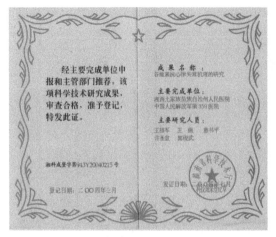

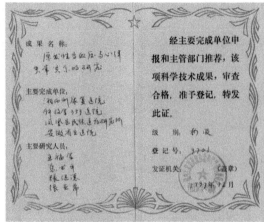

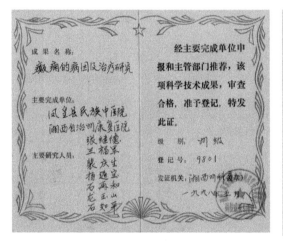

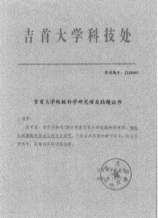

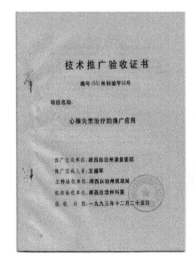

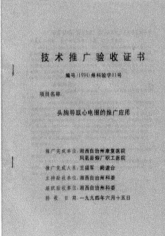

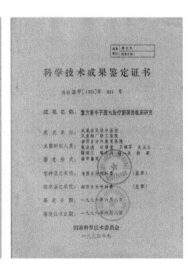

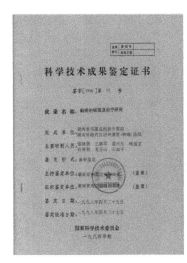

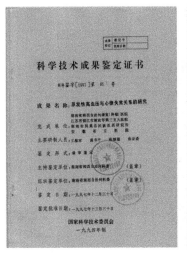

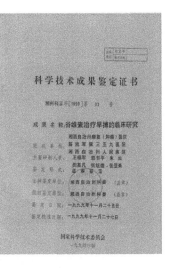

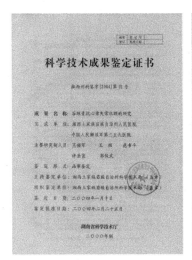

七、主要研究人员名单

序号	姓名	性别	出生年月	技术职称	文化程度	工作单位	对成果的创造性贡献
1	总书千	男	1954.7	主任医师	大学	镇江解放军第359医院	课题设计,大部分临床和基础研究,专著以及大多数论文撰写,课题研究工作的指导,参与部分论文专著撰写
2	刘文华	男	1954.10	副主任医师	大学	镇江解放军第359医院	参与课题设计,临床和基础的部分研究和参与专著论文撰写
3	王福翠	男	1964.10	副主任医师	大学	湖南省湘西自治州康复医院	参与临床和基础大部分研究,另参与较多专著及论文撰写和课题指导工作
4	宋萍	女	1955.3	主管技师	大专	镇江解放军第359医院	参与心律失常基础和研究的检测及部分专著和论文撰写
5	张开温	男	1937.2	主任医师	大学	辽宁省丹东市第一医院	课题设计指导,参与大部分临床及基础研究工作,主编和部分多部专著和论文,重点定心血管综合征引起心律失常研究
6	刘越	男	1954.9	主任医师	大学	镇江解放军第359医院	参与部分专著及论文撰写和课题指导
7	张理义	男	1953.10	主任医师	大学硕士	常州解放军第102医院	参与部分专著撰写,重点对精神心理因素对心律失常的研究
8	茅建华	男	1964.6	副主任医师	大学	镇江解放军第359医院	参与部分专著及论文撰写和课题指导
9							

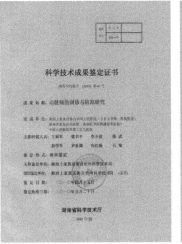

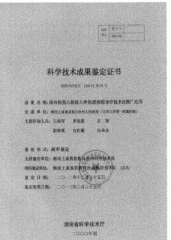

优秀论文

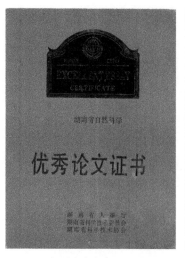

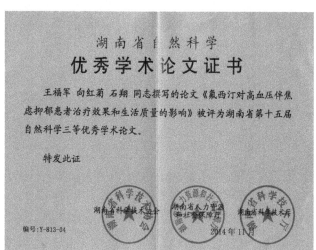

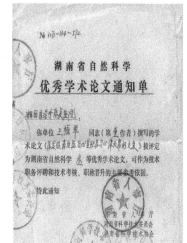

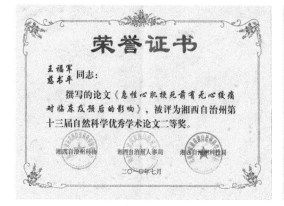

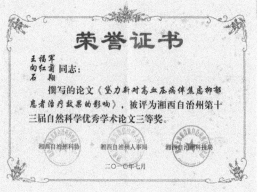

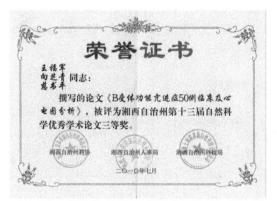

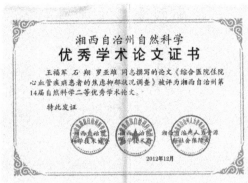

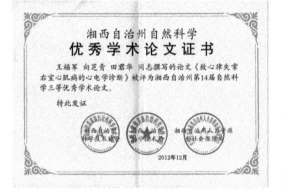

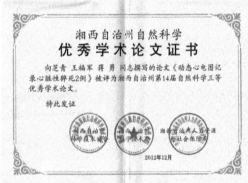

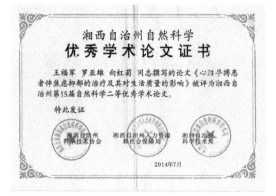

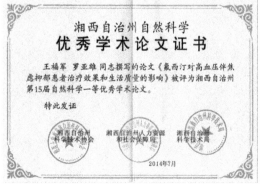

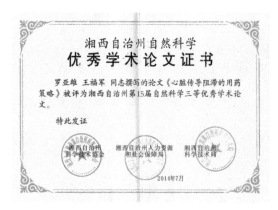

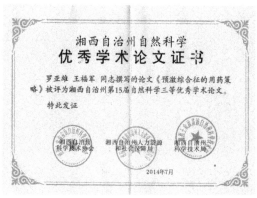

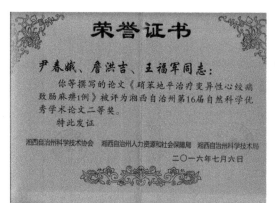

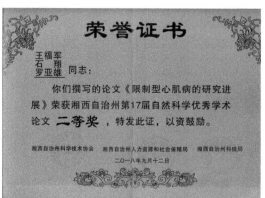

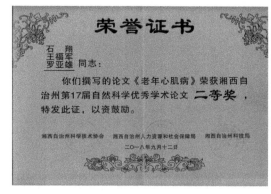

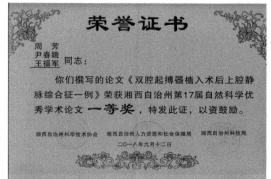

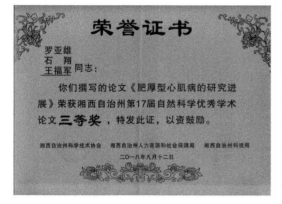

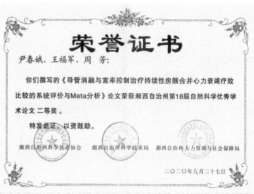

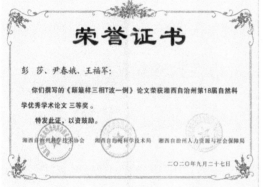

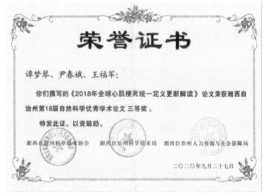

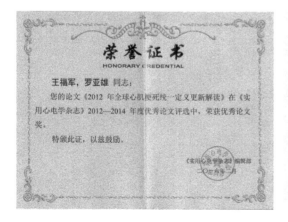

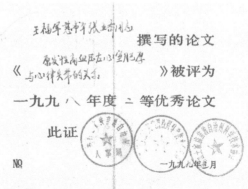

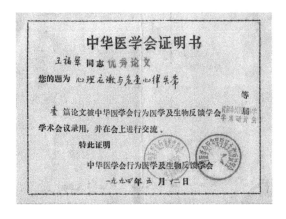

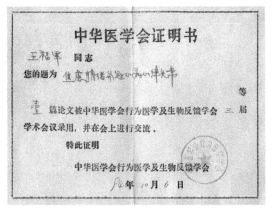

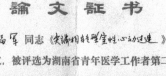

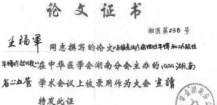

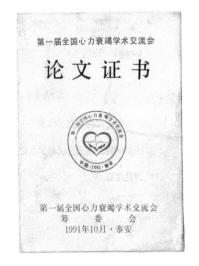

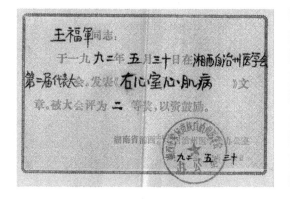

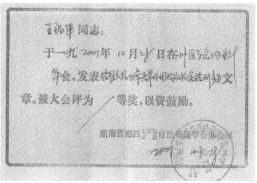

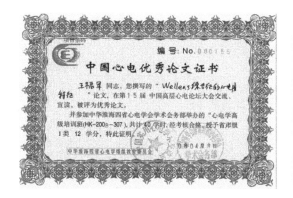

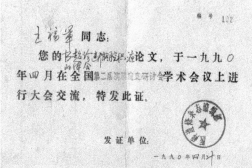

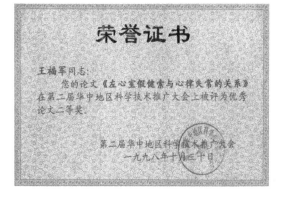

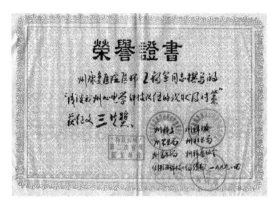

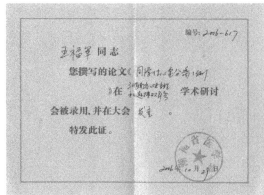

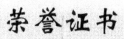

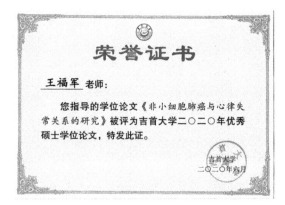

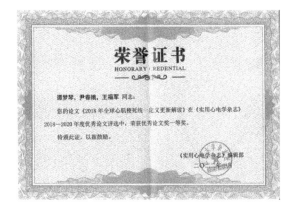

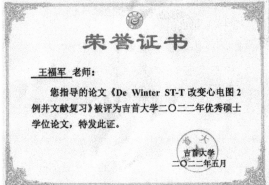

参政议政

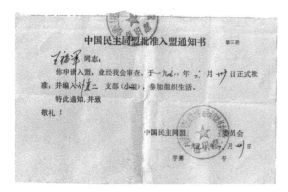

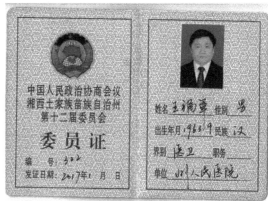

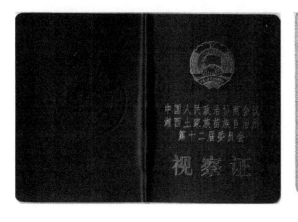

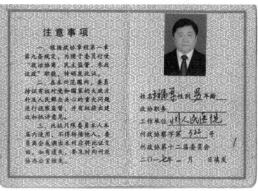

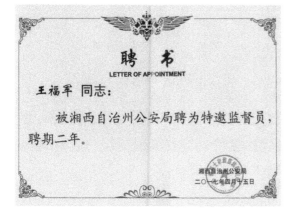

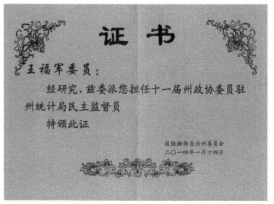

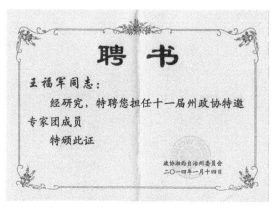
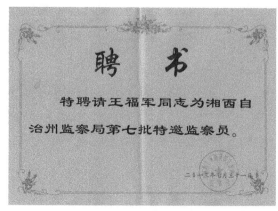

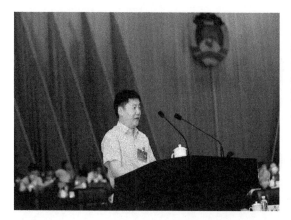
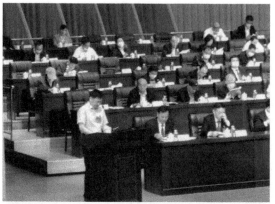

王福军在政协湘西州全会上做大会协商发言

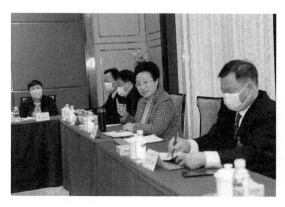
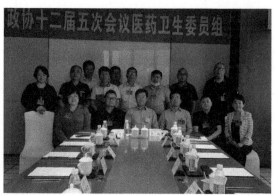

王福军在湘西州政协全会委员组会议上

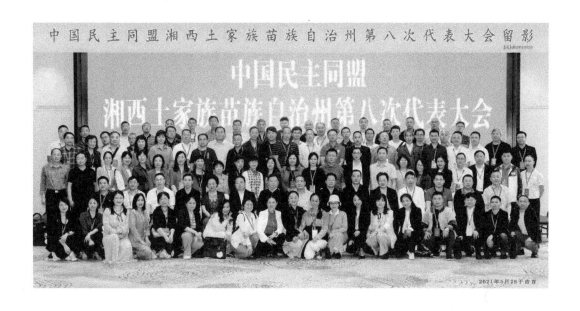

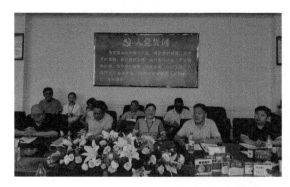

a

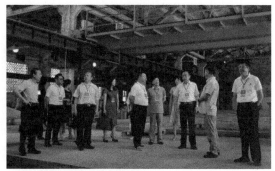

b

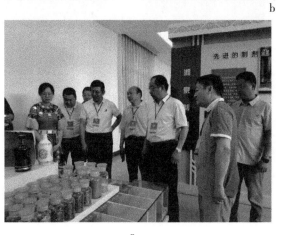

c

王福军参加湘西州政协调研活动（a、b、c）

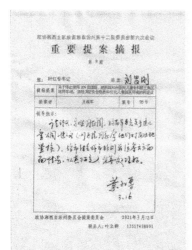
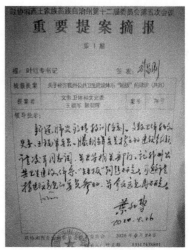

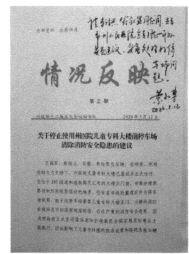
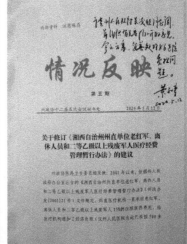

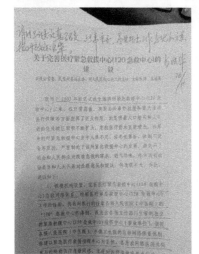
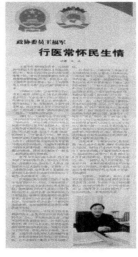

王福军撰写的提案、情况反映得到湘西州委书记和州长签批

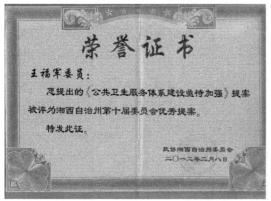

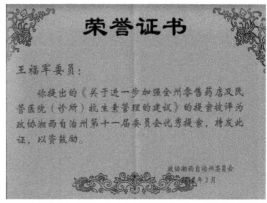

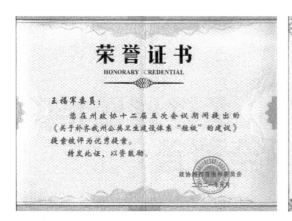

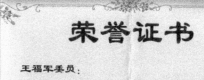

州政协现场督办
"加强抗生素管理"重点提案

本报讯（记者孙云合 通讯员杜修炎 隆劲松 杨文琴）8月13日，州政协副主席向顶天带领州政协文教卫体委、提案委及部分州政协委员，对州政协十一届一次会议确定的重点提案《关于进一步加强全州零售药店及民营医院、诊所抗生素管理的建议》的办理情况进行现场督办，查看具体实情况。州政府办相关负责人参加督办。

抗生素大范围滥用是国内一直比较普遍的现象，这对人民群众的用药安全和身体健康造成了严重影响。2012年8月1日《抗菌药物临床应用管理办法》正式实施后，国有公立医院的抗生素应用得到了有效管理，抗生素滥用现象得到遏制。但是，一些零售药店及民营医院和诊所违规销售、不凭处方销售抗生素药品的现象还是屡禁不止。提案针对我州零售药店及民营医院和诊所存在的抗生素滥用现象提出了三点建议：要充分认识加强抗生素管理的重要性；零售药店、民营医院和诊所应严格依法销售，应用抗生素要切实加强零售药店、民营医院和诊所销售、应用抗生素的监管。

提案承办单位州食品药品监督管理局和州卫生局针对提案中的建议，深入调研，分析了滥用抗生素的主要原因，并认真探索了一系列监管措施规范企业的销售行为及医疗单位的临床使用，组织开展了形式多样的宣传活动，编印了安全用药手册，积极引导社会公众在医生指导下合理使用抗生素药品，强力推进滥用抗生素的专项整治工作，确保监管工作落在实处。

向顶天对这一重点提案工作的办理情况表示满意，他指出，抗生素的使用事关人民群众的用药安全和身体健康，我们要切实加强医德医风的教育，切实加强对违规违法案件的查处力度，切实加强对药监、医院从业人员素质教育的提升及药监、医院的规范化管理。

政协委员们还实地走访、察看了吉首益丰大药房和吉首协和医院，深入了解抗生素药品的销售、使用情况，并召开了协商座谈会。

加强老年保健药品监管

王福军、杨启帆、田滔、谭晓斌、彭腊英、朱灿委员： 近10年来，随着老龄人口的逐渐增加，老年保健药品日趋繁荣。然而由于监管缺失，使得老年保健药品市场乱象丛生，成为影响社会稳定的因素之一。

建议： 一是严格审核经营主体资格，杜绝假冒保健品进入市场。对保健品销售的经营单位和个人，要以严把关，对经营单位和个人是否具备经营资格严格审核；具有经营资格的要进一步加强跟踪监管，对不具备经营资格的一体清理出市场。二是定期公布保健品信息，增强保健品经营"透明度"。对社会上经销的保健品，定期向广大人民群众公布有关保健品的真实信息，指导消费者明明白白消费，防止上当受骗。三是加强多部门合作，增强监管合力。工商、药监、卫生等部门要加强合作，形成强有力的监管网络，规范保健品市场经营秩序。四是加大监管力度，严防虚假宣传违法行为。除了日常市场巡查外，还要设立多种形式的举报途径，根据群众举报，及时查处，曝光保健品虚假宣传的典型案例，杜绝保健品市场虚假宣传违法经营行为。五是聘请专家定期举办健康知识讲座，方便群众了解健康知识，减少盲目消费。

普及和提高
我州全民院前急救知识与技能

王福军、朱灿委员：院前急救是指在院外对急危重症病人的急救，广义的院前急救是指患者在发病时由目击者在现场进行的紧急抢救。意外伤害发生时，最有效的"黄金救命时间"4-6分钟。在专业医生到来之前，只要掌握一定专业急救知识与技能，民众是有能力进行自救和互救的。但是目前我州公民急救知识知晓率低下，多数社区、学校、企事业单位对救护培训意义普遍认识不足，同时由于没有专项工作经费保障，制约着救护知识与技能培训工作的开展。

建议：一是将院前急救知识与技能的普及工作纳入政府为民办实事项目。普及急救知识与技能是一项系统工作，需要政府、社会、民众的长期支持与参与，建议政府在官方各类平台，大力宣传院前急救知识与技能，提高民众的认知度。二是开展急救知识与技能进校园、进社区、进工厂活动。政府加大对急救知识与技能普及培训工作经费的投入，院前急救机构增加院前急救培训器材、激励物品，印刷最新院前急救知识与技能宣传资料，开展形式多样的全民急救知识与技能竞赛活动，加大急救知识与技能普及力度。三是各级财政要将院前急救知识与技能的普及工作经费纳入财政预算，确保这项工作能常规化开展。

加快我州疾控体系建设
助推疾控事业高质量发展

王福军委员代表州政协医药卫生እ界组：自新冠肺炎疫情暴发以来，在州委、州政府的坚强领导下，全州疾控和医疗机构主动作为，科学处置、沉着应对，效果明显。截至目前，全州新冠肺炎报告发病率0.27/10万，为全省最低，确诊的8例患者全部治愈出院，为全省最终战胜疫情贡献了"湘西力量"。

建议：一要突出"预防为主"，切实落实传染病防治法定职责。建立健全政府统一领导，部门各司其职，全社会共同参与的疾病防控工作格局，各级各部门形成强大合力，加强社会大众传染病防治知识普及，共同营造传染病防治的良好社会氛围，同时，厘清疾控机构职责定位，有效落实传染病防控措施。二要严格落实"早发现、早报告、早隔离、早治疗措施"的指示精神，结合我州疫情防治实际，未雨绸缪积极筹建公共卫生医疗救治中心，既可解决普通传染病收治问题，又能在疫情发生后保障感染患者的收治，做到"平战"结合，使其发挥效益最大化。三是要加强编制保障、人才保障和经费保障，建立长效保障机制，助推疾控事业高质量发展。

两会访谈｜王福军：关注城镇特困人群 实现精准扶贫全覆盖

2019-02-26 09:43:41 红网时刻浏览量：5.8万

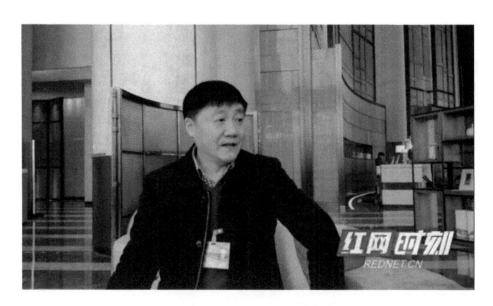

王福军接受红网时刻记者专访

红网时刻湘西2月26日讯（记者 李艳华 张鹏）2月25日，湘西州政协第十二届三次会议在吉首开幕。会后，州政协常委、民盟湘西州委副主委（兼）、州人民医院心内二科主任王福军接受红网时刻记者专访时建议，关注城镇特困人群，实现精准扶贫全覆盖。

精准扶贫国家战略实施以来，湘西州农村面貌发生了翻天覆地的变化，绝大部分农村贫困人口得以摆脱贫困。同时也应看到，还有大量城镇特困下岗职工和特困居民因失业、年老、疾病、残疾等多种原因，生活非常艰难，亟待引起高度重视和关注。

王福军表示，城镇特困人群普遍年龄大、学历低、缺乏新技能，一部分人还身患各种疾病或残疾，下岗后没有能力再就业或创业，只能靠低保金生活。享受的基本生活费偏低，湘西州城镇特困下岗职工每人每月可领取600元基本生活费，享受低保的下岗职工与城镇贫困居民每人每月领取430元的低保金，只能勉强维持最低生活。湘西州城镇下岗职工除极少部分在企业改制时购买了职工医保外，大多数只能自己掏钱缴纳养老保险，享受每年每人180元的城镇居民医保，且报销比例比职工医保低20%。当前从政府部门到社会群团组织关注更多的是农村精准扶贫和农村贫困人口的脱贫致富，对城镇特困下岗职工、特困居民重视和帮扶不够。

全面小康一个都不能少。王福军建议，将城市特困人群纳入精准扶贫对象，按照农村建档立卡户标准，在"两不愁、三保障"上给予城镇特困下岗职工和特困居民同等待遇。提高城市特困人群的基本生活费额度，他们与农村贫困户相比，没有土地等生产要素，政府在政策支持和制度设计上应给予相应倾斜和特别保障。根据特困职工生活困难程度，由政府出资为特困下岗职工按标准购买职工医保。允许接近退休年限的特困下岗职工提前退休，提前领取退休金，享受养老保险。大力支持城市特困人群再就业和创业，并给予免税、补贴、贷款优惠等政策支持，鼓励企业优先聘用特困下岗职工和特困人群。引导社会慈善资金结对帮扶城市特困人群，凝聚力量打好城市脱贫攻坚战。

来源：红网　作者：李艳华　张鹏　编辑：李艳华

附录二　萍踪掠影

学术交流留念

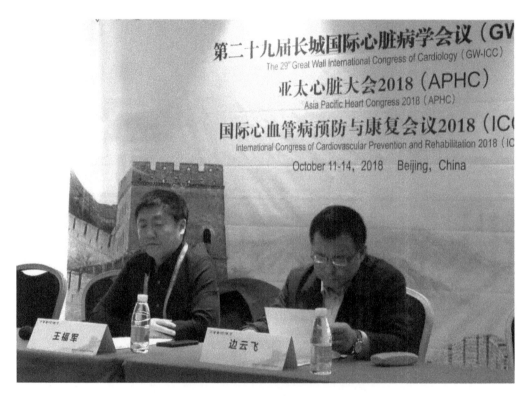

在第二十九届长城国际心脏病学会议上作学术主持

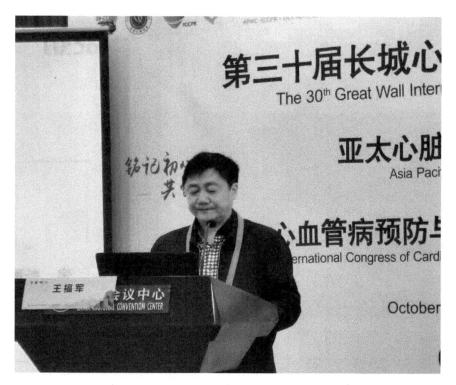

在第三十届长城国际心脏病学会议上作学术报告

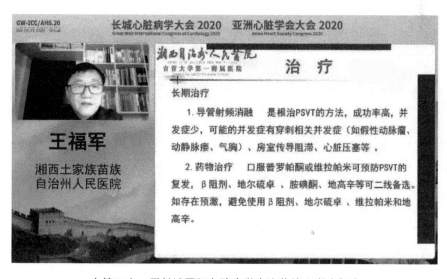

在第三十一届长城国际心脏病学会议作线上学术报告

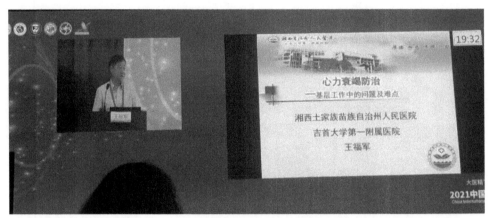

上

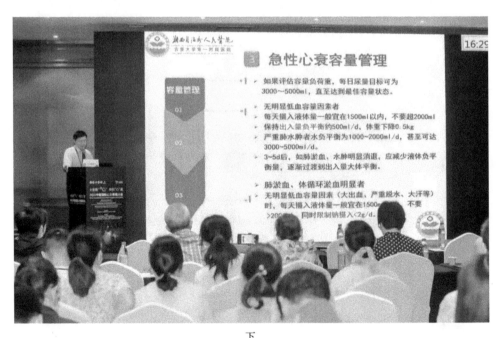

下

在 2021 中国国际心力衰竭大会上作学术报告（上、下）

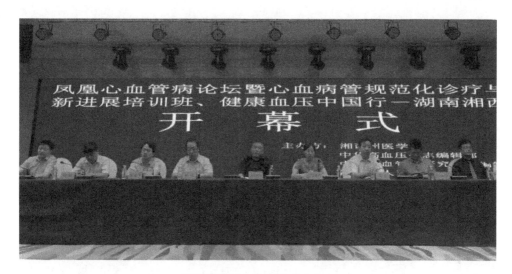

在自己团队主办的学术大会上

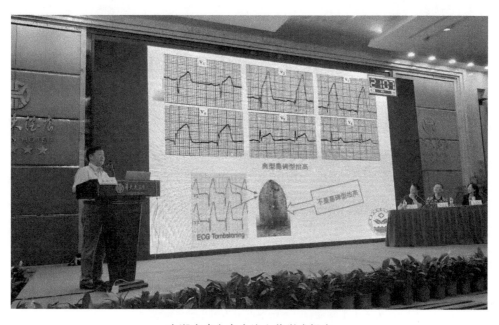

在湖南省心电会议上作学术报告

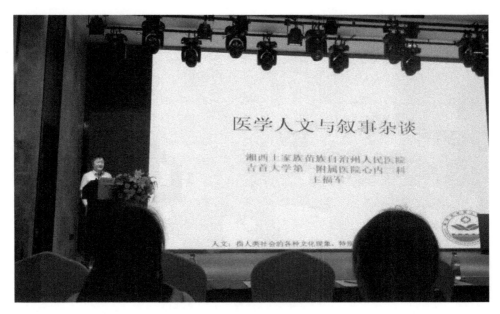

在湘西州老年病年会上作学术报告

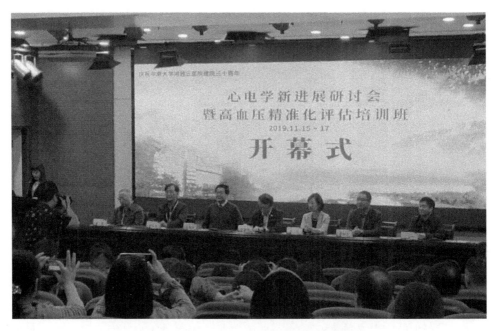

在中南大学湘雅三医院主办的心电学新进展研讨会上

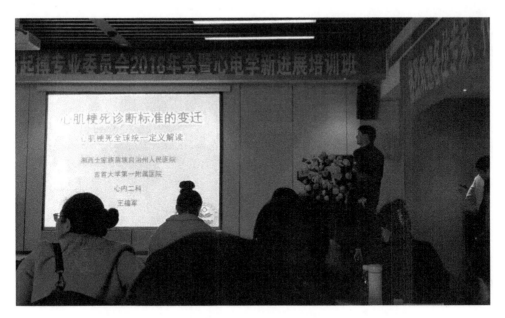

在湖南省医学会心电生理与起搏专业委员会年会上作学术报告

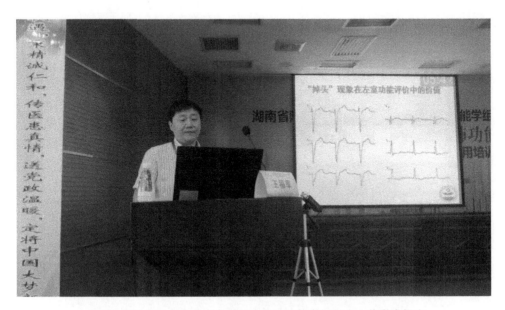

在湖南省防痨协会临床专业委员会心肺功能学组年会上作学术报告

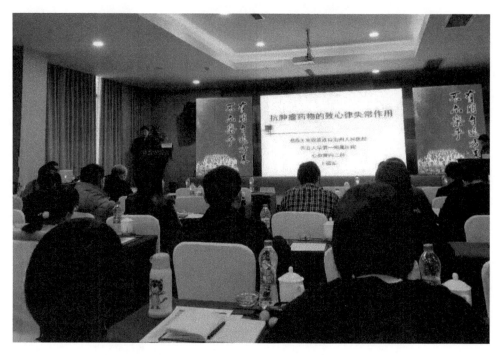

在中南大学湘雅三医院主办的心律学国际论坛上作学术报告

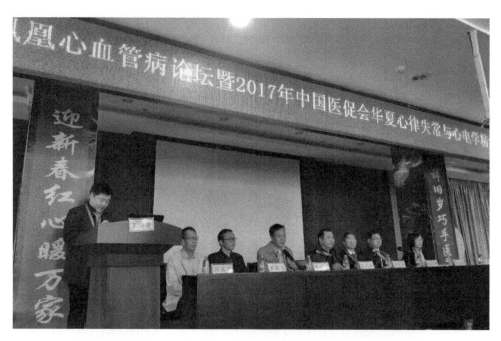

在中国医疗保健国际交流促进会心电与心律分会主办的学术会议的开幕式上主持会议（凤凰）

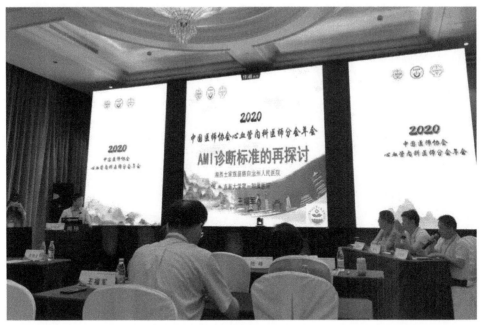

上

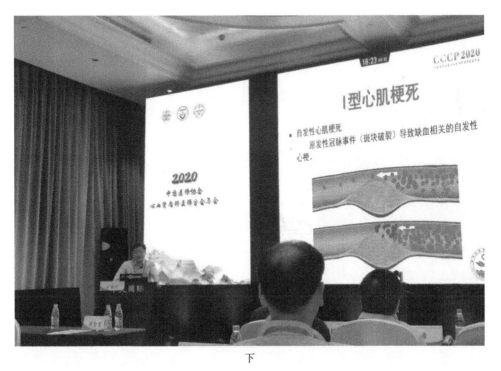

下

在中国医师协会心血管内科医师分会年会暨第二届儒道心学国际心血管病学大会上作报告（上、下）

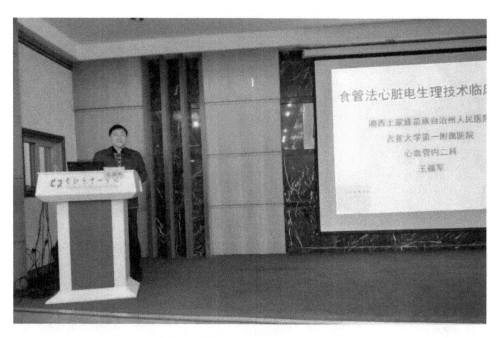

在湖南省无创心电生理培训班作学术讲座

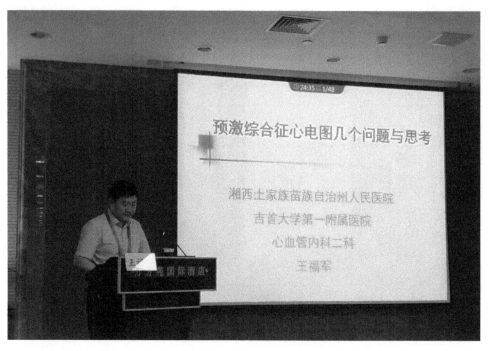

在中国医疗保健国际交流促进会心电与心律分会主办的学术会议上作学术报告（北京）

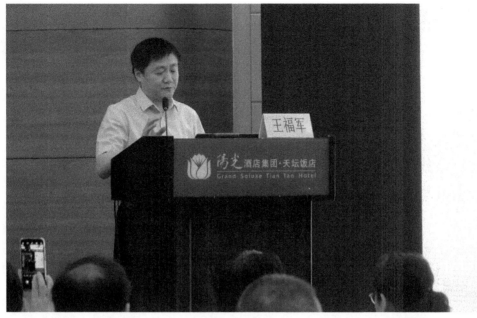

上

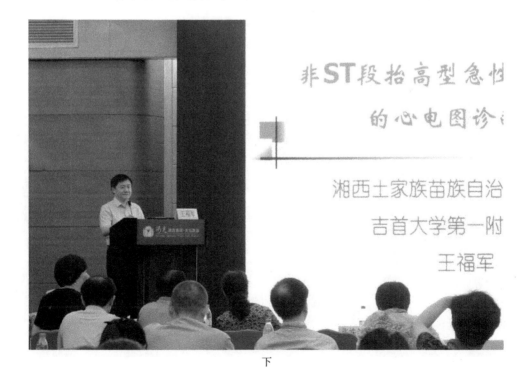

下

在中国水利电力医学科学技术学会心电学分会主办的学术会议上作学术报告（北京）（上、下）

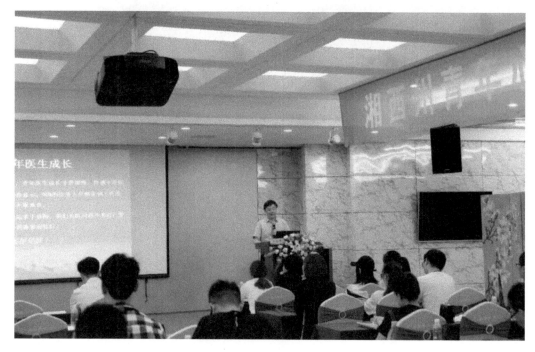

在湘西州青年心血管病论坛谈青年医生的成长

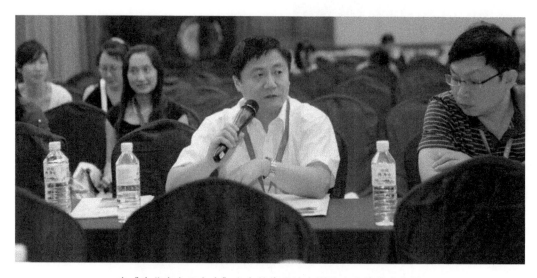

在《中华高血压杂志》主办的优秀论文评选会上作学术点评

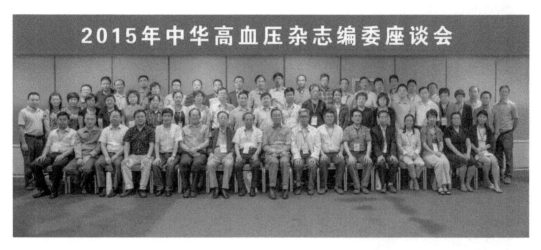

参加 2015 年《中华高血压杂志》编委座谈会

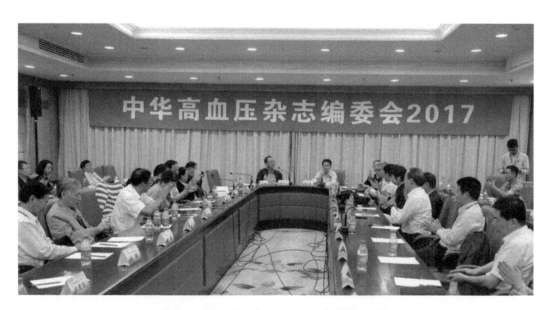

参加 2017 年《中华高血压杂志》编委座谈会

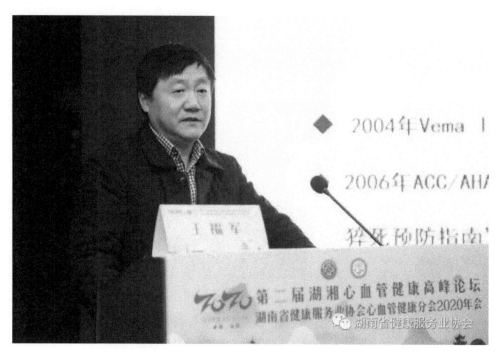

在湖南省健康服务业协会心血管健康分会年会上作学术报告

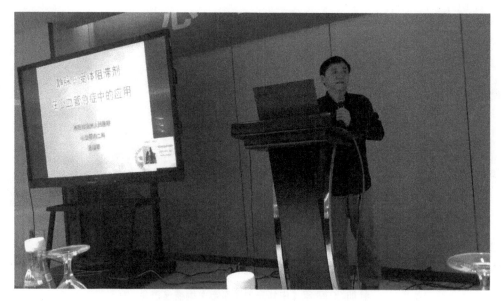

在湘西州心律失常沙龙上作学术报告

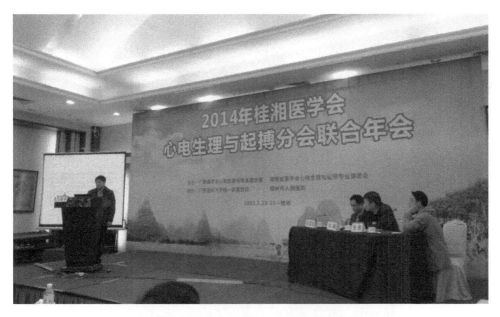

在桂湘心电生理与起搏联合年会上作学术报告

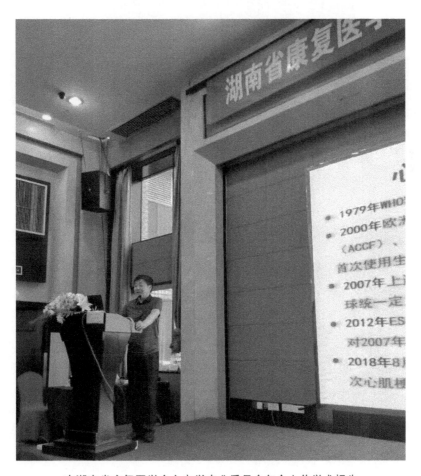

在湖南省康复医学会心电学专业委员会年会上作学术报告

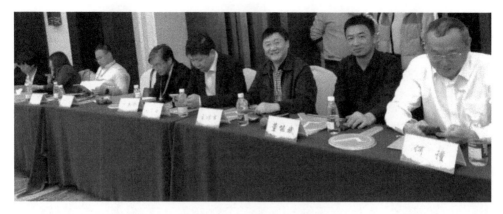

在湖南省心电比赛中担任评委

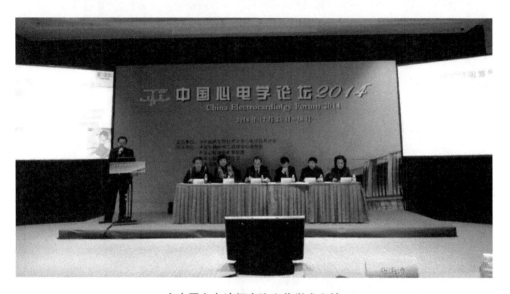

在中国心电论坛会议上作学术主持

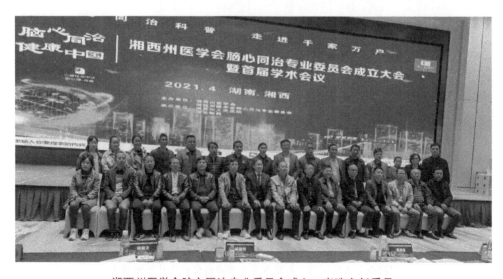

湘西州医学会脑心同治专业委员会成立，当选主任委员

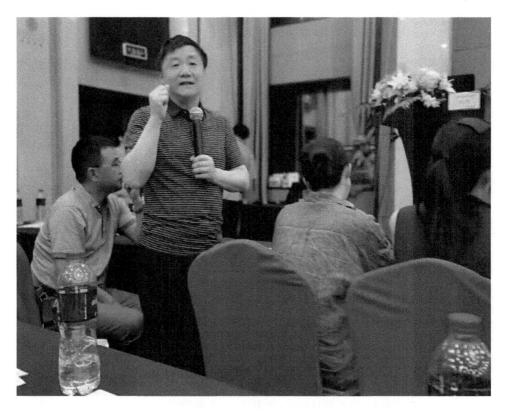

在湖南省湘江心力衰竭会议上回答提问

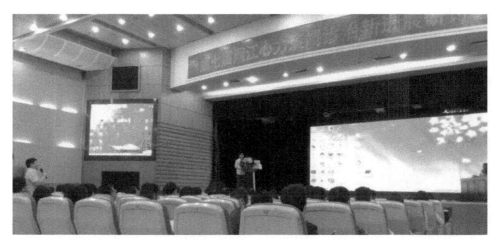

在湖南省湘江心力衰竭会议上提问

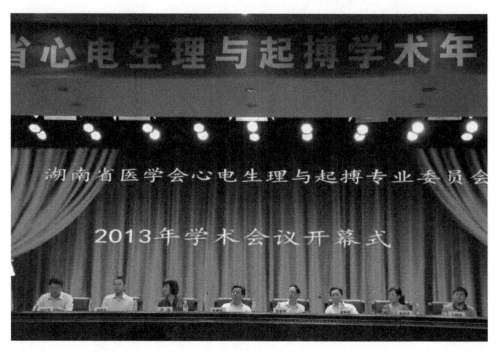

在湖南省心电生理与起搏专业委员会主办的学术会议开幕式上

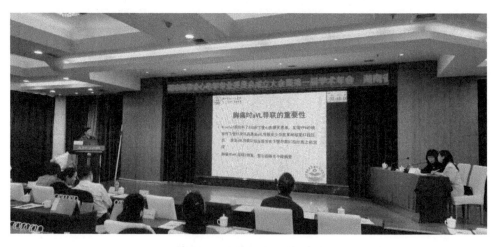

在邵阳市心电年会上作学术报告

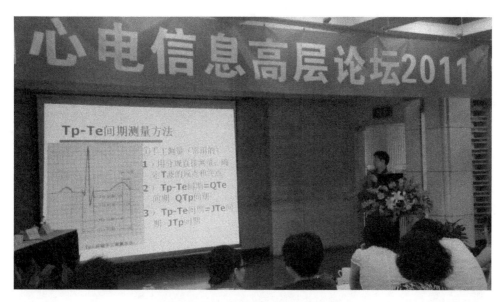

在中国心电信息高层论坛上作学术报告

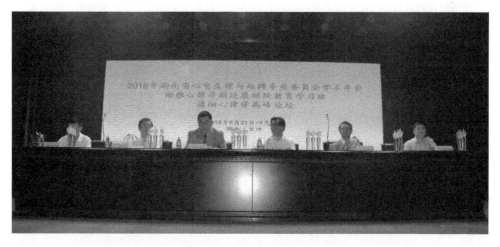

在湖南省医学会心电生理与起搏专业委员会学术年会开幕式上

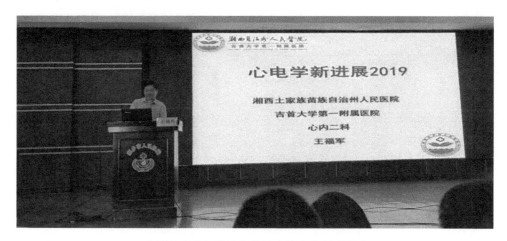

在湖南省中部地区心血管会议上作学术报告

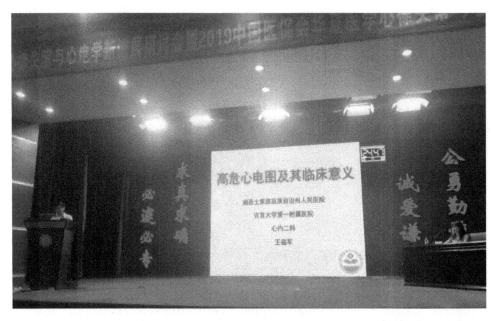

在中国医疗保健国际交流促进会心电与心律分会主办的学术会议上作学术报告（长沙）

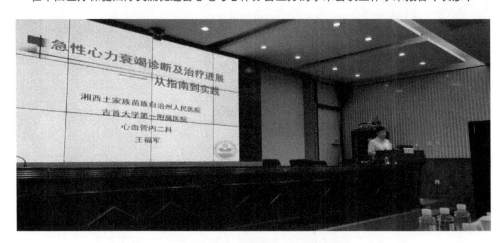

在张家界市心血管会议上作学术报告

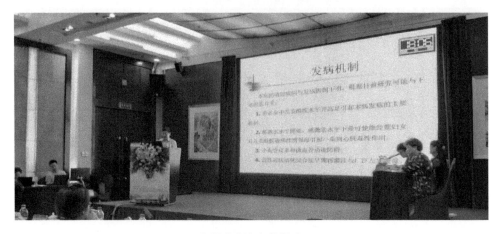

在学术会议上作报告

与专家们在一起

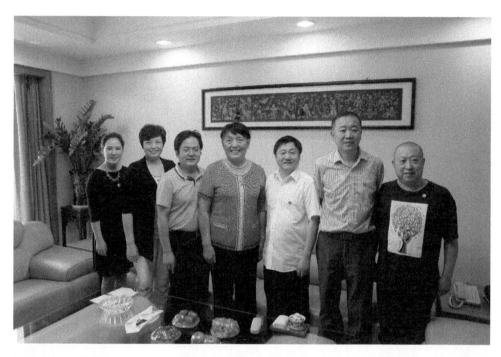

与全国政协原副主席、民盟中央原第一副主席、北京大学肿瘤研究所张梅颖教授（左四）合影

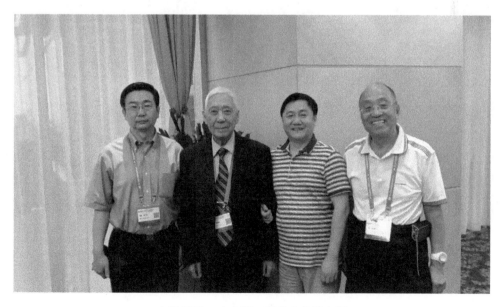

与陈灏珠、李广平、顾菊康教授合影

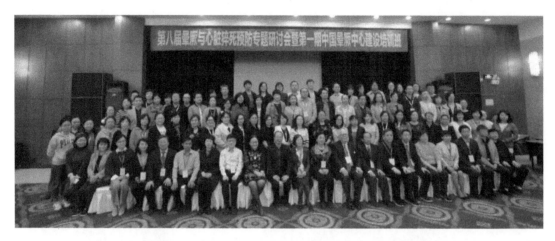

在第八届晕厥与心脏猝死预防专题研讨会上与专家们合影（北京）

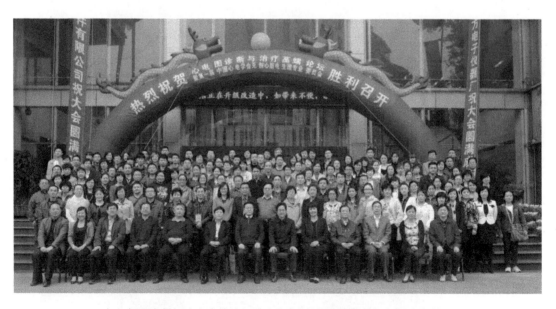

在心电图诊断与治疗高峰论坛会上与郭继鸿教授等专家合影（吉首）

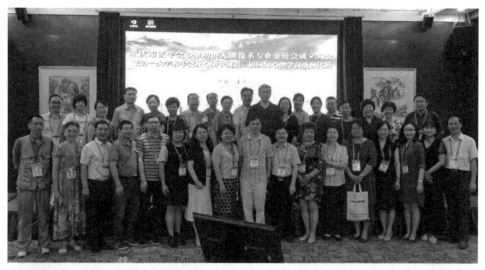

在重庆市医学会心脏功能无创技术专业委员会成立大会上与钟航美教授等专家合影

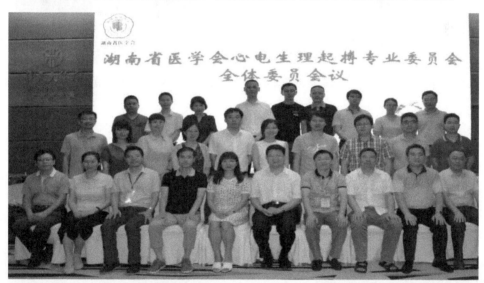

在湖南省医学会心电生理与起搏专业委员会全体委员会上与刘启明教授等专家合影（长沙）

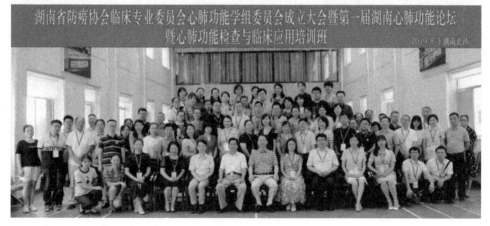

在湖南省防痨协会临床专业委员会心肺功能学组委员会成立大会上与专家们合影（长沙）

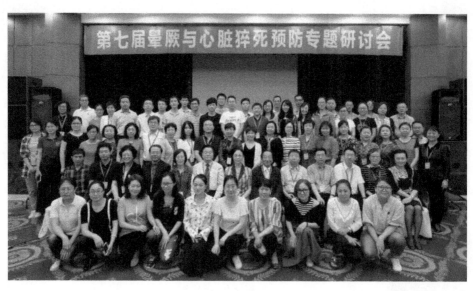

在第七届晕厥与心脏猝死预防专题研讨会上与郭继鸿、刘文玲、李广平、刘国树、张海澄等教授合影（北京）

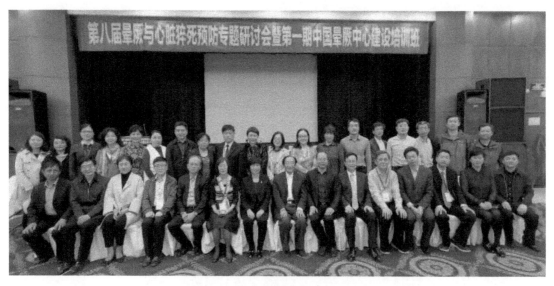

中国晕厥中心建设培训班与专家们合影

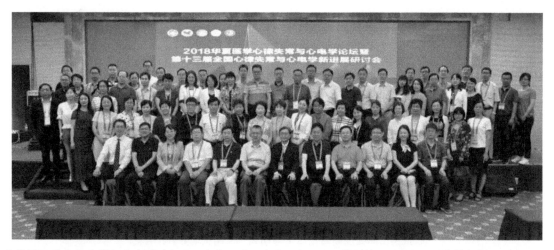

在华夏医学心律失常与心电学论坛会上与方丕华、方全、李广平、徐亚伟、刘启明、黄鹤等教授合影（北京）

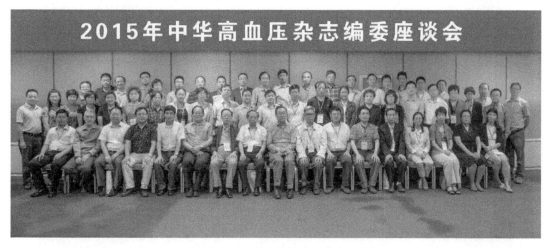

《中华高血压杂志》编委座谈会合影

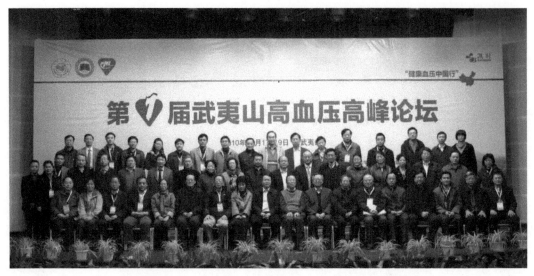

在武夷山高血压高峰论坛上与胡大一、谢良地等教授合影

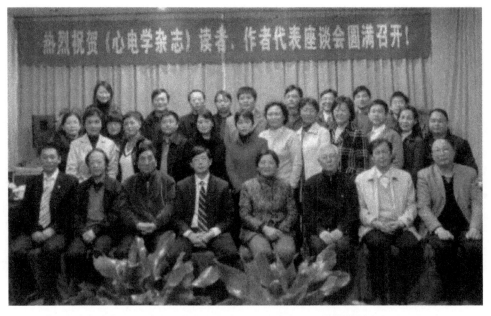

《心电学杂志》部分读者、作者代表会上与王建安、吴祥等教授合影（2009.4）

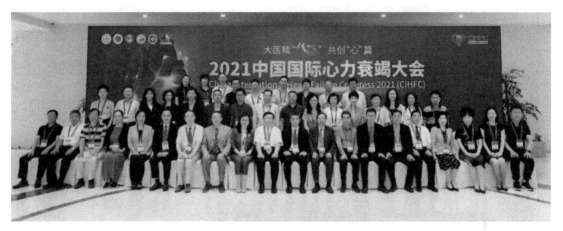

在中国国际心力衰竭大会上与张运院士及黄峻、张健等教授合影（北京）

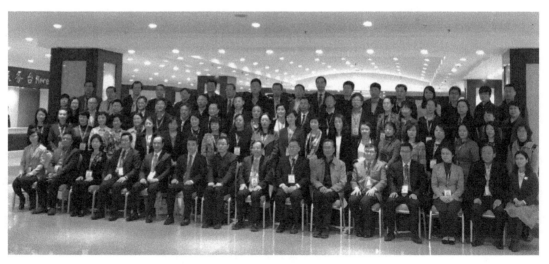

中国医师协会心力衰竭专业委员会第二届委员会合影

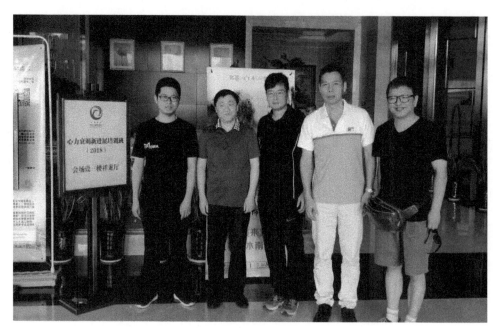

与香港大学 Wiliam Hau 教授及郑州第七医院董勇教授合影

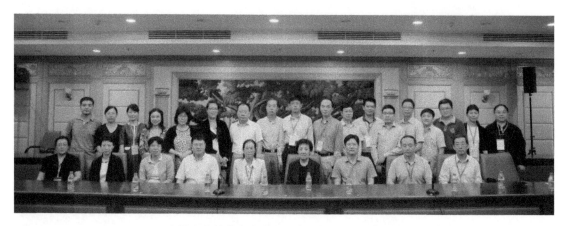

中国医药教育协会高血压专业委员会成立合影

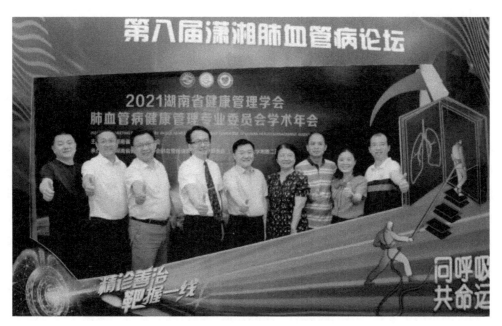

与李江、欧柏青等教授合影

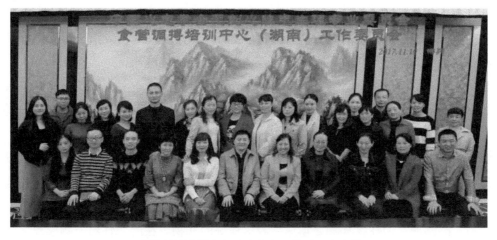

食管调搏培训中心（湖南）工作委员会合影

后 记

2022年是我从医的第41个年头，也是我的耳顺之年。按照习俗就是晋60岁的人了。

2021年初，向芝青、罗亚雄、石翔3位好友告诉我，他们计划编撰一本"文集"作为我耳顺之年暨从医40周年的纪念，希望得到我的支持，我听后诚惶诚恐。自己只是平平凡凡的一个人，普普通通的一名医生，最多就算一位行医几十载的医界老叟，哪敢允诺。他们反复解释只是分享"行医路上的酸甜苦辣"。正是诚意难辞，也就答应下来，但本人并无什么"传记"可写。因此，我们商量，以我这40年来发表的论文为主体，并邀请业内专家、学者、朋友、同事及学生们撰写与我的点滴交往，汇编成《王福军临床实践与研究集》。这本"文集"收录的论文、成果及业绩，可以说是我当初在医学道路上跋涉留下的蹒跚脚步，反映了我个人发展与各个时期的临床和科研工作；从另一方面呈现了自己在医学道路上探索的轨迹；也从侧面说明"勤能补拙"的哲理。我想"文集"对自己是自省、自慰，更多的是留给后人以激励、鞭策和借鉴。虽然没有直接写"行医路上的酸甜苦辣"，但通过这些论文、成果及业绩等能够想象到其中的艰辛。应该说，可以达到3位好友当初设计、编撰"文集"的初心。

多少事，昨夜梦魂中。蓦然回首60年人生历程，恍如昨日，弹指一挥间，许多往事又历历在目。然而，已经到了耳顺之年的我，思想上还不很成熟，还没有看破红尘。总是拿北京大学第一医院的邵耕教授93岁高龄时还去书店购买专业书，以及福建老年医院刘江生教授87岁高龄时仍领衔主编120多万字的《康复心脏病学》等事例为借口，还在努力，还在想自己的理想和事业。

我希望这本"文集"会有些价值，至少可以让比我年轻的人觉得有用，起码可以让大家知道我留下的感悟和认识。不管读到这本"文集"的人如何评价它，我都希望它能够成为您的益友，如果能对您有所帮助，将是我莫大的荣幸，也实现了编者们的初衷。

最后，感谢朋友们在我耳顺之年送给我这最好的礼物。在此，怀着一颗感恩之心，对我的人生中给予过我支持、帮助、关心的领导、老师、朋友、同事及学生们，道声"珍重"，道声"多谢"！

王福军

2022年3月于吉首